頭頸部画像診断に必要不可欠な臨床・画像解剖

編著
尾尻博也（東京慈恵会医科大学放射線医学講座）

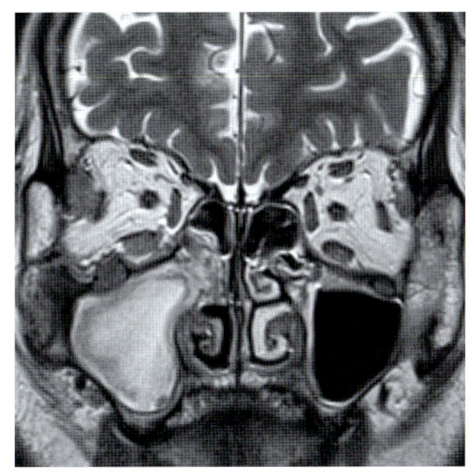

編著者	尾尻博也	Hiroya Ojiri	東京慈恵会医科大学放射線医学講座

著者	藤田晃史	Akifumi Fujita	自治医科大学放射線医学講座
	酒井 修	Osamu Sakai	ボストン大学・ボストンメディカルセンター放射線科
	杉本英治	Hideharu Sugimoto	自治医科大学放射線医学講座
	豊田圭子	Keiko Toyoda	帝京大学医学部放射線科学講座
	石川牧子	Makiko Ishikawa	聖隷横浜病院放射線診断科 （現）杏林大学医学部放射線医学教室
	塚本 浩	Hiroshi Tsukamoto	静岡市立清水病院放射線診断科 （現）藤沢市民病院画像診断科
	森 墾	Harushi Mori	東京大学大学院医学系研究科生体物理医学専攻 放射線医学講座放射線診断学分野
	浮洲龍太郎	Ryutarou Ukisu	北里大学医学部放射線科学（画像診断学）
	小玉隆男	Takao Kodama	宮崎大学医学部病態解析医学講座放射線医学分野 （現）宮崎県立宮崎病院放射線科
	長縄慎二	Shinji Naganawa	名古屋大学大学院医学系研究科総合医学専攻 高次医用科学講座量子医学分野
	池田耕士	Koshi Ikeda	関西医科大学附属滝井病院放射線科
	前原 稔	Minoru Maehara	関西医科大学附属枚方病院放射線科
	澤田 敏	Satoshi Sawada	関西医科大学附属枚方病院（病院長）
	中山圭子	Keiko Nakayama	市立伊丹病院放射線科
	岡村光英	Terue Okamura	済生会中津病院PETセンター
	米津康一	Koichi Yonetsu	長崎大学歯学部頭頸部放射線学分野 （現）福岡歯科大学画像診断学分野
	中村 卓	Takashi Nakamura	長崎大学歯学部頭頸部放射線学分野
	木村幸紀	Yukinori Kimura	昭和大学歯学部口腔病態診断科学講座歯科放射線医学部門
	田中宏子	Hiroko Tanaka	がん研究会有明病院画像診断部
	角 美佐	Misa Sumi	長崎大学歯学部頭頸部放射線学分野

［執筆順］

序　文

　本書は，私が編集させていただいた2004年11月号・12月号「画像診断」の同タイトルでの特集をもとに，編集室・編集委員会からのご提案により2011年に臨時増刊号が出され，さらに今回単行本としての発刊に至ったものである．したがって，「画像診断」特集号の発刊からは10年以上が経過したことになる．今回の単行本化は臨時増刊号の在庫が尽きたことによるものであり，解剖は画像診断において普遍的なテーマであるとはいえ，これだけの長い期間にわたり多くの画像診断医のニーズに応えてこられたことは，ひとえに質の高い内容でご執筆いただいた先生方の熱意とご努力によるもので，編者にとっても大きな喜びとするところである．

　以下，2011年の臨時増刊号での序文を引用する．

　「頭頸部は一般に（少なくとも私の所属するJ医科大学では）多くの画像診断医から避けられる傾向にあるが，これは解剖の複雑さが要因のひとつである．その一方，病変の局在・進展範囲，治療計画，病変と術中の解剖学的指標との位置関係の把握などにおいて，解剖学的知識・理解が必要不可欠な領域である．

　そこで，どのように頭頸部画像解剖を学習・理解するかが重要となるが，系統解剖の正書では臨床的重要性と無関係な記述となる．また，アトラス的要素の強い断層画像に無数の線と解剖名の入った詳細な頭頸部画像解剖の図書は散見されるが，結局は絵合わせに終わることもしばしばである．そこで本号では，臨床を熟知した頭頸部画像診断医の先生方に，豊富な経験をもとに臨床上重要と判断される代表的な解剖学的構造（一部では正常変異）を取り上げ，臨床解剖，画像解剖とともに臨床的意義を強調することにより，たとえ細かい解剖であっても読者がその臨床的重要性を十分に認知・理解できるように解説いただいた．重要な解剖学的構造のスポット的解説であり，包括的記述でない点はご了解いただきたい．ただし，必要な項目のみに焦点を当てた記述は，（教科書と異なる）本号のような専門解説書の特徴（利点）であることも強調させていただきたい．」

　2004年の特集で取り上げた眼窩，鼻副鼻腔，頭蓋底，側頭骨，耳下腺，上・中・下咽頭，口腔，喉頭，頸部軟部組織・深部組織間隙に加えて，2011年の臨時増刊号では脳神経，頸部リンパ節を追加し，より包括的な頭頸部画像解剖解説書となった．今回は基本的には2011年臨時増刊号での内容を踏襲し，一部で画像，シェーマなどの入れ替えを行った．

　最後に本書発刊に当たり，企画をご提案いただいた編集室・編集委員会，特集号・増刊号でご執筆いただいた先生方に改めて深謝する．

2015年3月

東京慈恵会医科大学放射線医学講座
尾尻博也

頭頸部画像診断に必要不可欠な臨床・画像解剖

contents

1　眼　窩　（藤田晃史，酒井　修，杉本英治）　……　8
 1. 眼　窩 (orbit) ……………………………………………………………… 10
  1) 眼窩骨構造 (bony orbit) …………………………………………………… 10
  2) 外眼筋 (extraocular muscle) ……………………………………………… 11
  3) 視神経 (optic nerve) ………………………………………………………… 13
  4) 上・下眼窩裂 (superior and inferior orbital fissures) ………………… 14
  5) 上眼静脈 (superior ophthalmic vein) …………………………………… 15
 2. 眼　球 (eyeball) ………………………………………………………………… 16

2　鼻腔・副鼻腔の正常解剖　（豊田圭子）　…………………………………… 22
 1. 基礎知識 ……………………………………………………………………… 22
 2. 上顎洞 (maxillary sinus) …………………………………………………… 23
  1) 上顎洞内側壁膜様部 (鼻泉門) (maxillary sinus fontanelle) …………… 25
 3. 前頭洞 (frontal sinus) ……………………………………………………… 26
  1) 前頭陥凹 (frontal recess) ………………………………………………… 26
 4. 篩骨洞 (ethmoid sinus) …………………………………………………… 28
  1) 篩骨篩板，前・後篩骨孔
   (cribriform plate, anterior / posterior ethmoidal foramen) ………… 29
  2) 基板 (basal lamina of ethmoid sinus) ………………………………… 31
 5. 洞口鼻道系 (ostiomeatal unit) …………………………………………… 32
 6. 蝶形骨洞 (sphenoid sinus) ………………………………………………… 35
  1) 蝶篩陥凹 (sphenoethmoidal recess ; SER) …………………………… 35
 7. 鼻　腔 (nasal cavity) ………………………………………………………… 35
  1) 鼻涙管 (nasolacrimal duct) ……………………………………………… 35
 8. 鼻腔・副鼻腔周囲 (adjacent spaces of paranasal sinuses) …………… 37
  1) 蝶口蓋孔 (sphenopalatine foramen) …………………………………… 37
  2) 翼口蓋窩，大口蓋孔，眼窩下孔
   (pterygopalatine fossa, greater palatine foramen, infraorbital foramen) ……… 37

3　鼻腔・副鼻腔の正常変異　（石川牧子，塚本　浩）　……………………… 40
 1. 鼻中隔変異 (nasal septal variants) ……………………………………… 41
 2. 中鼻甲介変異 (middle turbinate variants) ……………………………… 42
 3. 鉤状突起変異 (uncinate variants) ……………………………………… 44
 4. 篩骨洞変異 (ethmoid variants) …………………………………………… 45
 5. 蝶形骨洞変異 (sphenoid variants) ……………………………………… 48
 6. 上顎洞変異 (maxillary variants) ………………………………………… 51
 7. 前頭洞変異 (frontal variants) …………………………………………… 52

4 脳神経 (森 墾) ······ 54
1. 嗅神経 (olfactory nerves) ······ 55
2. 視神経 (optic nerve) ······ 56
3. 動眼神経 (oculomotor nerve) ······ 61
4. 滑車神経 (trochlear nerve) ······ 63
5. 三叉神経 (trigeminal nerve) ······ 64
6. 外転神経 (abducent nerve) ······ 66
7. 顔面神経 (facial nerve) ······ 68

5 頭蓋底 (浮洲龍太郎) ······ 70
1. 前頭骨，篩骨 (frontal bone, ethmoid bone) ······ 74
2. 蝶形骨 (sphenoid bone) ······ 75
3. 側頭骨，後頭骨 (temporal bone, occipital bone) ······ 81
4. 頭蓋底と舌骨上頸部
   (relationship between skull base and spaces of suprahyoid neck) ······ 84

6 側頭骨（鼓室および顔面神経）(小玉隆男) ······ 88
1. 鼓室，鼓室壁 (tympanic cavity, wall of tympanic cavity) ······ 91
2. 耳小骨，鼓室内軟部組織 (auditory ossicles, intratympanic soft tissue) ······ 95
3. 卵円窓，正円窓 (oval window, round window) ······ 100
4. 顔面神経 (facial nerve) ······ 102
5. 耳管，その他 (auditory tube/eustachian tube, others) ······ 105

7 側頭骨（内耳，内耳道）(長縄慎二) ······ 108
1. 臨床解剖 ······ 108
2. 画像解剖 ······ 110
   1) CT ······ 110
   2) MRI ······ 112
   3) 迷路のMIP像 ······ 113
3. 内リンパ管，嚢（前庭水管）
   [endolymphatic duct, sac (vestibular aqueduct)] ······ 113
4. 蝸牛水管 (cochlear aqueduct) ······ 115
5. 単孔 (foramen singulare) ······ 115
6. 蝸牛軸 (modiolus) ······ 115
7. 弓下窩動脈管 (canal for subarcuate artery) ······ 117
8. 卵円窓とcochlear cleft (oval window, cochlear cleft) ······ 117
9. 迷路内リンパ腔 (endolymphatic space) ······ 117

8　耳下腺 (池田耕士，前原　稔，澤田　敏) ………………………………… 120
　1. 頭蓋外顔面神経 (extracranial facial nerve) ……………………………… 120
　2. 耳下腺管，下顎後静脈 (Stensen's duct, retromandibular vein) ………… 122
　3. 耳下腺被膜 (parotid fascia) ……………………………………………… 127
　4. 副耳下腺 (accessory parotid gland) ……………………………………… 127
　5. 三叉神経第3枝の耳介側頭枝 (mandibular nerve) ……………………… 128
　6. 耳下腺内リンパ節 (parotid lymph node) ………………………………… 128

9　上咽頭 (中山圭子，岡村光英) …………………………………………… 130
　1. Rosenmüller窩 (fossa of Rosenmüller) …………………………………… 130
　2. 耳管咽頭口 (orifice of the eustachian tube) ……………………………… 135
　3. 耳管隆起 (torus tubarius) ………………………………………………… 135
　4. 咽頭頭底筋膜 (pharyngobasilar fascia) …………………………………… 136
　5. Morgagni洞 (sinus of Morgagni) ………………………………………… 138
　6. 咽頭後リンパ節群 ………………………………………………………… 138
　7. 上咽頭癌の進展経路 ……………………………………………………… 139
　8. 上咽頭の悪性リンパ腫 …………………………………………………… 141
　9. PETの有用性 ……………………………………………………………… 141

10　中咽頭 (米津康一，中村　卓) ………………………………………… 144
　1. 側　壁 (lateral wall of oropharynx) ……………………………………… 144
　2. 前　壁 (anterior wall of oropharynx) …………………………………… 152
　3. 上　壁 (superior wall of oropharynx) …………………………………… 153
　4. 後　壁 (posterior wall of oropharynx) …………………………………… 155

11　口腔，口腔底 (木村幸紀) ……………………………………………… 158
　1. 内舌筋，外舌筋
　　 (intrinsic muscle of the tongue, extrinsic muscle of the tongue) ………… 158
　2. 舌神経血管束 (lingual neurovascular bundle) …………………………… 163
　3. 顎舌骨筋 (mylohyoid muscle) …………………………………………… 165
　4. 頬　筋 (buccinator muscle) ……………………………………………… 167
　5. 臼後三角 [retromolar triangle (trigone)] ………………………………… 169
　6. 切歯管，鼻口蓋管 (incisive canal, nasopalatine canal) ………………… 170
　7. 大口蓋孔，小口蓋孔 (greater palatine foramen, lesser palatine foramen) …… 172

12 下咽頭・喉頭領域 （尾尻博也） …… 176
1. 喉頭内粘膜下組織間隙 (laryngeal submucosal space) …… 176
2. 上喉頭神経血管束 (superior laryngeal neurovascular bundle) …… 181
3. 前交連 (anterior commissure) …… 183
4. 下咽頭収縮筋 (inferior pharyngeal constrictor muscle) …… 184
5. 梨状窩 (pyriform recess) …… 186
6. 輪状後部の壁内脂肪層 (submucosal fat plane of the postcricoid portion) …… 188
7. 反回神経の走行 (recurrent laryngeal nerve) …… 191

13 頸部軟部組織・深部組織間隙 （田中宏子） …… 196
1. 浅頸筋膜 (superficial cervical fascia) …… 196
2. 深頸筋膜と深部組織間隙 (deep cervical fascia, fascial space) …… 201
   1) 傍咽頭間隙 (parapharyngeal space) …… 201
   2) 頸動脈間隙 (carotid space) …… 203
   3) 咽頭後間隙 (retropharyngeal space) …… 205
   4) 椎周囲間隙（椎前間隙）[perivertebral space (prevertebral space)] …… 207
3. 頸三角 (cervical triangle) …… 207

14 頸部リンパ節 （角 美佐，中村 卓） …… 210
1. 正常リンパ節組織の解剖 …… 210
   1) リンパ髄 …… 210
   2) リンパ洞 …… 211
   3) リンパ節の血管 …… 211
2. 超音波像，CT，MRIにおけるリンパ節の画像解剖 …… 212
   1) 正常リンパ節の大きさ …… 212
   2) 正常リンパ節の内部性状 …… 213
   3) リンパ節の病的所見 …… 214
3. 頸部リンパ節レベルシステムに対する画像解剖 …… 214
4. 臨床的意義 …… 223
   1) 頭頸部領域の主なリンパ経路 …… 223
   2) 原発部位によるリンパ節転移の頻度 …… 226
   3) 対側への転移頻度 …… 226
   4) 飛び石転移 …… 226
   5) 原発不明癌 …… 226
   6) リンパ経路に沿わないリンパ節転移 …… 227

索 引 …… 229

1 眼窩

藤田晃史, 酒井 修, 杉本英治

眼窩内にはさまざまな解剖学的構造が含まれ, 形態的な異常の把握には多断面での撮像あるいは再構成が有用である. 視神経管や上眼窩裂などは眼窩内から頭蓋内への進展経路として重要で, 腫瘍や炎症の深部への進展の診断にCTおよびMRIの果たす役割は大きい. 本稿では, 臨床的に重要と思われる解剖学的構造を中心に, 症例を呈示しながら解説する.

はじめに

　眼窩の画像診断においては, 横断像のみではなく, 冠状断像での観察が必須である. また, 適宜, 矢状断像も参照する必要がある. これは, 眼窩内の眼球および外眼筋で形成される筋円錐構造の内外の観察を容易にするだけではなく, 眼窩周囲の副鼻腔や頭蓋底, 頭蓋内領域

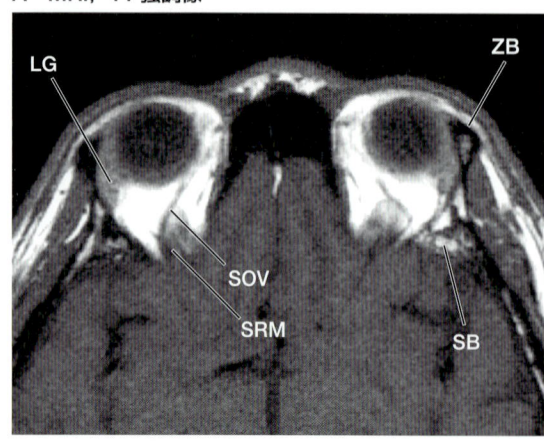
A　MRI, T1強調像

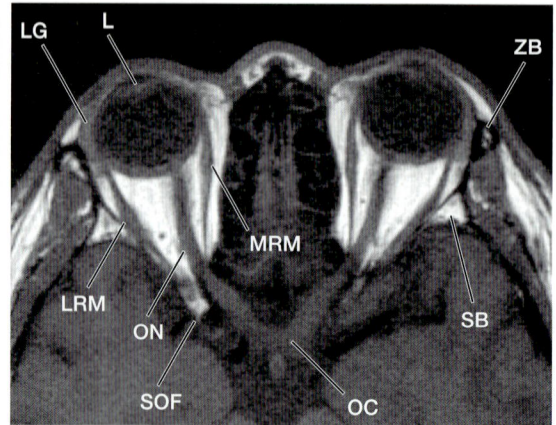
B　MRI, T1強調像

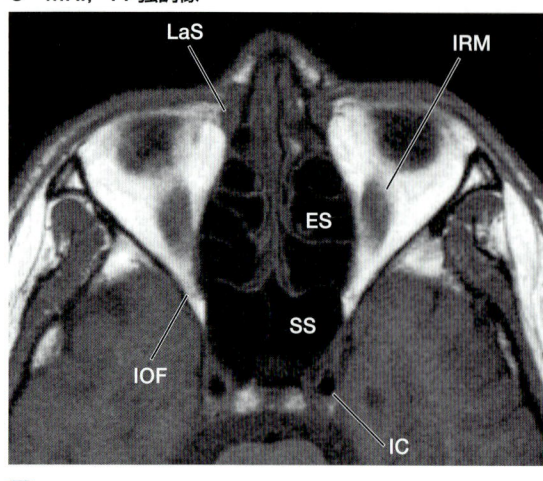
C　MRI, T1強調像

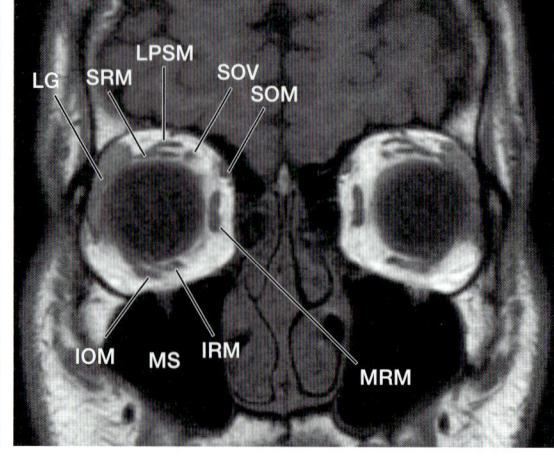
D　MRI, T1強調冠状断像

図1

への進展範囲の把握にも重要である．

図1には，MRIによる解剖学的構造の概略を示した．

以下，眼窩領域の画像診断に重要と思われる解剖学的構造について，臨床解剖，画像解剖およびその臨床的意義を併せて概説する．

E　MRI，T1強調冠状断像

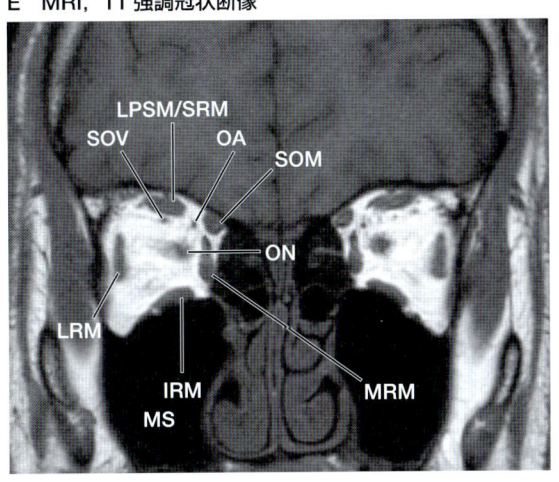

F　MRI，T1強調矢状断像

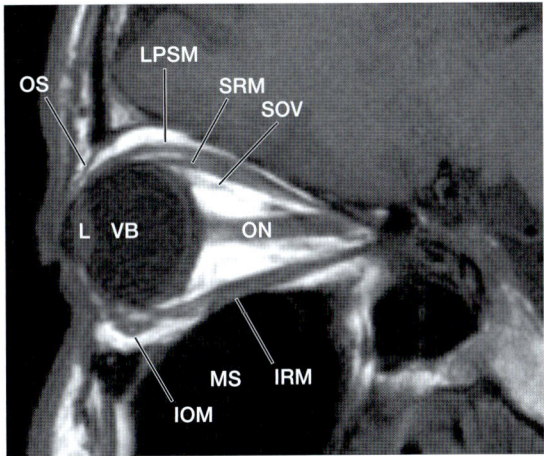

G　造影MRI，T1強調矢状断像

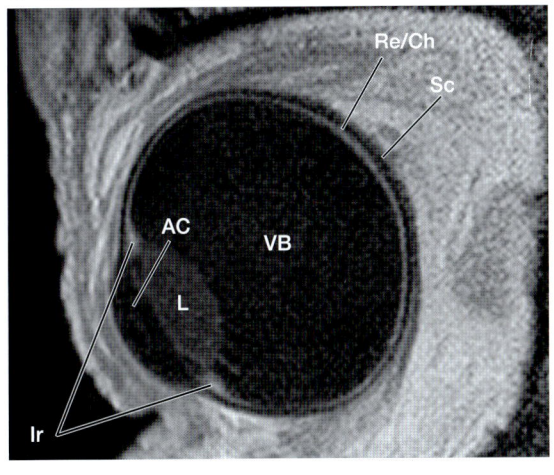

図1　眼窩の解剖学的構造
AC：前眼房，IOM：下斜筋，Ir：虹彩，IRM：下直筋，L：水晶体，LPSM：上眼瞼挙筋，LRM：外側直筋，MRM：内側直筋，MS：上顎洞，OA：眼動脈，ON：視神経，OS：眼窩隔壁，Re/Ch：網膜/脈絡膜，Sc：強膜，SOM：上斜筋，SOV：上眼静脈，SRM：上直筋，VB：硝子体

解剖名一覧

AC	前眼房	L	水晶体	OA	眼動脈	SOF	上眼窩裂
ES	篩骨洞	LaS	涙嚢	OC	視交叉	SOM	上斜筋
IC	内頸動脈	LG	涙腺	ON	視神経	SOV	上眼静脈
IOF	下眼窩裂	LPSM	上眼瞼挙筋	OS	眼窩隔壁	SRM	上直筋
IOM	下斜筋	LRM	外側直筋	Re/Ch	網膜/脈絡膜	SS	蝶形骨洞
Ir	虹彩	MRM	内側直筋	SB	蝶形骨	VB	硝子体
IRM	下直筋	MS	上顎洞	Sc	強膜	ZB	頬骨

単純CT冠状断像

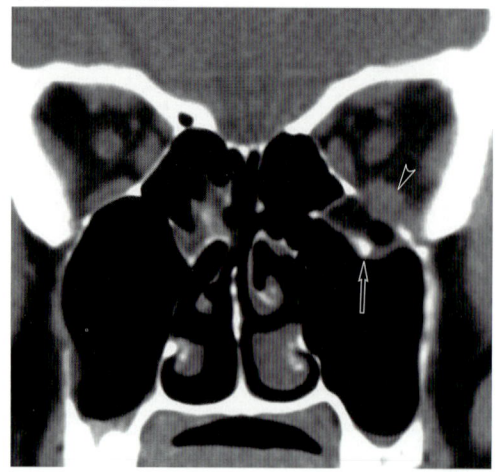

図2 20歳台，男性　左眼窩底吹き抜け骨折
眼窩下壁の骨片の偏位（→）および眼窩内脂肪の脱出が明瞭である．下直筋の腫大を認め，筋肉内血腫あるいは2次的な炎症を見ていると思われるが，筋肉の上顎洞部への偏位はない（▶）．

単純CT

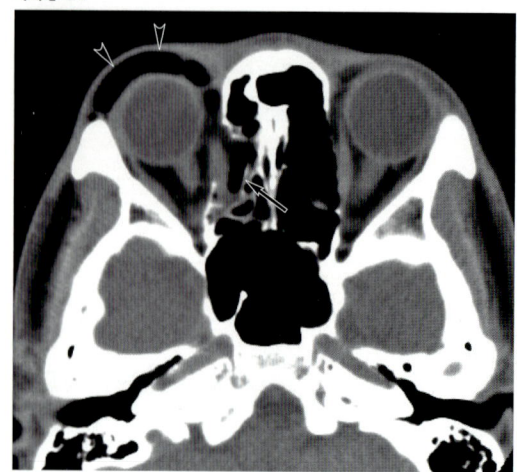

図3 20歳台，男性　右眼窩内側吹き抜け骨折
右眼窩内側壁の篩骨洞への偏位があり，眼窩内脂肪および内直筋の脱出を認める（→）．前眼部には眼窩気腫性変化を認める（▶）．

1. 眼窩（orbit）

1）眼窩骨構造（bony orbit）

● 臨床解剖

眼窩は，眼球を電球に例えるとソケット状の構造をしており，7つの骨より構成されている．上壁は前頭骨と蝶形骨の小翼，内側壁は上顎骨，涙骨と篩骨，底部は上顎骨，頬骨と口蓋骨，外側壁は蝶形骨の大翼と頬骨よりそれぞれ構成される．眼窩の後方部分には多数の孔や裂が見られるが，視神経管，上眼窩裂および下眼窩裂については後述する．視神経管と上眼窩裂で構成される部分は眼窩尖部と呼ばれる．眼窩内側壁には前篩骨孔と後篩骨孔，紙様板がある[1)〜5)]．

● 画像解剖

骨構造を評価するにはCTが適しており，骨条件により微細な骨折や骨片の偏位を観察できる[6)]．顔面外傷では視神経や外眼筋，頭蓋底の損傷の診断のため，正確な骨の状態の把握が必要であり，多断面再構成による冠状断や矢状断での観察が重要である．また，形成外科的な観点からも，多断面再構成や3次元画像による評価が有用である．骨条件のみではなく，軟部条件を観察することで外傷による変化を指摘できることがあり，軟部・骨条件の両方での観察が重要である．MRIは，偏位の強い骨折の際の脂肪や筋肉の状態を把握するのに適しており，術前情報として有用である．頬骨や蝶形骨などの比較的厚い骨では，骨髄信号にも注意する必要がある[1)〜5)]．

● 臨床的意義

内側壁の紙様板と眼窩底部の上顎骨眼窩面の壁が最も薄くなっており，吹き抜け骨折の好発部位である（図2, 3）．紙様板部は先天的に骨が欠損していることがあり，眼窩内脂肪が篩骨洞側に突出していると，吹き抜け骨折との鑑別が困難なことがある[7)]（図4）．いずれの

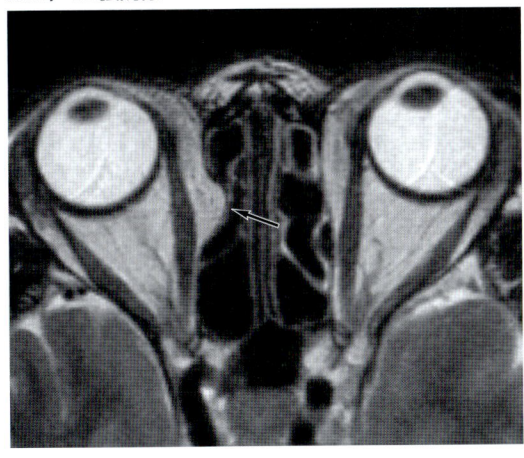

MRI, T2 強調像

図4　60 歳台，男性　紙様板の欠損
右眼窩内側壁より篩骨洞側に突出する脂肪組織を認める（→）．特に外傷の既往などはなく，先天的な紙様板の欠損による眼窩内脂肪の脱出と考えられる．

A　MRI, T1 強調像

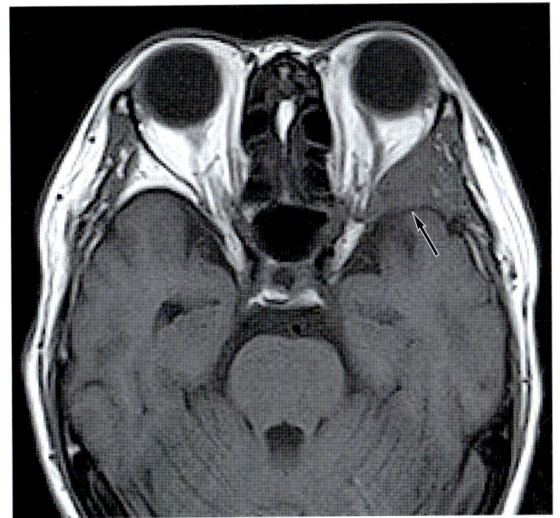

B　造影 MRI, 脂肪抑制 T1 強調像

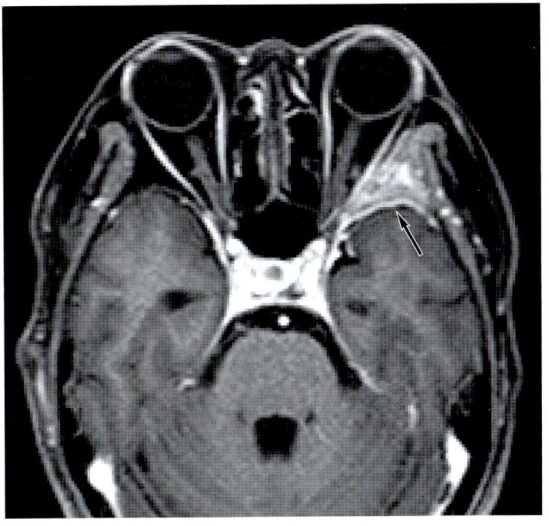

図5　60 歳台，女性　乳癌の左蝶形骨骨転移
A，B：左眼窩外側壁の骨髄信号が T1 強調像で低信号になっており，正常の脂肪髄が認められない（A；→）．造影後は増強効果を認めており（B；→），既往の乳癌の骨転移の所見である．

場合にも鼻内視鏡手術の際には注意が必要であり，術前に言及しておく必要がある．頭頸部領域では，眼窩外側部の蝶形骨は転移性骨腫瘍の好発部位のひとつである（図5）．

2）外眼筋（extraocular muscle）
● 臨床解剖

　外眼筋には眼球運動にかかわる上・下・内側・外側直筋，上斜筋，下斜筋の6つの筋肉と，上眼瞼の挙上にかかわる上眼瞼挙筋の計7つから構成される．そのうち下斜筋を除く6つの筋肉は，視神経孔と上眼窩裂の内側縁を囲む Zinn 腱輪より起始する．直筋群は眼窩壁に沿うように走行して眼球強膜に付着する．上斜筋は，眼窩前方の上内側縁の滑車に達すると後下方に進路を変えて，上直筋の下方を通り強膜に付着する．上眼瞼挙筋は上直筋の上方を平行に走行して上眼瞼に付着する．下斜筋は眼窩下縁内側より起始し，後外方に走行して下直筋の下方を通り，外側直筋付着部後下方の強膜に付着する[1)〜5)]．

1．眼窩　11

MRI, T1強調冠状断像

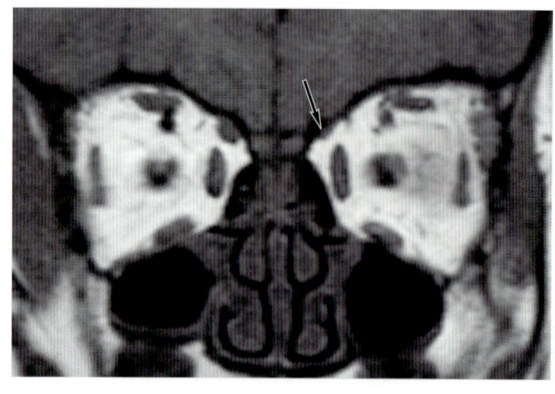

図6 5歳，女児 先天性上斜筋麻痺
左上斜筋が右側と比較して低形成である（→）．

A 発症時の単純CT冠状断像

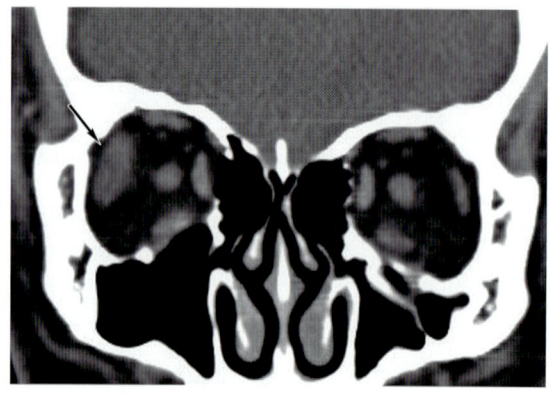

B ステロイド投与2か月後の単純CT冠状断像

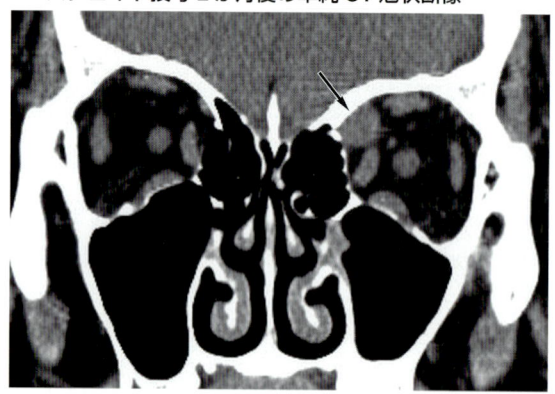

図7 20歳台，男性 外眼筋炎
A：右外直筋の腫大を認める（→）．両側下直筋周囲の脂肪組織の濃度上昇があり，こちらも炎症があると思われる．
B：右外直筋の腫大は改善しているが，左上斜筋の著明な腫大を認める（→）．

● **画像解剖**

　外眼筋の形態的な異常の検出には冠状断像が適しており，筋幅の正常値はおおむね4mm前後であり（上斜筋は3mm前後），左右差を評価することも有効である[8)9)]（図6，7）．外眼筋の全長の評価には横断像（内側・外側直筋，上斜筋）や斜矢状断像（上・下直筋，下斜筋）が有効である．CT・MRIともに外眼筋と周囲の眼窩内脂肪とのコントラストが大きく，外眼筋は明瞭に描出される[1)〜5)]．各外眼筋の間隙は線維性筋鞘により埋められており，最近では3T MRIにより外直筋と上直筋を結ぶlateral rectus-superior rectus (LR-SR) bandは正常でも認められる，と報告されている[10)]．外眼筋と眼球に囲まれた部分を筋円錐内と称して，筋円錐外と区別することで，腫瘍性病変の存在部位により鑑別診断を絞ることができる．

● **臨床的意義**

　外眼筋は，甲状腺眼症や特発性眼窩炎症（外眼筋炎）などで腫大するが，眼球強膜付着部まで全長にわたって腫大する外眼筋炎に対して（図8），甲状腺眼症では筋腹に病変の主座があるのが特徴的とされる．また，甲状腺眼症では下直筋，内側直筋，上直筋の順に侵される[11)12)]（図9）．滑車は横断像で眼窩内側上縁に描出され，しばしば石灰化する（図10）．従来は退行性変化や糖尿病との関連が指摘されていたが[13)]，最近の報告では自己免疫性疾患や血清アルカリフォスファターゼ高値との関連が指摘されている[14)]．また，外傷などで異物の存在が疑われ

MRI，T1 強調像

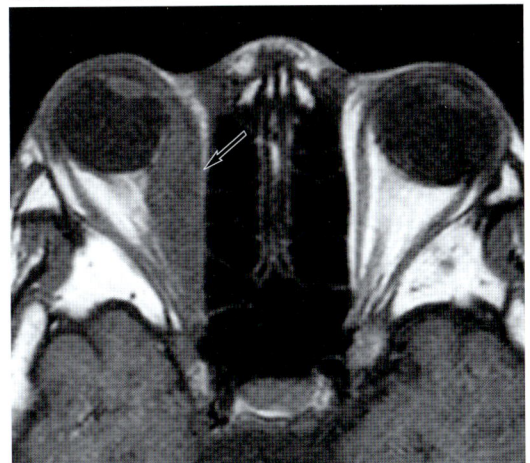

図8　40歳台，女性　外眼筋炎（特発性眼窩炎症）
右内側直筋の腫大を認める．筋腹から眼球付着部まで腫大が認められている（→）．

MRI，T1 強調像

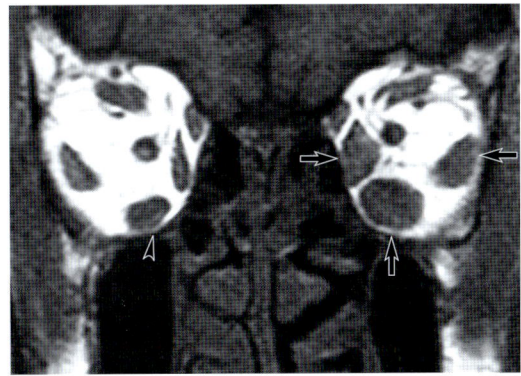

図9　30歳台，女性　甲状腺眼症
左側の下直筋，内側直筋，外側直筋の腫大を認める（→）．右下直筋も軽度腫大している（▷）．

単純 CT（骨条件）

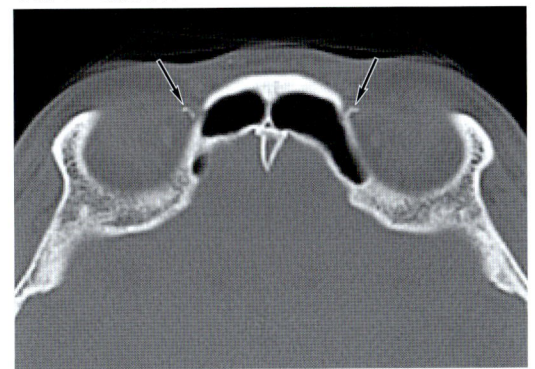

図10　滑車の石灰化
副鼻腔の精査の CT で偶然に認められた両側滑車の石灰化（→）．

造影 MRI，脂肪抑制 T1 強調像

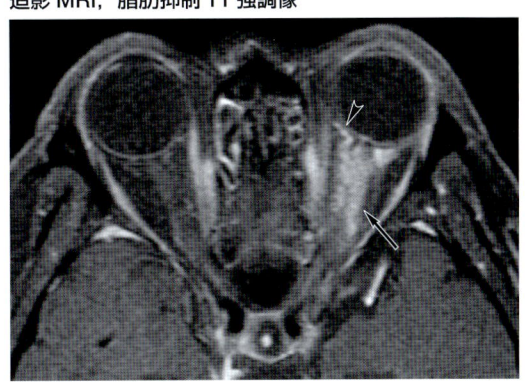

図11　20歳台，女性　左視神経炎
左視神経の腫大および強い増強効果を認める（→）．視神経鞘の増強効果も伴っている．炎症は眼球後部に波及しており，Tenon 嚢の増強効果（▷）および Tenon 腔の拡大を認める．

ている際には，異物との鑑別を要する．

3）視神経（optic nerve）
● **臨床解剖**
　視神経は眼窩内，視神経管内，頭蓋内の3つの区域からなる．頭蓋内では脳脊髄液に囲まれており，蝶形骨小翼より形成される視神経管を通って眼窩内に入る．視神経管内は眼動脈と交感神経も走行する．全長約 4.5 cm の視神経の大部分が眼窩内であるが，硬膜の延長である視神経鞘との間に脳脊髄液が存在する[1)~5)]．

● **画像解剖**
　視神経は視神経管で走行角度を変えて，眼窩内を S 字状に蛇行するために，横断像あるい

A 造影MRI，脂肪抑制T1強調像	B 造影MRI，脂肪抑制T1強調矢状断像
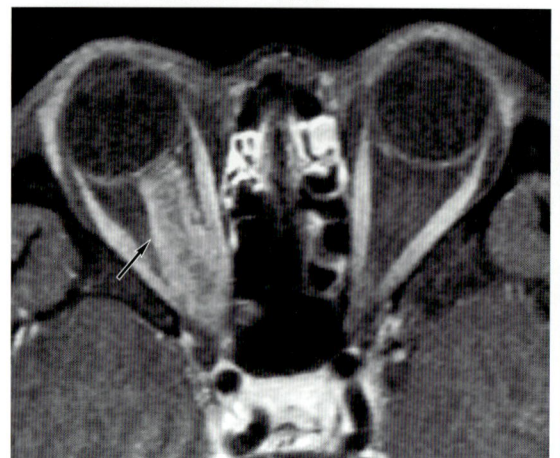	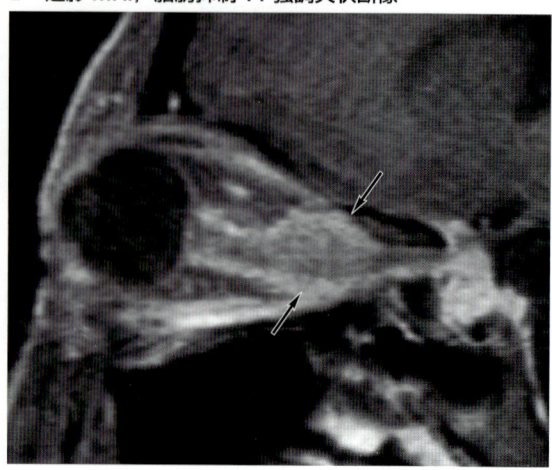

図12　50歳台，女性　右視神経鞘髄膜腫
A：視神経の腫大と増強効果があるように描出されている（→）．
B：視神経自体に増強効果はなく，視神経鞘に沿った腫瘤形成を認める（→）．

は矢状断像の1断面での描出が難しい．左右も比較できる冠状断像での評価が有効である．視神経の太さは正常で3～4mm程度であり，視神経周囲の脳脊髄液腔は正常で0.5～0.6mmである[8)9)]．視神経は眼窩内脂肪に囲まれているため，MRIのT1強調像およびT2強調像ともに腫瘍性病変の認識は容易である．視神経炎，脱髄性病変の評価には脂肪抑制像（STIR法あるいは脂肪抑制併用T2強調像）が有用である．造影T1強調像には脂肪抑制が必須である[1)～5)15)]（**図11**）．

● **臨床的意義**

視神経炎や視神経周囲炎などの炎症性病変の評価では，冠状断像での左右差や，視神経周囲の脳脊髄液の拡大などの所見を捉えることが有用である[15)16)]．視神経から発生する腫瘍は神経膠腫が多いが，前述のとおり視神経鞘は硬膜の延長であるため，髄膜腫が発生する[17)]（**図12**）．

4）上・下眼窩裂（superior and inferior orbital fissures）

● **臨床解剖**

上眼窩裂は蝶形骨大翼と小翼とに挟まれた空間で，眼窩の外側壁と上壁との間に位置する．脳神経の交通路として重要な裂で，動眼神経（III），滑車神経（IV），三叉神経第1枝（V1），外転神経（VI）が上眼静脈とともに通過する[1)～5)]．

下眼窩裂は眼窩の外側壁と下壁との間に位置し，三叉神経第2枝（V2）の分枝である眼窩下神経，頬骨神経，翼口蓋神経節からの神経枝，下眼静脈，翼突筋静脈叢からの静脈などが通過する．下外側方向で翼口蓋窩や側頭下窩に連続している[1)～5)]．

● **画像解剖**

横断像および冠状断像での認識がしやすい．冠状断像で視神経管の下外側に上眼窩裂が位置し，上眼窩裂のすぐ下方に下眼窩裂が認められる．脂肪で充満されており，正常ではCT・MRIで神経の1つ1つを同定することは難しいが，異常に太くなっていることで認識できる可能性がある．CTは周囲の骨の侵食像を把握するのに有効である．

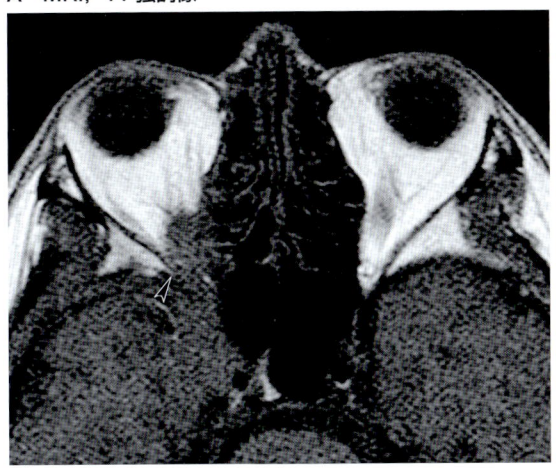
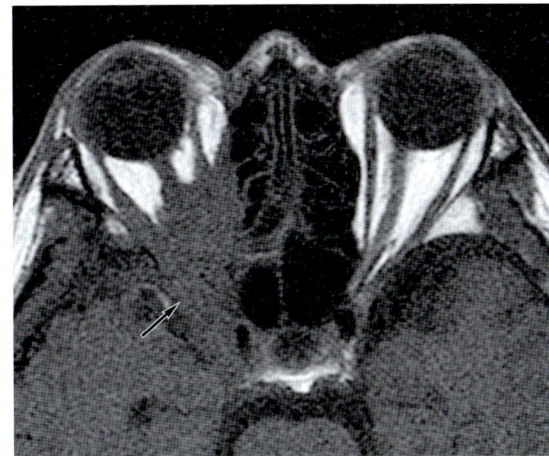
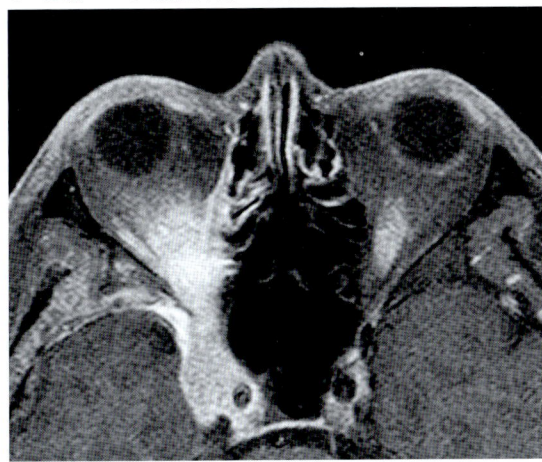
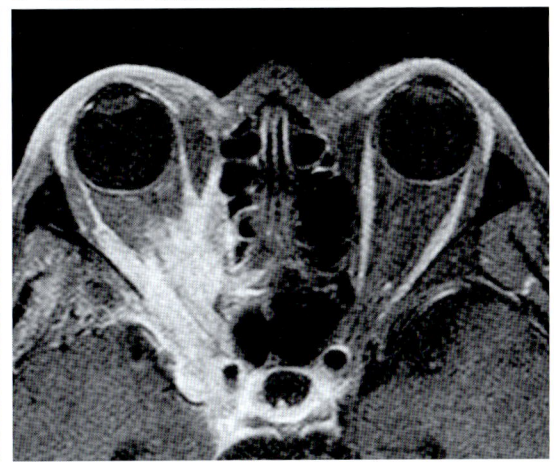

図13　30歳台，男性　上咽頭癌

A，B：右海綿静脈洞から眼窩内へ進展する浸潤性腫瘍を認める．左側の健側と比較すると，上眼窩裂（B；→）と下眼窩裂（A；▶）に認められる正常脂肪組織が消失している．
C，D：造影後に強い増強効果が認められる．既存の構造の強い破壊はなく，神経やスペースに沿った浸潤である．

● 臨床的意義

　前述のように多数の脳神経や静脈が通過するため，上眼窩裂は，海綿静脈洞から眼窩内への腫瘍性病変の直接浸潤あるいは神経周囲性進展の経路として重要である．下眼窩裂は翼口蓋窩へと連続しているため，同部位の脂肪組織が保たれているかどうかが，神経周囲性進展の診断に重要である．上・下眼窩裂は骨に囲まれ脂肪組織が豊富に存在するため，T1強調像および脂肪抑制造影T1強調像が進展範囲の把握に有用である（図13）．

5）上眼静脈（superior ophthalmic vein）
● 臨床解剖

　上眼静脈は内眼角で起こり，顔面静脈や眼角静脈と吻合する．眼動脈の分布域からの静脈を集めて，海綿静脈洞に注ぐ[1)〜5)]．

A 単純CT 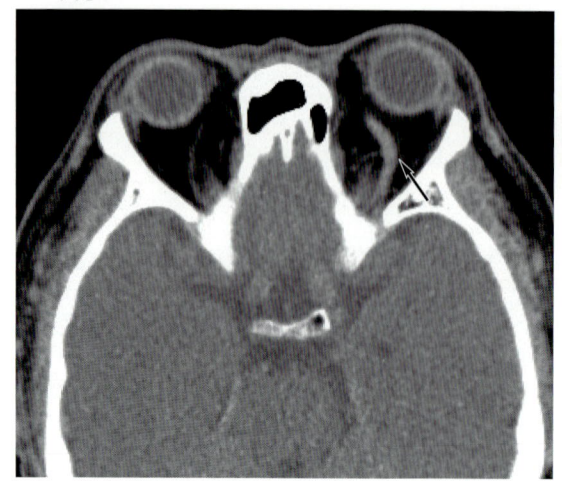　　B MRI, T2強調像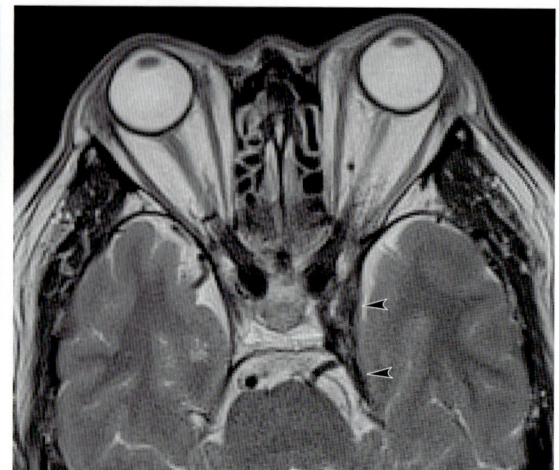

図14　50歳台，男性　左内頸動脈海綿静脈洞瘻
A：拡張した左上眼静脈を認める（→）．
B：左海綿静脈洞部にflow voidと考えられる低信号が認められる（▶）．内頸動脈海綿静脈洞瘻の存在が疑われ，後に血管造影にて診断が確定された．

● 画像解剖

　上眼静脈は眼窩筋円錐内の上方を前内側から後外側に沿って走行する．眼動脈に沿って走行して，上眼窩裂を通って海綿静脈洞に灌流する．正常値は2mm弱である[8) 9)]．

● 臨床的意義

　内頸動脈海綿静脈洞瘻，上大静脈症候群や頭蓋内圧亢進などを原因とする静脈灌流障害による上眼静脈の拡張として認識できることがある[18)]．内頸動脈海綿静脈洞瘻は外傷や硬膜動静脈瘻などが原因であり，特発性もある．片側性の上眼静脈の拡張を認めた際には，海綿静脈洞部のT2強調像での低信号（flow void）を確認する必要がある（図14）．

2. 眼　球 (eyeball)

● 臨床解剖

　眼球は，前方1/6の角膜と後方5/6の強膜とで囲まれている．そのほかにブドウ膜（脈絡膜，毛様体，虹彩），網膜，硝子体，水晶体などで構成されている[1)〜5)]．眼球壁は後方の大部分は，内側から網膜，脈絡膜，強膜と大きく3膜から構成されている．眼球には3つの潜在腔（後硝子体腔，網膜下腔，脈絡膜上腔）がある．いずれも正常では画像検査で認識できることはなく，認められた際には病的と考えられる．網膜下腔は，感覚網膜と網膜色素上皮との間に存在し，網膜剥離の際に認められる．脈絡膜上腔は脈絡膜と強膜との間に存在し，脈絡膜剥離の際に確認できる．網膜と脈絡膜との間にBruch膜[▶1]という強固な膜が存在するとされている．

　強膜の前方1/5は球結膜に，そして後壁4/5はTenon囊によって覆われている．Tenon囊は強膜の外側を覆うように存在する弾性線維性被膜であり，角膜強膜接合部より後方に認められ結膜に移行する．後方では，視神経および視神経鞘および毛様体神経・動静脈などが貫通しており，その付近でTenon囊は視神経鞘や強膜に移行する．Tenon囊と強膜との間

には潜在的な空間が存在しており，Tenon 腔▶2 と呼ばれている．

● **画像解剖**

　眼球内には約 99％の水分を含むゲル状の硝子体があり，ほぼ脳脊髄液と同様の信号を呈する．前方部には水晶体と前眼房が存在する．水晶体の水分含有率は 66％と体内器官で最も低い．硝子体に比較して，T1 強調像ではやや高信号に，T2 強調像では低信号に描出され，線維成分の多い水晶体中心部の核と周囲の皮質も区別される．前眼房は硝子体と同等の信号を呈する[1)～5)]．外層の強膜は線維成分が多いことから，T1 強調像，T2 強調像ともに低信号として描出される．脈絡膜と網膜は強膜の内側に沿って，T1 強調像でやや高信号の線状構造として認められるが，正常では脈絡膜と網膜の区別は困難である．造影剤投与により脈絡膜・網膜のみが増強効果を認める．T2 強調像では硝子体と脈絡膜，網膜との境界は不明瞭である．

● **臨床的意義**

　網膜と脈絡膜は強膜の内側で一緒になって認められ，正常で区別は困難である．網膜剥離では後極まで認められることが多く，後極を中心としたＶ字状を呈するが（図15），脈絡膜剥離では後極付近は保たれるため，両者の鑑別が可能なことがある[1)～5)]．

　Tenon 囊は正常では画像上描出されないことが多く，炎症の波及や腫瘍の浸潤によっては

MRI, T1 強調像

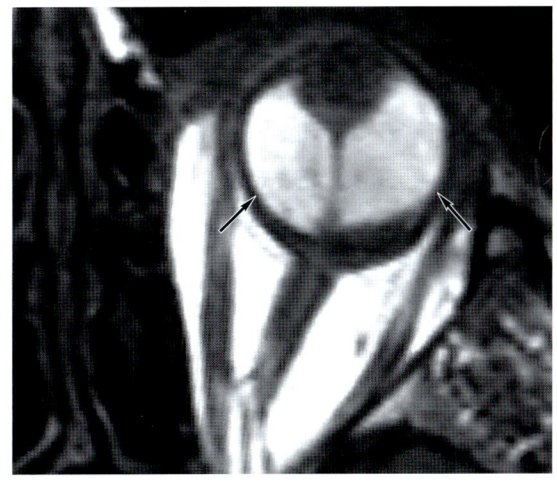

図 15　10 歳台，女性　網膜剥離
眼球後極を中心とするＶ字状の網膜剥離を認める．網膜下液は著明な高信号を呈し，蛋白濃度が高い，あるいは血液成分を含んでいると推測される（→）．

▶ 1　**Bruch 膜（Bruch's membrane）**

　Bruch 膜は 2～4μm の厚さであり，通常 MRI でもこの膜を認識することはできないが，脈絡膜腫瘍がこの膜を貫通し，マッシュルーム型の形態を呈することで Bruch 膜の存在を認識することができるとされている（図 17 参照）．

▶ 2　**Tenon 腔（Tenon's space）**

　Tenon 腔は，Tenon 囊と強膜との間の潜在的な空間であり，炎症や腫瘍性病変が及んだ際に拡大し，CT・MRI でも認識できるようになる．眼球後部強膜炎，強膜周囲炎，眼窩炎症性偽腫瘍などによる炎症性液体貯留や，網膜芽細胞腫や黒色腫，血液増殖性疾患の腫瘍浸潤などにより Tenon 囊が後方に伸展し，Tenon 腔は拡大する（図 11 参照）．

A　MRI，T2強調像　　　　　　　　　　　B　造影MRI，脂肪抑制T1強調像

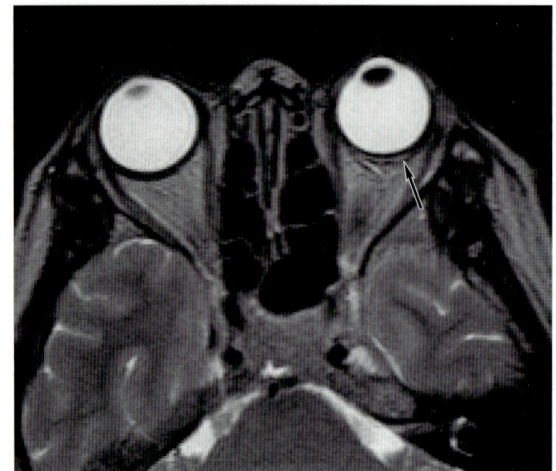 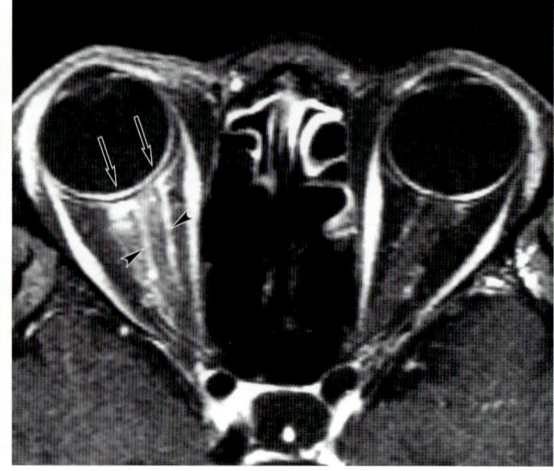

図16　A：50歳台，女性　眼球後部強膜炎　　B：30歳台，男性　視神経周囲炎・強膜周囲炎
A：左眼球後部の強膜の肥厚があり，Tenon腔と思われる部分に高信号の液体貯留を認める（→）．
B：眼球後部の被膜の増強効果を認めており（→），Tenon嚢への炎症の波及と思われる．視神経鞘に沿った増強効果を認めており，視神経自体は保たれている（▶）．

じめて認識される．Tenon嚢は眼球後方成分の病変の指摘の指標として重要で，軽度の炎症であってもCTあるいはMRIで的確に病変を捉えることができる．CT・MRIともに強膜の外側を縁取るように肥厚したTenon嚢が認められ，液体貯留や腫瘍細胞の増殖ではTenon腔が拡大する．Tenon嚢は，CTおよびMRIのT1強調像あるいはT2強調像でともに強膜と同等の濃度値あるいは信号を示す膜様構造として認められる（図16）．CTでは背景の脂肪濃度により，病的にTenon腔が拡大すると認識しやすくなる．単純MRIでは脂肪と比較して低信号に描出されるが，造影を施行する際には脂肪抑制併用が必須である[1)～5) 15) 16)]．

　Bruch膜をCTおよびMRIなどの画像で直接描出することはできない[19)]．Bruch膜の存在を認識できるのは，脈絡膜腫瘍がその膜を貫通し，貫通部分にくびれを生じ，マッシュルーム型の特徴的な腫瘍進展を示すときである[20)～22)]（図17）．臨床的に悪性黒色腫と脈絡膜転移性腫瘍を鑑別することは重要だが，臨床所見のみからは難しいことがある．転移性腫瘍は眼球後方部に発生し，広く脈絡膜に接して発育することが鑑別になるとされている．悪性黒色腫はブドウ膜のあらゆる部分から生じ，前述のように増大とともにBruch膜の貫通の際にくびれを生じることが特徴的な所見とされている．MRIでの信号変化とともに形態的な特徴を捉えることで鑑別診断の一助となる．

　眼球では異物との鑑別を要する石灰化を認めることがある．老人性硝子様板（senile hyaline plaque）は，眼球前方の外眼筋の付着部である3時と9時の位置に認められる点状の石灰化である（図18）．多くは80歳以上で見られ，退行性変化であり病的意義はないと考えられている[23)]．ドルーゼンは神経乳頭部の表在でのヒアリン様物質を含む細胞の増殖であり，通常，無症状で，頭部CT施行の際に偶然，石灰化を指摘されることが多い（図19）．眼科的には視神経乳頭浮腫と診断され，稀に頭痛，視野欠損などを生じることもあるとされている．通常は両側性だが，片側性のこともある[2)]．脈絡膜骨腫は眼球後極部付近に好発し，色素上皮の骨化とされている．超音波検査あるいはCTが診断に有用で，眼球後部に皿状の石灰化病変として認められる．前述したドルーゼンとは異なり視神経乳頭部は保たれる[2)]（図20）．

MRI，T1 強調像

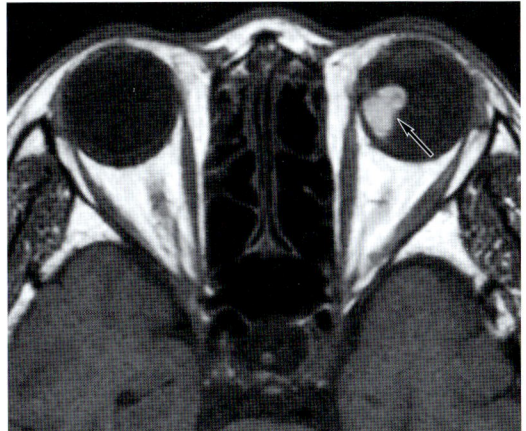

図17　40歳台，女性　悪性黒色腫
左眼球内側より内腔に突出する腫瘤性病変を認める．腫瘤にくびれを生じており（→），Bruch 膜を貫通して進展したことを示している．

単純 CT

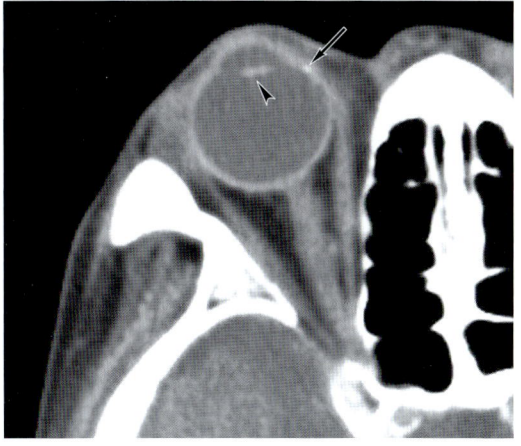

図18　70歳台，女性　強膜の石灰化
左強膜炎で撮像した CT で，右眼球の内側直筋の付着部の位置に，点状の石灰化が偶然認められた（→）．また，白内障の術後であり眼内レンズが認められる（▶）．

単純 CT

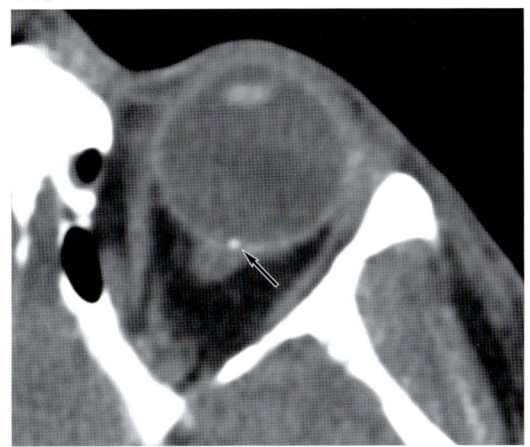

図19　30歳台，男性　ドルーゼン
左視神経乳頭部に一致して点状の石灰化を認める（→）．

単純 CT

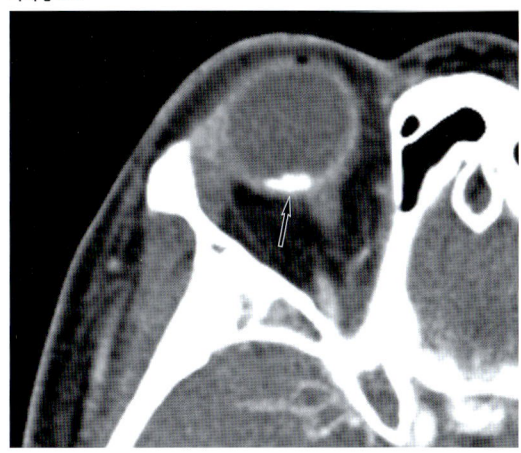

図20　50歳台，女性　脈絡膜骨腫
徐々に進行する視力低下を認めた．眼球の後極に皿状の石灰化が認められるが（→），乳頭部は保たれている．

文献

1) Mafee MF: Orbit and visual pathways. The eye, Orbit: embryology, anatomy and pathology. In Som PM, Curtin HD (eds); Head and neck imaging. 4th ed, Mosby, St. Louis, p.439-654, 2003.
2) 酒井 修：眼窩 眼窩・眼球の解剖．多田信平，黒崎喜久（編）；頭頸部のCT・MRI．メディカル・サイエンス・インターナショナル，p.122-178, 2002.
3) 藤田晃史，酒井 修：眼窩．酒井 修（編）；頭頸部の画像診断．秀潤社，p.134-169, 2002.
4) Moore KL, Dalley AF: Orbit. In Moore KL, Dalley AF(eds); Clinically oriented anatomy. 4th ed, Lippincott Williams & Wilkins, Baltimore, p.899-915, 1999.
5) Ettl A, Salomonowitz E, Koornneef L, et al: High-resolution MR imaging anatomy of the orbit. Correlation with comparative cryosectional anatomy. Radiol Clin North Am 36: 1021-1045, 1998.
6) Ozgen A, Ariyurek M: Normative measurement of orbital structures using CT. AJR 170: 1093-1096, 1998.
7) Ozgen A, Aydingöz U: Normative measurements of orbital structures using MRI. J Comput Assist Tomogr 24: 493-496, 2000.
8) Mauriello Jr JA, Lee HJ, Nguyen L: CT of soft tissue injury and orbital fractures. Radiol Clin North Am 37: 241-252, 1999.
9) Han MH, Chang KH, Min YG, et al: Nontraumatic prolapse of the orbital contents into the ethmoid sinus: evaluation with screening sinus CT. Am J Otolaryngol 17: 184-189, 1996.
10) Patel SH, Cunnane ME, Juliano AF, et al: Imaging appearance of the lateral rectus-superior rectus band in 100 consecutive patients without strabismus. AJNR 35: 1830-1835, 2014.
11) Müller-Forell W, Pitz S, Mann W, et al: Neuroradilogical diagnosis in thyroid-associated orbitopathy. Exp Clin Endocrinol Diabetes 107: S177-S183, 1999.
12) Weber AL, Romo LV, Sabates NR: Pseudotumor of the orbit: clinical, pathologic, and radiologic evaluation. Radiol Clin North Am 37: 151-168, 1999.
13) Hart BL, Spar JA, Orrison WW Jr: Calcification of the trochlear apparatus of the orbit: CT appearance and association with diabetes and age. AJR 159: 1291-1294, 1992.
14) Buch K, Nadgir RN, Tannenbaum AD, et al: Clinical significance of trochlear calcifications in the orbit. AJNR 35: 573-577, 2014.
15) Jackson A, Sheppard S, Laitt RD, et al: Optic neuritis: MR imaging with combined fat- and water-suppression techniques. Radiology 206: 57-63, 1998.
16) Mafee MF, Goodwin J, Dorodi S: Optic nerve sheath meningiomas: role of MR imaging. Radiol Clin North Am 37: 37-58, 1999.
17) Purvin V, Kawasaki A, Jacobson DM: Optic perineuritis: clinical and radiographic features. Arch Ophthalmol 119: 1299-1306, 2001.
18) Lirng JF, Fuh JL, Wu ZA, et al: Diameter of the superior ophthalmic vein in relation to intracranial pressure. AJNR 24: 700-703, 2003.
19) Mafee MF, Peyman GA: Retinal and choroidal detachments: role of magnetic resonance imaging and computed tomography. Radiol Clin North Am 25: 487-507, 1987.
20) Lemke AJ, Hosten N, Borufeld N, et al: Uveal melanoma: correlation of histopathologic and radiologic findings by using thin-section MR imaging with a surface coil. Radiology 210: 775-783, 1999.
21) Peyman GA, Mafee MF: Uveal melanoma and similar lesions: the role of magnetic resonance imaging and computed tomography. Radiol Clin North Am 25: 471-486, 1987.
22) 酒井 修，田村和哉，田中 修・他：ぶどう膜悪性黒色腫のMRI－US, CTおよび病理所見との比較を中心に．臨床放射線 37: 207-212, 1992.
23) Moseley I: Spots before the eyes: a prevalence and clinicoradiological study of senile scleral plaques. Clin Radiol 55: 198-206, 2000.

2 鼻腔・副鼻腔の正常解剖

豊田圭子

副鼻腔領域は解剖学的には複雑で理解が困難である．しかし近年は内視鏡下鼻内手術の発達に伴い，詳細な術前評価が求められるようになってきている．一方，マルチスライス CT が普及し，薄層スライスと多方向からの裁断像が作成可能である．この点では解剖学的構造がより CT にて理解できるようになってきていると言える．本稿では鼻腔・副鼻腔領域における正常の臨床・画像解剖を CT で解説する．

はじめに

鼻腔および副鼻腔領域は解剖学的に形の複雑な骨，軟骨で形成されているため，その理解は困難である．しかし近年は 1980 年代から行われている内視鏡下鼻内手術▶1 [endoscopic sinus surgery（ESS）；頭に functional（F）をつけることもある]の普及に伴い，より詳細な術前評価が求められるようになってきている．一方，画像診断の分野でも 1990 年代からのヘリカル CT（特にマルチスライス CT）や MRI の普及により多方向からの画像が容易に作成でき，解剖学的構造の理解がより容易となり，臨床側の要求に応じられるようになってきている．

本稿では鼻腔・副鼻腔領域において必要不可欠な正常の臨床・画像解剖を CT で解説する．以下，臨床上重要とされる上顎洞膜様部，前頭陥凹，篩骨篩板，洞口鼻道系，蝶篩陥凹，鼻涙管，蝶口蓋孔などを中心に述べる．

1. 基礎知識

副鼻腔（paranasal sinus）の解剖がわかりにくいと言われている原因の一つに用語や命名法の問題がある．元来 sinus, antrum, recess とは cavity のことである．そして cavity は骨の中にあり，osseous recess は 1 つ以上の排泄口を持つ骨内の air space のことである．一方 antrum はただ 1 つの排泄口を持つ．したがって，例えば maxillary sinus は maxillary antrum と言い換えることができる．

もともと，副鼻腔は多くの個体差があり，一つの解剖名の範囲を特定することが必ずしも容易でない．また，漏斗（infundibulum）や半月裂孔（hiatus semilunaris）なども解剖学的な構造そのものではなく，組織によって囲まれた空間を指している．ESS を行うに際しての副鼻腔の解剖名は，1993 年に欧米日などの内視鏡術者にて討議合意され（International conference on sinus disease – Terminology, Staging, Therapy．Scanticon, USA），

▶1 **内視鏡下鼻内手術[endoscopic sinus surgery；ESS（or FESS）]**
内視鏡下で鼻内からアプローチして鼻内に十分な排泄口を開口する方法で，洞粘膜は温存する方法である．上顎洞および頰部の瘢痕化や術後性上顎嚢胞などの後遺症を残さない．術者が手術野と手術操作の状況を明確に観察把握することが必要で，出血を極力少なくすることが重要とされている．

表1 副鼻腔排泄経路

前部副鼻腔群	前頭洞→前頭洞排泄路→中鼻道へ直接，または篩骨漏斗から中鼻道→鼻腔→鼻咽頭
	前篩骨蜂巣→半月裂孔→中鼻道→鼻腔→鼻咽頭
	篩骨胞→ lateral recess →中鼻道→鼻腔→鼻咽頭
	上顎洞→篩骨漏斗→半月裂孔→中鼻道→鼻腔→鼻咽頭
後部副鼻腔群	後篩骨蜂巣→上鼻道→蝶篩陥凹→鼻腔→鼻咽頭
	蝶形骨洞→蝶篩陥凹→鼻腔→鼻咽頭

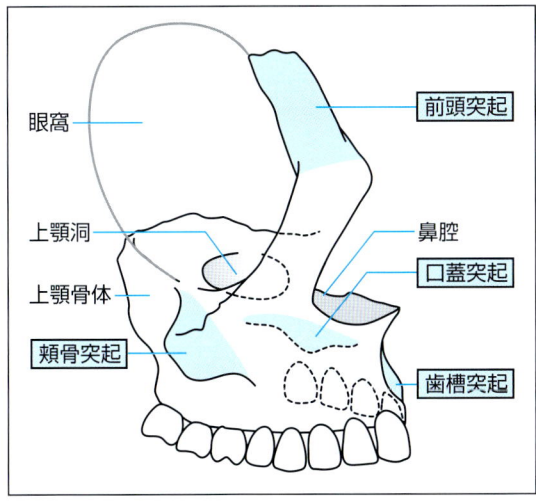

図1 上顎洞（冠状断）の各突起と周囲との関係
上顎骨は内部が空洞になっている上顎骨体（上顎洞）と，これより外に向かって突出する4突起（青色部分）よりなる．

1995年に論文にまとまり，本稿でも参考にしている[1]．

副鼻腔とは蝶形骨洞を除いて，鼻腔の粘膜が周囲の骨に陥入することによって形成される．それぞれの名称は主に存在する骨の名称に由来する[2]．このことを覚えておくと，各副鼻腔と周囲の孔との関係も理解しやすい．したがって，上顎洞は上顎骨にあり，篩骨洞は篩骨にある．

蝶形骨洞では骨内に含気が生じる．しかし前頭洞は後述するように（p.26参照），発生方法に主に2通りあり，これにより排泄口が異なる．鼻腔・副鼻腔に関与する骨のうち上顎骨，口蓋骨，鋤骨は顔面骨で，前頭骨，篩骨，蝶形骨は頭蓋骨である．副鼻腔の周囲に神経が通過する管，孔，窩があるが，これらは骨と骨の間に形成されるものが多い．

各副鼻腔および鼻涙管の排泄口は鼻道である．中鼻道に開口するものとして，前部副鼻腔群（前頭洞，前篩骨蜂巣，篩骨胞，上顎洞），後部鼻腔天蓋近傍に開口するものとして後部副鼻腔群（後篩骨蜂巣，蝶形骨洞）に分けられる（**表1**）．鼻涙管は下鼻道に開口する[2,3]．

2. 上顎洞 (maxillary sinus)

上顎骨は内部が空洞になっている上顎骨体と，これより上方，下方，内方，外方にそれぞれ向かって突出する突起とで構成される[4]（**図1**）．上顎骨体は上方眼窩に底を置き，尖端部を下方で歯列に向けた逆ピラミッド型で，上面，前面，後面，内側面の4面に分けられ[4]（**図2-A**），その内部の含気が上顎洞である（**図3**）．骨の厚みは1〜2mm前後であるが，その内側骨壁は最も薄く前壁が最も厚い．上顎洞底と歯根との間の骨も比較的薄く，しばしば後方の臼歯で歯根の尖端が露出している（**図2-B, C**）．

上顎洞内部には4つの陥凹があり，口蓋陥凹，眼窩下陥凹，頬骨陥凹，歯槽陥凹がある（**図4**）．口蓋陥凹は内下方で硬口蓋に向かって伸びる．眼窩下陥凹は眼窩下管の内側で，上壁に

A　上顎骨体のシェーマ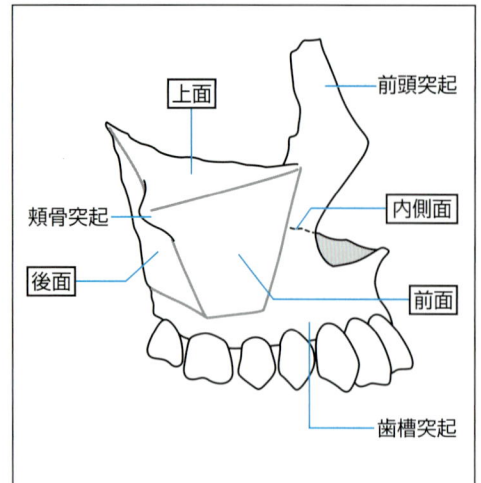

B　上顎骨　Aと同方向から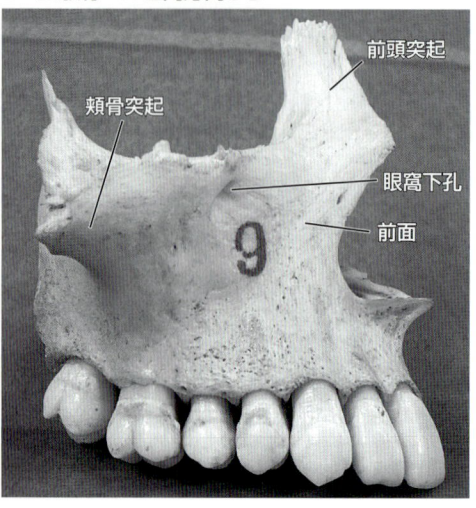

C　上顎骨　鼻腔側から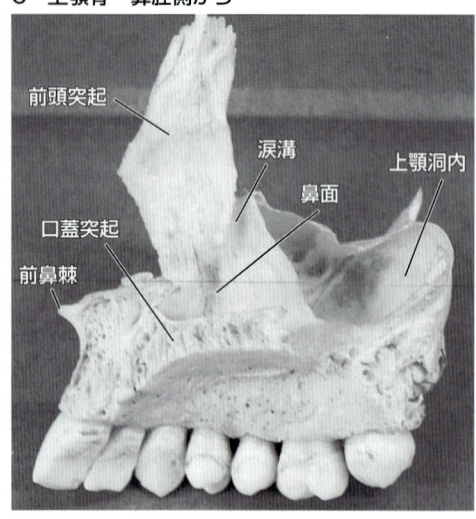

図2　上顎骨体
A：上顎骨体は上方眼窩に底を置き，尖端部を下方で歯列に向けた逆ピラミッド型を呈する．
B，C：上顎洞は空洞を呈する．
（B，Cは帝京大学医学部解剖学講座　関野佳久先生のご厚意による）

CT 横断像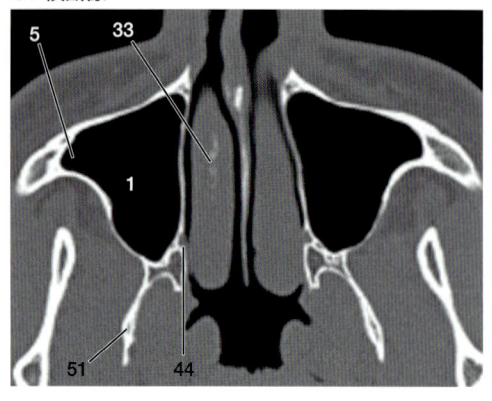

図3　上顎洞
横断像，冠状断像で三角形に近い形を呈する．（図5，図11，図13，図14は同一症例．尾側→頭側）
1：上顎洞，5：頬骨陥凹，33：下鼻甲介，44：翼口蓋窩，51：蝶形骨翼状突起

CT 冠状断像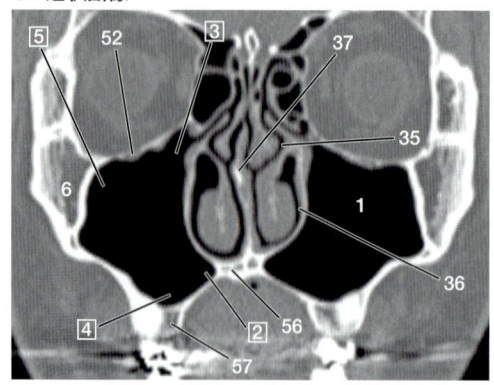

図4　上顎洞
上顎洞における4つの陥凹を四角数字で示す．（図8，図12，図17は同一症例）
1：上顎洞，2：口蓋陥凹，3：眼窩下陥凹，4：歯槽陥凹，5：頬骨陥凹，6：頬骨突起，35：中鼻道，36：下鼻道，37：鼻中隔，52：眼窩下管，56：口蓋突起，57：歯槽突起

向かって伸びる．頬骨陥凹は頬骨突起に向かって伸びる．歯槽陥凹は第1・2大臼歯と接する陥凹部である．これらは，Caldwell-Luc術（上顎洞根治術；上顎洞の粘膜摘出）において粘膜が残存しやすい場所で，術後性頬部嚢胞の発生母地となる．犬歯に近接して上顎骨表面にくぼみ（犬歯窩）があり，Caldwell-Luc術の開窓部である．

1) 上顎洞内側壁膜様部（鼻泉門）(maxillary sinus fontanelle)

● 臨床解剖

上顎洞の自然口は篩骨漏斗の後方にて開口し，半月裂孔に連なり[5]，上顎底よりも高位にある．その周囲は軟部組織よりなり鼻腔粘膜と上顎洞粘膜の背中合わせの2層構造で，この部分を膜様部あるいは鼻泉門（fontanelle）と言う．上顎洞の副口もここに見られる．膜様部はCの形を呈し，後方で閉鎖し下鼻甲介後方部と架橋する[6]．

● 画像解剖

CT上も骨のない軟部組織の部分である（図5）．骨的には上顎洞裂孔を形成し，前縁は梨状口の外側縁，後縁は口蓋骨垂直板，その他，下鼻甲介，涙骨，篩骨が組み合わさって形成される．鼻腔外側面として見た場合は半月裂孔となっている[2,3]（図15, 16 参照）．

● 臨床的意義

上顎洞内側壁膜様部の役割は洞内の洗浄を務めることであるが[2,7]，臨床的に鼻茸の他に，乳頭腫の発生母地ともなる．この部位はESSにおいても重要な注意すべき部位で，その手技の一段階として骨のない膜様部を切除し上顎洞を開放する．膜様部の上縁は眼窩の下縁に相当するので，その位置関係の把握はESSにおける眼窩への侵入の予防に役立つ．

解剖名一覧

1. 上顎洞
2. 口蓋陥凹
3. 眼窩下陥凹
4. 歯槽陥凹
5. 頬骨陥凹
6. 頬骨突起
7. 上顎洞自然口
8. 上顎洞内側壁膜様部（鼻泉門）
9. 篩骨洞
10. 眼窩
11. 鉤状突起
12. 鼻堤
13. 篩骨胞
14. 篩板
15. 前篩骨蜂巣（洞）
16. 後篩骨蜂巣（洞）
17. 中鼻甲介基板
18. 鶏冠
19. 紙様板
20. 前篩骨孔
21. 半月裂孔
22. 篩骨漏斗
23. 蝶篩陥凹
24. 蝶形骨洞
25. 視神経隆起
26. 内頸動脈隆起
27. 前頭洞
28. 前頭陥凹
29. 鼻前頭管
30. 鼻腔
31. 上鼻甲介
32. 中鼻甲介
33. 下鼻甲介
34. 上鼻道
35. 中鼻道
36. 下鼻道
37. 鼻中隔
38. 垂直基板
39. 捲板
40. 鼻涙管
41. 口蓋骨垂直板
42. 口蓋骨水平板
43. 蝶口蓋孔
44. 翼口蓋窩
45. 大口蓋孔
46. 大口蓋管
47. 翼突管
48. 下眼窩裂
49. 正円孔
50. 視神経管
51. 蝶形骨翼状突起
52. 眼窩下管
53. 上眼窩裂
54. 視神経
55. 前頭突起
56. 口蓋突起
57. 歯槽突起
58. 上顎骨
59. 上顎骨体
60. 篩骨垂直板
61. 眼窩下孔

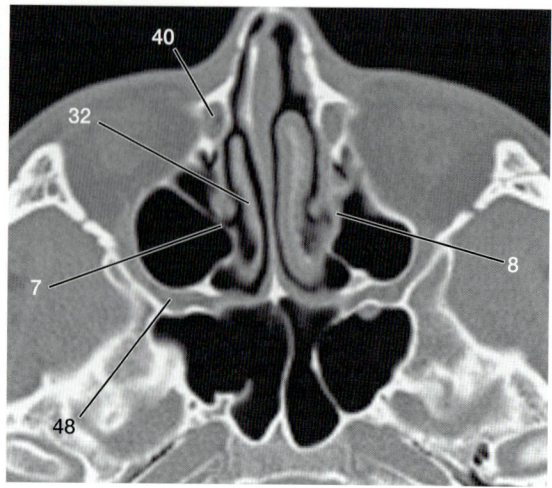

図5 上顎洞自然口近傍

A, B：上顎洞自然口（7）は篩骨漏斗の後方にて開口し，半月裂孔に連なり，上顎洞底より高位にある．その周囲の膜様部はCT上も骨のない部分である．
1：上顎洞，8：上顎洞内側壁膜様部（鼻泉門），24：蝶形骨洞，32：中鼻甲介，40：鼻涙管，48：下眼窩裂，49：正円孔

3. 前頭洞 (frontal sinus)

前頭洞は出生時に含気は見られず，最も早くて2歳頃から小児期の間に含気の発達が起こる．前頭洞の発達は前頭陥凹（frontal recess）から発達する場合と，篩骨漏斗の一つの蜂巣から発達する場合とがある[8]．また，篩骨胞からも前頭洞が発生することもある．

1）前頭陥凹 (frontal recess)
● **臨床解剖**

前頭陥凹から発生する場合はさらに，前頭陥凹の1つの孔（pit）から発生する場合もあり，前頭洞から中鼻道（あるいは篩骨漏斗）に連絡するのに細い道を通ることになる．これは鼻前頭管（nasofrontal duct）と称されている．その場合，篩骨漏斗のすぐ直上に開口する[6)8)]．前頭陥凹から前頭口を介して直接中鼻道に開口する場合もある[8]．一方，漏斗蜂巣から発達した場合は，鼻前頭管を持ち洞口鼻道系に開口する．

このように前頭洞の排泄経路（frontal sinus drainage pathway；FSDP）は，他の副鼻腔の自然口よりも複雑である．前頭陥凹はCT矢状断や冠状断で見るしかないが，解剖学的には同定が難しい部位である（図6）．

解剖的な観点から鉤状突起前方部分の外側における接合部位の違いによっても，前頭洞の排泄経路が異なる．前方部分が紙様板に接合した場合，前頭洞からの排泄は直接中鼻道に開口する[9]（図7[1)], 8）．

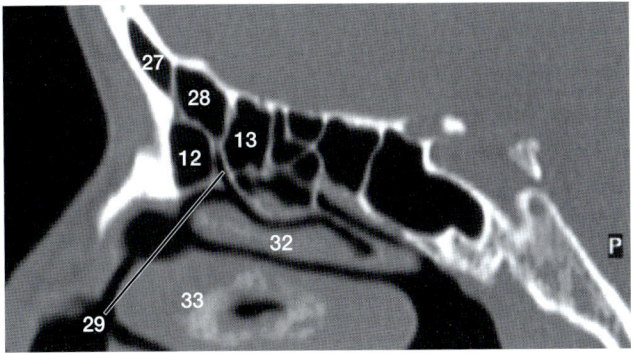

図6 前頭洞
前頭洞は眼窩上の正中側にあり，発達の程度は様々である．（**図16，図20**は同一症例．正中→外側）
12：鼻堤，13：篩骨胞，27：前頭洞，28：前頭陥凹，29：鼻前頭管，32：中鼻甲介，33：下鼻甲介

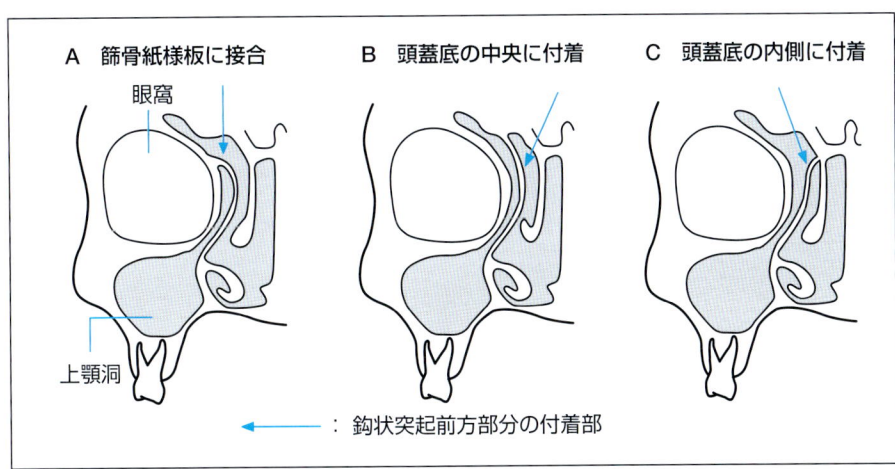

図7 鉤状突起前方部分の付着の変異（文献1）より）
A～C：Aの場合が多く，この場合，前頭洞からの排泄は中鼻道である．

● **画像解剖**

FSDPは，CT矢状断にて上部FSDPと下部FSDPとに分けられる．上部FSDPは前頭骨前下方部と篩骨前上方部との接合で生じるair spaceである．下部FSDPは狭い道で，漏斗とも連絡する[9]（**図9**）．

● **臨床的意義**

篩骨漏斗から前頭洞が発達した場合，洞口鼻道系が閉塞すると炎症は前頭洞にも波及する．前頭陥凹からの発達などの場合では，中鼻道全域あるいは前頭窩部が侵された場合にのみ前頭洞炎が生じる．また，鉤状突起の付着の違いによっても，副鼻腔炎の波及の仕方が異なる．

CT冠状断像（図4のわずかに腹側）

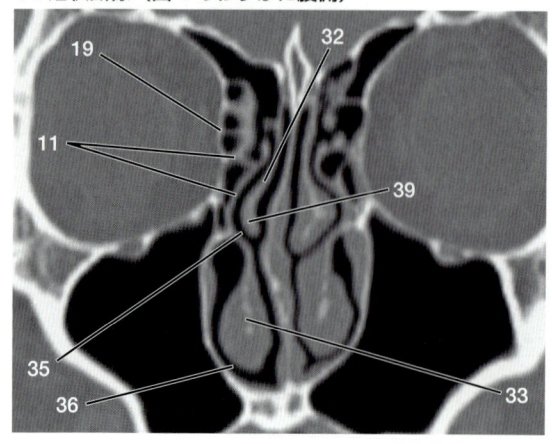

図8　鈎状突起
右側の鈎状突起（11）は紙様板（19）に付着する．
32：中鼻甲介，33：下鼻甲介，35：中鼻道，36：下鼻道，39：捲板

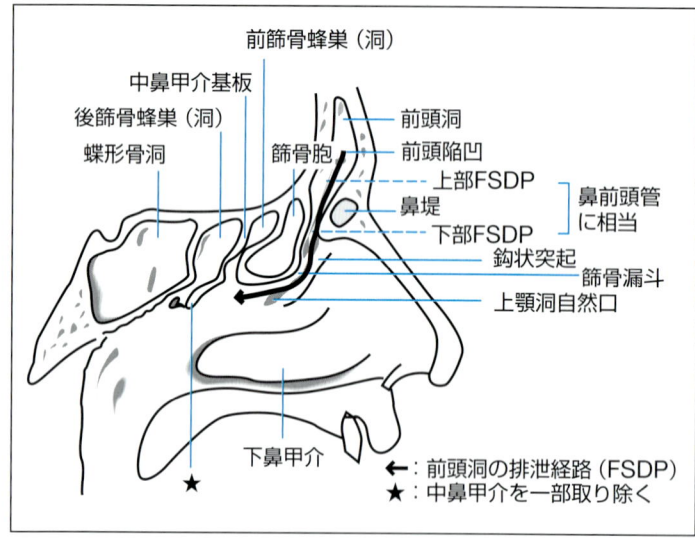

図9　前頭洞（矢状断）の排泄経路
前頭洞の排泄経路（FSDP．→）は，上部FSDPと下部FSDPにて構成される．前頭洞からはFSDPから中鼻道へ直接，あるいは篩骨漏斗から中鼻道へ排泄される．

4. 篩骨洞 (ethmoid sinus)

　篩骨の上面は頭蓋底，側面は眼窩，下面は鼻腔の構成に関与している．下面の篩板の正中より直角に下垂する面は垂直板と言われ，骨鼻中隔の上部を形成する．垂直板の両側で水平板より垂れ下がっている骨塊部を篩骨蜂巣（迷路）と称する[4]（図10）．篩骨蜂巣の天蓋部分は篩骨窩と言う．前篩骨洞には半月裂孔に開く複数の開口がある．また篩骨は鼻腔内面で上鼻甲介，中鼻甲介，鈎状突起（図11）を形成する．

　篩骨洞と眼窩は紙様板（lamina papyracea）で境界される．紙様板は紙のように薄く，内側型の眼窩吹き抜け骨折など，眼窩内圧が急激に上昇した際の骨折部位となる．また，凹凸や裂開など変異も多い．

　篩骨洞の内部について概説する．篩骨洞はそれぞれが小さいcavityで構成され，蜂巣とも言われ，平均7～11のcavity（3～18とも言われる）[2]がある．鼻堤（agger nasi）とは前頭陥凹の前外下側に見られる胞であり，前頭洞の床を形成するもので，ほぼ100（98.5）％に存在し[10]，篩骨洞で最も腹側にある（図6, 9）．その含気の程度は前頭陥凹の狭さに影響する．篩骨胞（ethmoid bulla）は鈎状突起の後方に位置しており，前部篩骨洞のなかで最も大きい（図6, 12）．篩骨蜂巣は一般的にその位置関係から前・後篩骨洞に分けられる（図

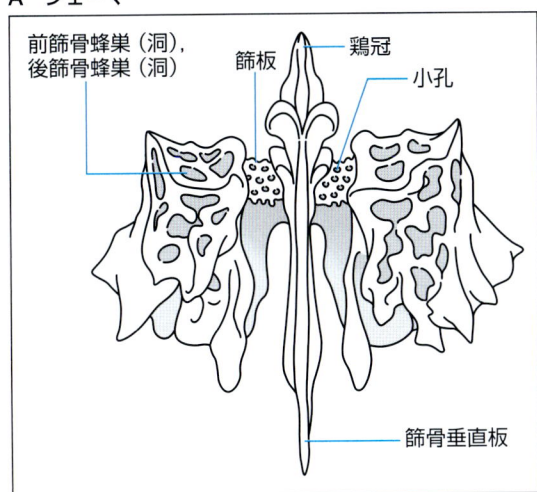
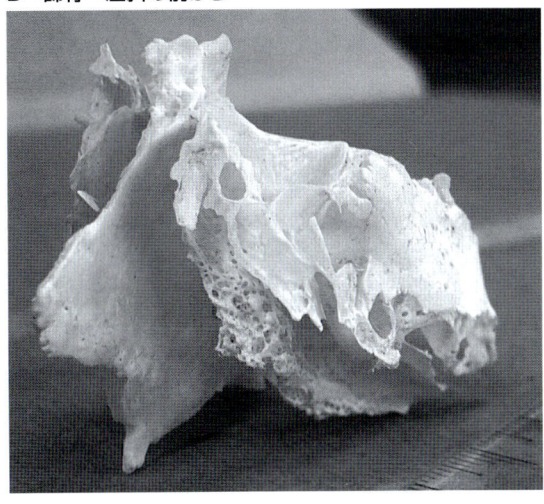
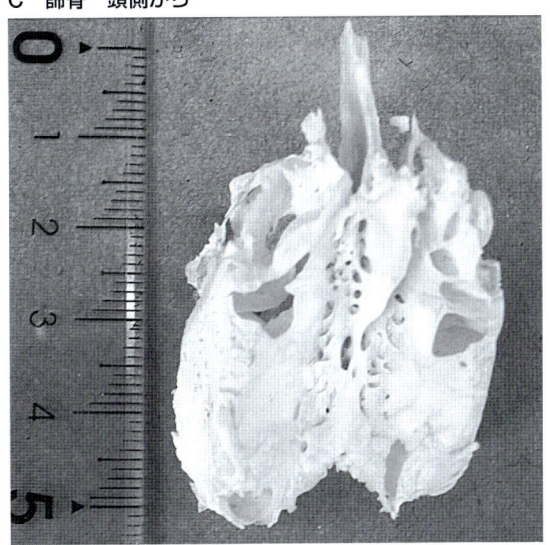

図10 篩骨洞
A：篩骨は前頭洞のほぼ中央にある不正方形（長方形）の骨塊である．垂直板の両側で水平板より垂れ下がっている部分が篩骨蜂巣である．
B，C：多数の篩状の小さな孔があいており，この小孔を介し嗅神経が鼻腔に分布する．
（B，Cは帝京大学医学部解剖学講座　関野佳久先生のご厚意による）

13)．その境界は中鼻甲介基板（basal lamella）という骨構造で，中鼻甲介の底部から紙様板に伸びる．なお，篩骨蜂巣を前・後のほかに中篩骨蜂巣に分ける教科書もあったが，現在は前篩骨洞に含まれ，使うべきでない[1,2]．

1）篩骨篩板，前・後篩骨孔（cribriform plate, anterior/posterior ethmoidal foramen）

● 臨床解剖

篩骨の上面は篩板と称され頭蓋底で多数の"篩様の"小孔が開口している（図10）．小孔を介して，嗅索から多数分かれた嗅神経が前頭蓋底（嗅溝）から鼻腔に分布する．篩板の正中に"とさか状"の形態をした鶏冠（crista galli）があり，上方に向かい垂直に立った形を示す（図10, 12, 14）．

中鼻甲介の垂直板は篩板に接合する（中鼻甲介第3基板）．篩板には前篩骨孔，後篩骨孔がある．前篩骨孔は三叉神経第1枝眼神経分枝の同名の神経，動脈が通過する．前篩骨動脈・神経は眼窩の内側上部より前篩骨洞天蓋下面（前篩骨溝）を横切り，正中の前篩骨孔に入る[11]．

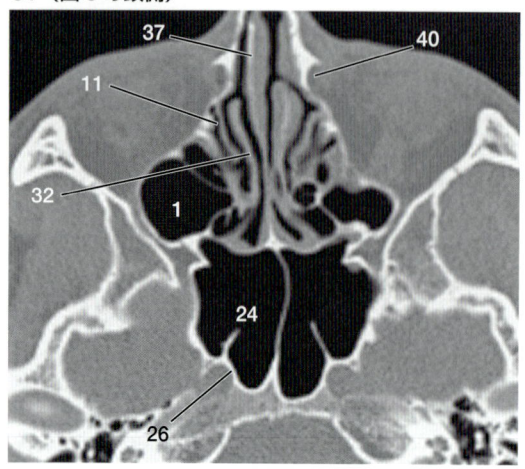

図 11　上顎洞の上方レベル
上顎洞（1）の上方レベルでは篩骨の一部である中鼻甲介（32）や鉤状突起（11）が同定される．
24：蝶形骨洞，26：内頸動脈隆起，37：鼻中隔，40：鼻涙管

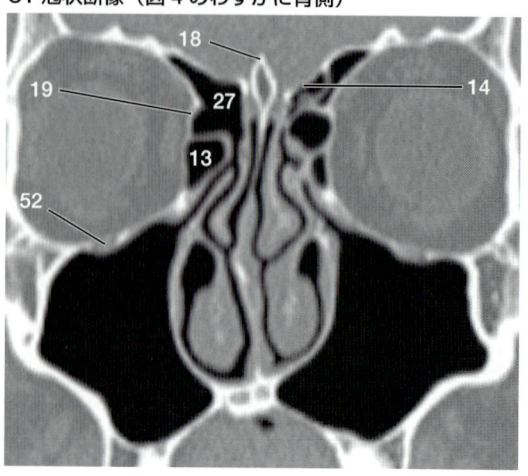

図 12　前篩骨洞
前篩骨洞の断面で篩骨胞（13）も同定される．冠状断は篩骨篩板の形態を評価するのに適する．
14：篩板，18：鶏冠，19：紙様板，27：前頭洞，52：眼窩下管

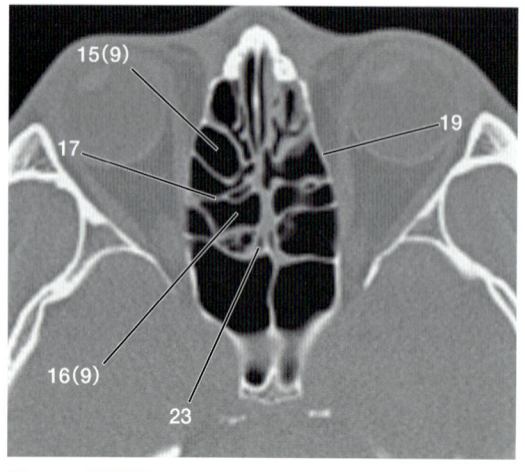

図 13　篩骨洞レベル
篩骨洞は前・後篩骨蜂巣に分けられ，その境界は中鼻甲介基板（17）である．
15：前篩骨蜂巣（洞）（9：篩骨洞），16：後篩骨蜂巣（洞）（9：篩骨洞），19：紙様板，23：蝶篩陥凹

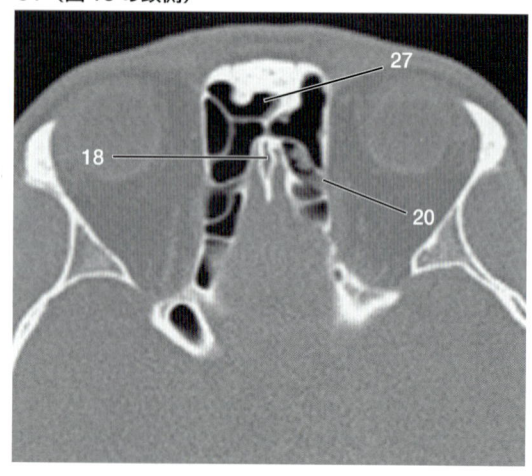

図 14　篩骨洞上方レベル
上方レベルでは篩板の正中に鶏冠（18）が同定される．その腹側は前頭洞（27）である．
20：前篩骨孔

● **画像解剖**
　　前・後篩骨孔は CT の冠状断ではより観察しやすく，篩骨頭蓋内側（篩板）の骨欠損部として同定できる．横断像では同定は難しいが，薄層スライスで観察できることがある（**図 14**）．前篩骨孔は前・後篩骨洞境界の中鼻甲介基板に位置することが多い．後篩骨動脈は前篩骨動脈に比較して細いので，出血しやすい部位ではあるが手術時に認知されることは少ない．後篩骨孔は前篩骨孔の後ろに位置し，同名の神経，動脈が通過する[12]．

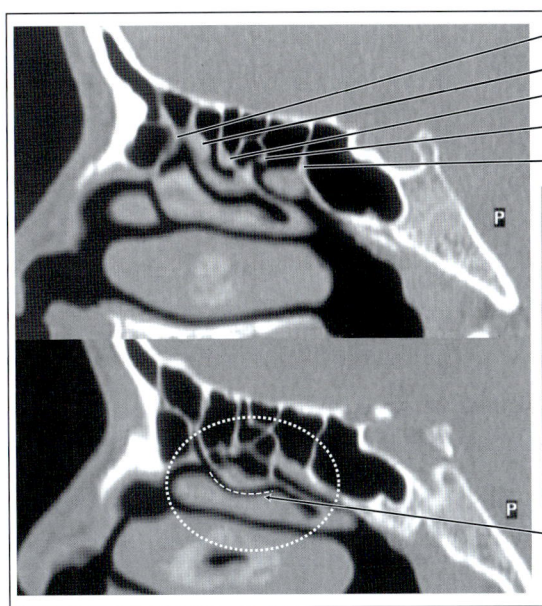
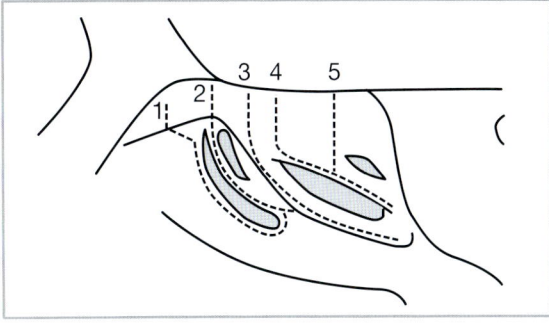

図 15 第1〜5基板（矢状断）のシェーマ
篩骨蜂巣を大まかに前から後ろに区分できるいくつかの隔壁があり，これらを基板と呼んでいる．

CT矢状断像（図6の外側）

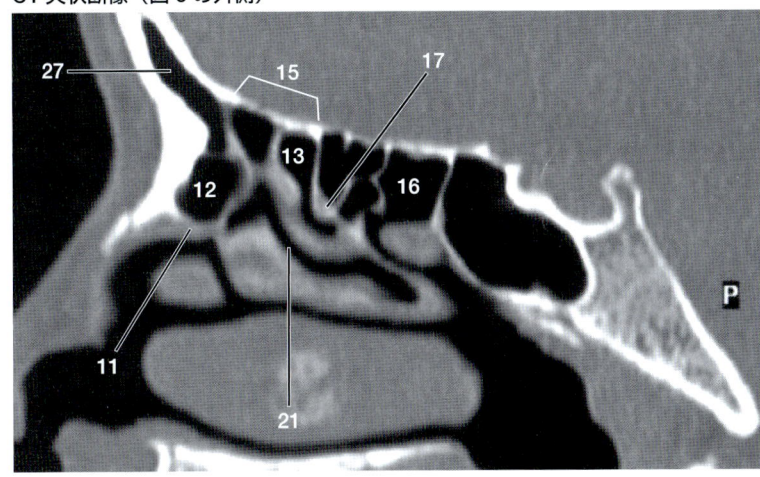

図 16 基板
中鼻甲介基板（第3基板）にて篩骨洞は前と後とに区分される．
11：鉤状突起，12：鼻堤，13：篩骨胞，15：前篩骨蜂巣（洞），16：後篩骨蜂巣（洞），17：中鼻甲介基板，21：半月裂孔，27：前頭洞

● 臨床的意義

篩骨篩板は天蓋よりも低位のこともあるので，中鼻甲介よりも内方への手術操作により篩板側壁を損傷すると，髄液瘻の危険性がある．このため，CT冠状断にて低位の有無を確認する必要がある[13]．篩板形態の左右差も ESS 時には問題となる．

前篩骨孔近傍は ESS においては出血しやすい危険部位の一つであり，その位置も術前 CT で確認できれば参考となる．

2）基板（basal lamina of ethmoid sinus）
● 臨床解剖

篩骨蜂巣は数も多く複雑であるが，大まかに前から後ろに区分できる基本的ないくつかの

隔壁がある．これらを基板と呼んでいる．これらは鼻腔側壁から出て，紙様板に到達する．しかし，基板がはっきり紙様板に届くものは第3基板のみである．一般的に5つの基板があり，前から後に番号がついている．第1基板は鉤状突起に連なる基板，第2基板は篩骨胞から出る基板（前壁）である．第3基板は最も大きく，中鼻甲介と連なり，これを吊り下げる．この第3基板が前と後篩骨洞を区分する．第4基板は上鼻甲介を支える基板で，第5基板は最上鼻甲介を起点とする．

● 画像解剖

基板の様子は矢状断でより明瞭となる[13]（図15, 16）．第1基板である鉤状突起は洞口鼻道系として冠状断でも評価される．

● 臨床的意義

これらの基板は正確には解剖学名ではないが，ESSの際に前篩骨蜂巣から後篩骨蜂巣を清掃する際の重要な指標となる[14]．

5. 洞口鼻道系 (ostiomeatal unit)

● 臨床解剖と画像解剖

鼻腔内中鼻道は上顎洞，前篩骨洞，前頭洞の開口が集まっている．この部分に閉塞性病変が起こると開口部に多い線毛[2]の運動が障害され，これらの副鼻腔も粘液で充満される．洞口鼻道系（ostiomeatal unit）とは機能単位を示す抽象的呼称であり，解剖学的に具体的な

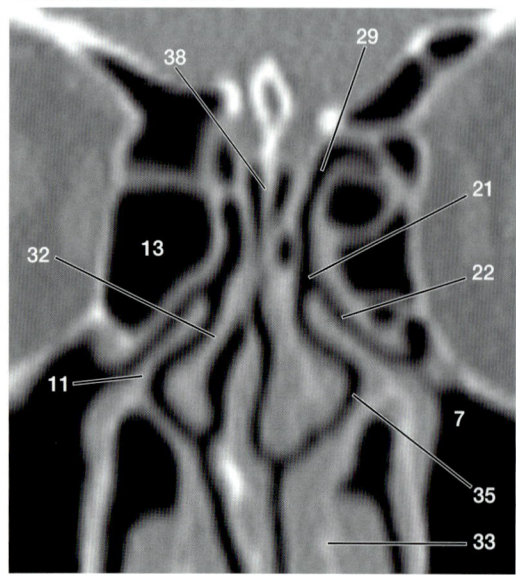

CT 冠状断像（図4拡大）

図17　洞口鼻道系
洞口鼻道系は中鼻甲介（32），半月裂孔（21），篩骨漏斗（22），鉤状突起（11），上顎洞自然口（7），篩骨胞（13），鼻前頭管（29）などで構成される．
33：下鼻甲介，35：中鼻道，38：垂直基板

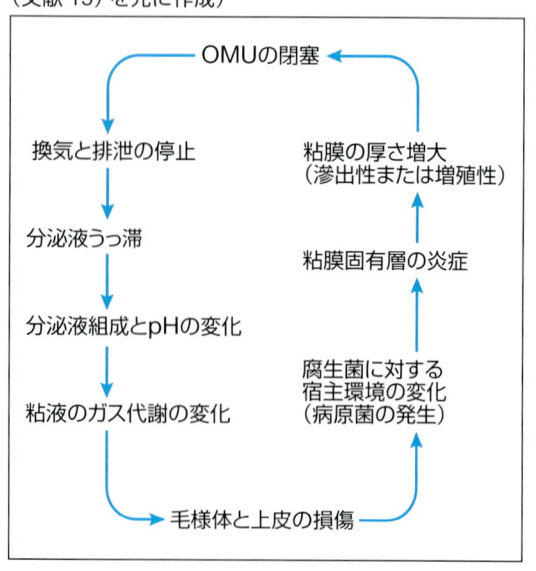

表2　ostiomeatal unit（OMU）
（文献15）を元に作成）

部位を指すものではない．しいて言えば中鼻甲介，半月裂孔，篩骨漏斗，鈎状突起，上顎洞自然口，篩骨胞，鼻前頭管で構成される．

　篩骨漏斗は，中鼻道の前部奥にあり，鈎状突起，篩骨胞に囲まれたくぼみで，漏斗状の形を示す，上顎洞に連続する間隙である．この空間の内側は中鼻甲介の外側で形成され，外側は鈎状突起と篩骨胞で形成，後面は半月裂孔の壁で形成される．半月裂孔は，鈎状突起と篩骨胞との間にある前後に細長い半月状の溝で，矢状断で明瞭である（図15〜17）．ここに鼻前頭管の開口部，上顎洞自然口，前篩骨蜂巣の開口部がある．鈎状突起は下鼻甲介と篩骨胞間の膜様部にある半月状の独立した骨である．この鈎状突起が上顎洞内側壁膜様部を前後に二分する．中鼻甲介基板の垂直部分は中鼻甲介第3基板で，中央部分と後方部分は紙様板に付着する．

● **臨床的意義**

　副鼻腔が正常な機能を果たす上で常に重要な要素として，自然口の開存，正常な線毛運動・分泌液の性状があり，副鼻腔の粘膜層は線毛運動で各洞の自然口方向に移動する．"ostiomeatal unit"とはNaumannが1965年に提唱したostiomeatale einheitの英訳で，Naumannはこの部位において表2のような病態が生じ，副鼻腔炎が生じると病理的に論じた[15]．

　自然口の閉塞により線毛運動が障害されることが慢性副鼻腔炎の主要な原因であり，閉塞を解除すれば自然に戻る．この副鼻腔炎をできるだけ生理的にかつ微細なレベルで回復させるというのがESSの目的である．

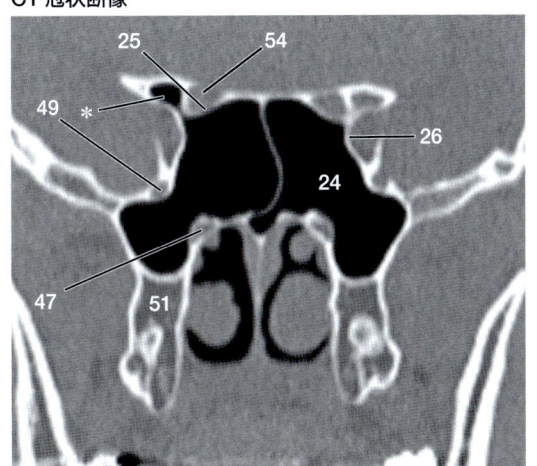

図18　蝶形骨洞
蝶形骨洞（24）内の隆起を表す．なお本例は蝶形骨洞内の含気が良好で，前床突起の含気も見られる（＊）．（図19，図21は同一症例）
25：視神経隆起，26：内頸動脈隆起，47：翼突管，49：正円孔，51：蝶形骨翼状突起，54：視神経

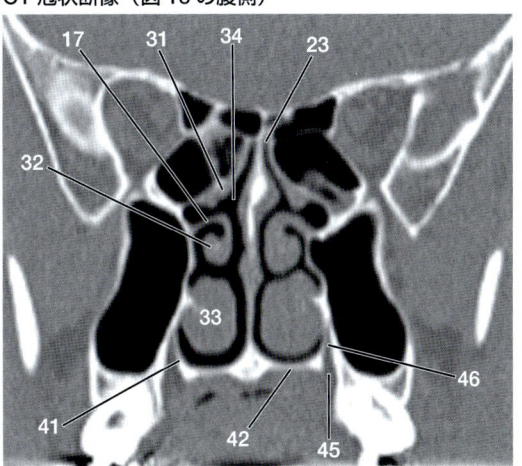

図19　後篩骨洞
後篩骨洞の後方の断面では蝶篩陥凹（23）が同定される．大口蓋管（46）は翼口蓋窩が同定される面（図21）よりも前方で同定される．
17：中鼻甲介基板，31：上鼻甲介，32：中鼻甲介，33：下鼻甲介，34：上鼻道，41：口蓋骨垂直板，42：口蓋骨水平板，45：大口蓋孔

A　CT

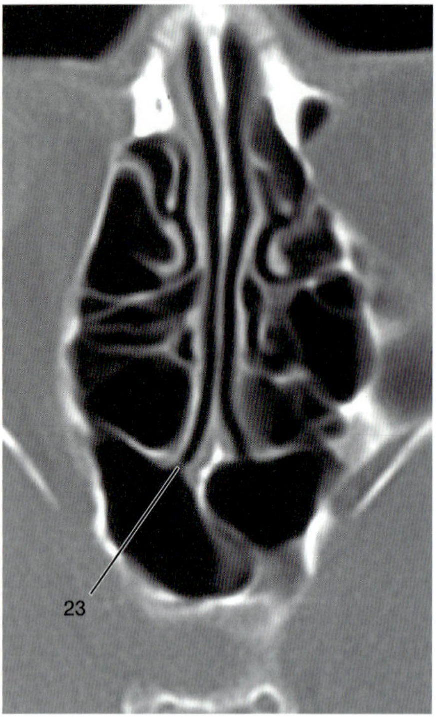

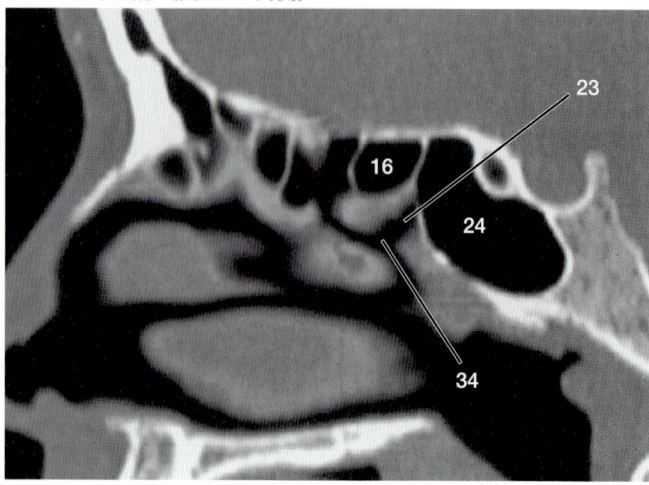

B　CT矢状断像（図16の外側）

図20　蝶篩陥凹
蝶篩陥凹（23）は鼻腔後方に位置し，後篩骨蜂巣（洞）（16）と蝶形骨洞（24）からの排泄口となる．
34：上鼻道

CT冠状断像（図18と図19の間）

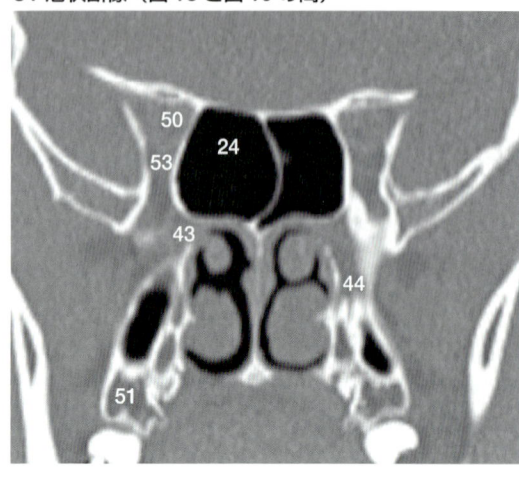

図21　蝶形骨洞
上眼窩裂（53），翼口蓋窩（44），蝶口蓋孔（43）などが同定される．
24：蝶形骨洞，50：視神経管，51：蝶形骨翼状突起

6. 蝶形骨洞（sphenoid sinus）

蝶形骨体は前蝶形骨と頭底蝶形骨からなり，蝶形骨洞は前蝶形骨の赤色髄から黄色髄に変換し，含気が生じることにより発生するが[16]，その機序は正確には知られていない．思春期以降では蝶形骨は結合部を越えてさまざまな方向に進展する．蝶形骨洞は30歳台まで発育が進み，その後次第に減量し70歳台では最大時の70%程度の容量を持つ[17]．通常，左右で2つである[2]．

蝶形骨洞の内腔に突出する構造としては，視神経隆起[18]（図18）と内頸動脈隆起（図11）がある．高度な内頸動脈隆起は発育が良好な蝶形骨洞後部に発生する．これらの隆起はESS時に注意すべき部位である．翼突管は蝶形骨の表面あるいは蝶形骨洞内を走行する．その内部には同名の神経・血管が走る（顔面神経および自律神経系）．その他，蝶形骨洞と接する構造としては，海綿静脈洞，第Ⅲ，Ⅳ，Ⅴ，Ⅵ脳神経がある．

1）蝶篩陥凹（sphenoethmoidal recess；SER）

蝶篩陥凹は鼻腔後方に位置し，後篩骨蜂巣と蝶形骨洞からの排泄口となる．蝶形骨洞は蝶形骨洞口（ostium of the sphenoid sinus）を介して直接開口する．後篩骨蜂巣からは，まず複数の開口部にて上鼻道に排泄されSERに合流する（図19, 20）．

この部位の閉塞により蝶形骨洞や後篩骨洞に炎症が生じるので，その同定は臨床的にも重要である．

7. 鼻　腔（nasal cavity）

鼻腔は鼻中隔により左右に分離される．その三角形の頂点は篩骨の篩板である．甲介には上，中，下とあり，その間隙を上鼻道，中鼻道，下鼻道に分ける．鼻中隔彎曲は変異の一つである．中鼻甲介のうち内下方で下方に屈曲して軽度に巻き込む部分を捲板と言う．

鼻中隔は主に前方の鼻中隔軟骨，下方の鋤骨，上方の篩骨正中板で構成される．

鼻腔に関与している骨には口蓋骨がある．口蓋骨は主に垂直板と水平板に分かれる．水平板は上顎骨口蓋突起後縁と接し，骨口蓋の後ろ1/3の構成にあずかる．垂直板は上顎体内側面に付着し，鼻腔外側壁の構成にあずかる．その他に眼窩突起，蝶形骨突起などが突出するが，口蓋骨眼窩突起，蝶形骨突起間でV字の切れ込みができる．この切れ込みは前後の2突起が眼窩ならびに蝶形骨に接することで，蝶形骨体との間に孔を作る．ここを蝶口蓋孔（sphenopalatine foramen）と言う．この構造はCTの冠状断で描出が容易であり（図21），矢状断でも同定できる．

1）鼻涙管（nasolacrimal duct）

● 臨床解剖と画像解剖

鼻涙管は涙嚢から続き，副鼻腔の内側壁を走行して下鼻道に開口する．下鼻甲介の下外方に存在する．下鼻道CT画像では液体で満たされることもあるが，含気していることもある．加齢とともに粘膜の肥厚が見られる．

● 臨床的意義

涙道は骨性と内部の膜性とで構成される．膜性鼻涙管は骨性鼻涙管開口部よりも下に伸び，下鼻道外側を走る膜性の部分を鼻涙管下鼻道部と言う．鼻涙管下鼻道部は弁のように見え，

CT 矢状断像

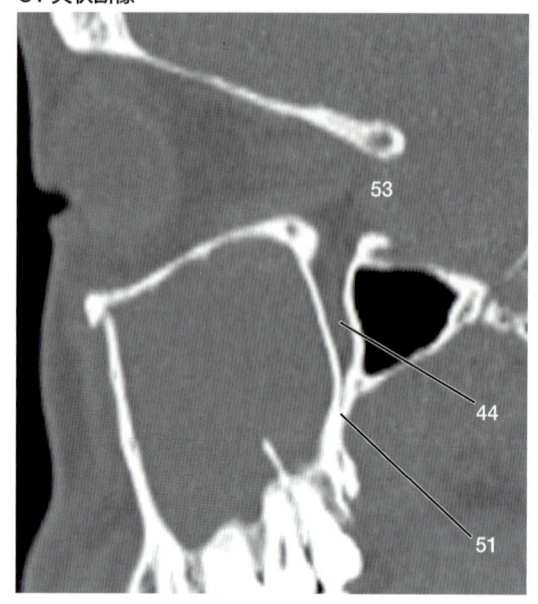

図 22 翼口蓋窩（副鼻腔炎症例）
翼口蓋窩（44）は上顎骨体と蝶形骨翼状突起（51）との間隙である．矢状断ではV字を呈する．
53：上眼窩裂

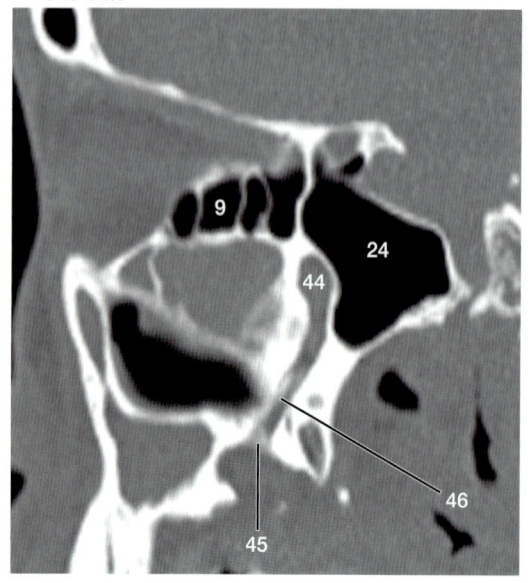

図 23 翼口蓋窩のシェーマ（頭蓋骨を側方から見た図）

CT 矢状断像

図 24 大口蓋管
大口蓋管（46）は翼口蓋窩（44）の先でやや腹側斜めに下降する．
9：篩骨洞，24：蝶形骨洞，45：大口蓋孔

　ハスナー弁（Hasner's valve）と呼ばれることがある．先天性鼻涙管閉塞症では先天的に鼻涙管下鼻道部が閉塞し，感染合併により頭側の涙囊炎も来すことがある．また鼻涙管囊胞は骨性鼻涙管が同心円状に膨張性に拡大する．重篤な先天性の鼻涙管閉塞や鼻腔手術後に生じることがある．

8. 鼻腔・副鼻腔周囲 (adjacent spaces of paranasal sinuses)

鼻腔・副鼻腔周囲の神経・血管が通過する孔（主なもの）を挙げる．

1）蝶口蓋孔（sphenopalatine foramen；図21）

鼻腔は蝶口蓋孔により翼口蓋窩と交通する．蝶口蓋孔には蝶口蓋神経節，蝶口蓋動脈などが通る．後上鼻神経はその分枝で，さらにその分枝の鼻口蓋神経は下走して末梢では切歯口に入る．

● 臨床的意義

蝶口蓋動脈は顎動脈の枝で鼻腔内に入り，副鼻腔に分布する最も大きい動脈であり，手術時に損傷すると出血が多いので注意すべきである．また，鼻腔側壁を侵す腫瘍は蝶口蓋孔を介して翼口蓋窩に到達し，鼻腔外へと進展する．この形式をとる古典的な病変は若年性血管線維腫である．

2）翼口蓋窩（図3，21，22），大口蓋孔，眼窩下孔（pterygopalatine fossa, greater palatine foramen, infraorbital foramen）

● 臨床解剖と画像解剖

上顎骨体後壁下半部には，蝶形骨翼状突起前縁下半部が付着し，この付着により上方に長い裂け目ができる．裂け目の奥には，口蓋垂直板が底を作り（鼻腔を介し）全体としてくぼみになっている．この部分を翼口蓋窩と言う[4]（図22，23）．内部に翼口蓋神経節（三叉神経第2枝上顎神経）などを入れ，頭側は正円孔，下眼窩裂，背側は翼突管，腹側は蝶口蓋孔，尾側は大口蓋管と連絡する．

翼口蓋窩で翼口蓋神経より分かれて下降する大口蓋神経は大口蓋管（溝）の中を経過し，出口である大口蓋孔を通って骨口蓋に出る（図19，24）．大口蓋管は図24に示すごとく翼口蓋窩よりもやや腹側に位置する．この大口蓋神経は知覚神経であり，大口蓋孔近傍に麻酔薬を注射すれば，同側舌側歯肉の大部分を麻酔することができる．大口蓋管（溝）は口蓋骨の垂直板と上顎骨の同名溝と合して形成される．

眼窩下孔は，上顎骨前壁の上縁の5〜10mm下に開口する．これは眼窩底の眼窩下管に続く顔面に開口する孔で，三叉神経第2枝上顎神経の分枝である眼窩下神経が走行する．眼窩下管は眼窩底で最も薄い部分であるため，眼窩吹き抜け骨折の際に眼窩内容物が上顎洞に吹き抜ける部位となる[19]（図4，12）．

● 臨床的意義

これらでは三叉神経第2枝が通るので，頭頸部悪性腫瘍の神経周囲進展に注意する必要がある．

文献

1) Stammberger HR, Kennedy DW, Anatomic Terminology Group: Paranasal sinus: anatomic terminology and nomenclature. Ann Otol Rhinol Laryngol Suppl 167: 7-16, 1995.
2) Susan Standring(eds); Gray's Anatomy. Chapter 32 Nose, nasal cavity and paranasal sinues. 40th ed, Churchill Livingstone Elsevier, p.547-560, 2008.
3) Pernkopf E（著）: Ferner H（編）; 小川鼎三, 石川浩一（訳）; 臨床応用局所解剖図譜. 医学書院, 1966.
4) 上條雍彦: 1骨学. 口腔解剖学. アナトーム社, p.76-98, 1965.
5) Rao VM, el-Noueam KI: Sinonasal imaging: anatomy and pathology. Radiol Clin North Am 36: 921-939, 1998.
6) Zinreich SJ, Benson ML, Oliverio PJ: Sinonasal cavities: CT normal anatomy, imaging of the osteometal complex, and functional endoscopic surgery. In Som PM, Curtin HD（ed）; Head and neck imaging. 2nd ed, Mosby, St Louis, p.97-125, 1996.
7) Som PM, Brandwein M: Sinonasal cavities: anatomy, physiology, and plain film normal anatomy. In Som PM, Curtin HD（ed）; Head and neck imaging. 4th ed, Mosby, St Louis, 2003.
8) Wallace R, Salazar JE, Cowles S: The relationship between frontal sinus drainage and osteomeatal complex disease: a CT study in 217 patients. AJNR 11: 183-186, 1990.
9) Daniels DL, Mafee MF, Smith MM, et al: The frontal sinus drainage pathway and related structures. AJNR 24: 1618-1627, 2003.
10) Bolger WE, Butzin CA, Parsons DS: Paranasal sinus bony anatomic variations and mucosal abnormalities: CT analysis for endoscopic sinus surgery. Laryngoscope 101: 56-64, 1991.
11) Leblanc A: The cranial nerves Anatomy Imaging Vascularizaion. 2nd ed, Springer-Verlag, Berlin, 1995.
12) 池田勝久: 内視鏡的副鼻腔手術のための臨床解剖. 池田勝久, 加我君孝, 岸本誠司・他（編）; 耳鼻咽喉科診療プラクティス8 耳鼻咽喉科・頭頸部外科のための臨床解剖. 文光堂, p.126-131, 2002.
13) 豊田圭子: 鼻副鼻腔の解剖. 多田信平, 黒崎喜久（編）; 頭頸部のCT・MRI. メディカル・サイエンス・インターナショナル, p.180-189, 2002.
14) 大西俊郎: ESSのための鼻腔, 副鼻腔の解剖. 大西俊郎, 小澤仁, 笠原行喜・他（編）; 内視鏡的副鼻腔手術. メジカルビュー社, p.32-45, 1996.
15) Naumann HH: Pathologishe anatomie der chronischen rhinitis und sinutitis. Proceedings VIII International Congress of Oto-Rhino-Laryngology. p.79, 1965.
16) Aoki S, Dillon WP, Barkovich AJ, et al: Marrow conversion before pneumatization of the sphenoid sinus: assessment with MR imaging. Radiology 172: 373-375, 1989.
17) Yonetsu K, Watanabe M, Nakamura T: Age-related expansion and reduction in aeration of the sphenoid sinus: volume assessment by helical CT scanning. AJNR 21: 179-182, 2000.
18) DeLano MC, Fun FY, Zinreich SJ: Relationship of the optic nerve to the posterior paranasal sinuses: a CT anatomic study. AJNR 17: 669-675, 1996.
19) 尾尻博也, 井田正博, 多田信平: 頭蓋・顔面の骨折. 画像診断 17: 599-607, 1997.

3 鼻腔・副鼻腔の正常変異

石川牧子, 塚本 浩

鼻腔・副鼻腔の正常変異について，その画像所見を解説する．正常変異は副鼻腔疾患と関連があると言われており，また，機能的内視鏡下鼻内手術の術前評価により術中合併症を防ぐためにも，正常解剖のみならず正常変異を理解することが重要と考える．

はじめに

　鼻腔・副鼻腔の正常変異はさまざまな種類があり，機能的内視鏡下鼻内手術（functional endoscopic sinus surgery；FESS）[1]の術前評価において重要となる．FESSは従来の洞粘膜を除去する根治手術から，洞粘膜を温存し，自然孔や中鼻道を開大し，換気と排泄を改善することに重点を置いた手術であり，変異の存在は術中の合併症の危険につながる．基本的に術前評価には冠状断CTを行う．これはFESSの術者の視野と等しい解剖学的断面を提供するためであり，またFESSでの重要な領域である洞口鼻道系（ostiomeatal unit；OMU）[2]を最も正確に描出できるのが冠状断だからである．multidetector-row CT（MDCT）の再構成画像を用いて矢状断や冠状断も容易に作成できるようになった．冠状断は直接冠状断も撮像可能であるが，再構成冠状断でも良好な画像を得ることができ，術前評価にきわめて有用である．

　正常変異と鼻腔・副鼻腔疾患との関連については数多くの報告がなされており，変異の程度が強いものでは副鼻腔炎の原因となりうると言われる．本稿では鼻腔・副鼻腔の術前評価において重要となる臨床解剖，画像解剖について述べる．副鼻腔の解剖の詳細は前章（p.22-38）で述べられているので，代表的な正常変異について解説する（表）．

▶1 **機能的内視鏡下鼻内手術（functional endoscopic sinus surgery；FESS）**
　副鼻腔のFESSの理論は，副鼻腔の病変（特に前頭洞，前篩骨洞，上顎洞などの炎症性病変）はそれらの副鼻腔の換気，排泄のポイントである洞口鼻道系の閉塞性病変を原因とし，それを除去すれば病変は改善に向かうという考えに基づいている．そのため，主に洞粘膜を温存し自然孔や中鼻道を開大することに重点を置いた手術であり，洞口鼻道系が重要なポイントとなる[1]．主に行われる手技は，鈎状突起切除，上顎洞膜様部の切除，篩骨胞の開放，後篩骨蜂巣の開放，前頭陥凹のドレナージ，蝶形骨洞開放などである．そのためこれらの経路に至る解剖および変異の理解が必要となる．

▶2 **洞口鼻道系（ostiomeatal unit；OMU）**
　1965年にNaumannにより用いられた用語で，副鼻腔からの排泄経路として重要である．中鼻道を中心に中鼻甲介，漏斗，鈎状突起，篩骨胞および半月裂孔で構成されている．

表　鼻腔・副鼻腔の主な正常変異

1. **鼻中隔変異**

    鼻中隔彎曲，鼻中隔棘・稜，含気

2. **中鼻甲介変異**

    中鼻甲介逆曲，concha bullosa，低形成

3. **鈎状突起変異**

    鈎状突起の偏位，鈎状突起の含気（uncinate bulla）

4. **篩骨洞変異**

    篩骨胞，agger nasi cell, Haller cell, supraorbital cell, Onodi cell, 篩板の左右非対称性・低位・骨化不全

    紙様板の欠損（dehiscence of the lamina papyracea）

5. **蝶形骨洞変異**

    低形成・無形成

    大翼進展（翼突陥凹，下外側陥凹），小翼への進展，前方（rostral recess）・後方進展

    内頸動脈骨壁欠損（dehiscent of bony wall between carotid artery and sphenoid sinus）

    視神経管膨隆（optic nerve bulging into the sphenoid sinus）

6. **上顎洞変異**

    低形成・無形成

    副口，口蓋陥凹，眼窩下陥凹，歯槽陥凹，頬骨陥凹

7. **前頭洞変異**

    低形成・無形成

    frontal bulla，眼窩板陥凹，鶏冠の含気

1. 鼻中隔変異（nasal septal variants）

● 臨床解剖

　鼻中隔は鼻腔の正中にあり，鼻腔を左右に分割している．上方は篩骨篩板，下方は軟口蓋，硬口蓋になる．鼻中隔は硬性部と可動性のある軟性部からなり，硬性部は篩骨の垂直板，鼻中隔軟骨，鋤骨から構成され，軟性部は大翼状軟骨の内側脚，鼻尖部と前鼻棘との間の軟部組織で構成される．鼻中隔の変異には彎曲や棘や稜，含気がある．

● 画像解剖

　鼻中隔彎曲の発生部位は中隔の前下部から斜後上方に走る線上に生じやすい．これは鼻中隔軟骨・篩骨垂直板，鋤骨，上顎骨が縫合する部位に相当する．鼻中隔の含気は蝶形骨洞の前方進展により起こる（図1）．鼻中隔彎曲の34％に鼻中隔棘または稜を認める[2]（図2）．棘や稜は篩骨垂直板と鋤骨の接合部に多い局所的な突起で，圧力あるいは外力により彎曲した中隔軟骨の成長が一部均衡を失って形成される．また，鼻中隔彎曲がなくても認められ，棘が外側壁に接している（bridging spurs）こともある．棘または稜の突出する鼻腔の中鼻甲介の低形成を伴う．鼻中隔変異は冠状断CTで理解しやすい．

CT 冠状断再構成像

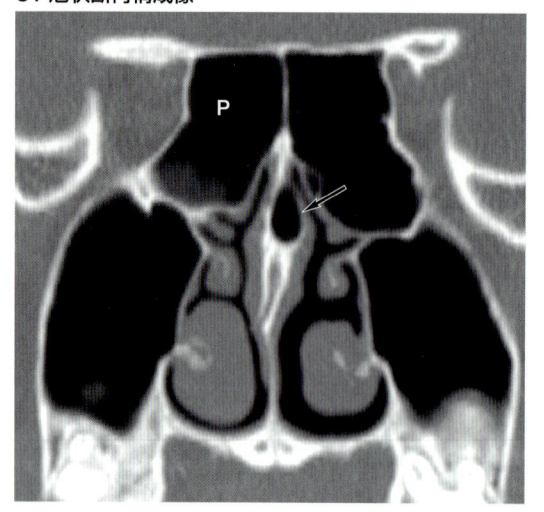

図1　鼻中隔の含気
後篩骨洞（P）のレベルで鼻中隔やや上方に含気を認める（→）．これは蝶形骨洞の前方進展による．

CT 冠状断再構成像

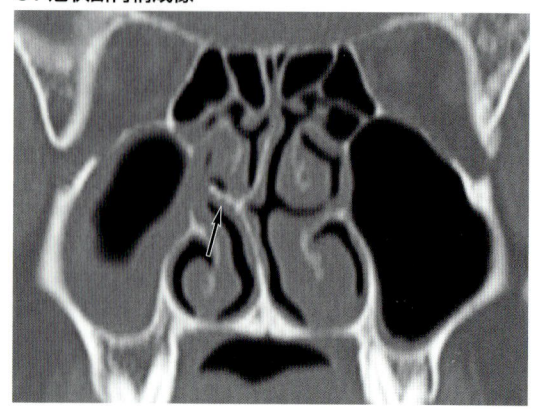

図2　鼻中隔棘
右側への鼻中隔彎曲と右側へ突出する棘（→）を認める．また，右中鼻甲介の低形成を伴っている．

● **臨床的意義**

　鼻中隔彎曲は最もよく見られる変異の一つである．Earwaker[2] の 800 例の CT による検討では，鼻中隔彎曲は 44％に認められたと報告されている．鼻中隔彎曲や棘・稜は臨床的に問題にならないことがあるが，彎曲が大きな時には中鼻甲介を外側に圧排し，副鼻腔の排泄経路となっている中鼻道の狭小化や閉塞，蜂巣の換気障害を起こし，二次性の炎症，感染の原因となる．棘・稜が著明な場合には中鼻道の狭窄や手術の際のアクセスが困難になることがある．鼻中隔の含気は，蝶篩陥凹を狭くすることがある．

2. 中鼻甲介変異 (middle turbinate variants)

● **臨床解剖**

　鼻腔の外側壁には上・中・下鼻甲介が付着している．中鼻甲介は篩骨の内板とその突起からなり，前方では垂直に篩板に付着し，後方では水平に篩骨蜂巣外側壁の紙様板に付着する[3]．中鼻甲介の変異には逆曲，concha bullosa と低形成がある．

● **画像解剖**

　鼻甲介は鼻中隔を挟んで左右に認められ，その観察には冠状断 CT が有用である．上鼻甲介は時々見つけるのが困難で，鼻腔後方のとりわけ大きな上鼻甲介ケースを除いて，明らかな骨変異はない．同様に，鼻中隔彎曲を伴う大きさや形状の変異を除いて，下鼻甲介の変異のパターンは特にない．

解剖名一覧

A	agger nasi cell	H	Haller cell	O	外側眼窩壁
C	含気	I	下外側陥凹	P	後篩骨洞
EB	篩骨胞	n	鼻涙管	PR	翼突陥凹

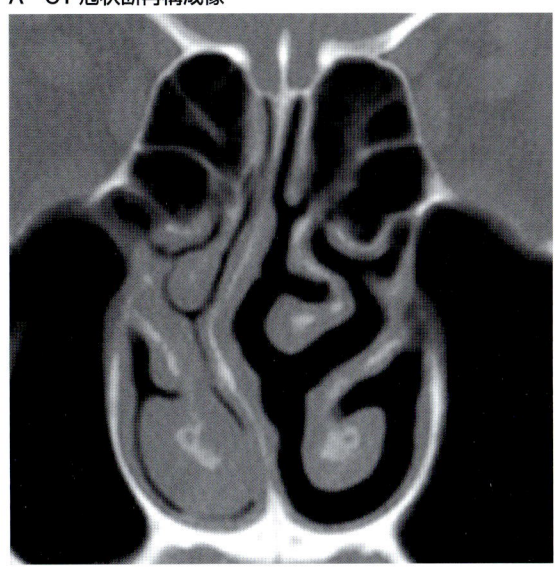

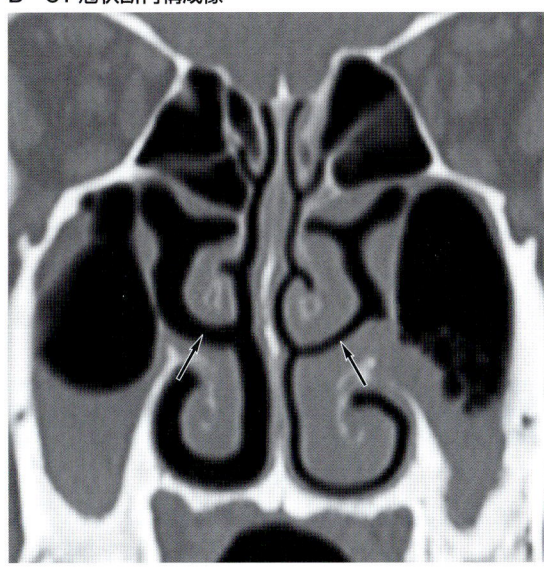

図3　A：20歳台，男性　B：50歳台，男性　中鼻甲介逆曲
A：鼻中隔は右側に凸の彎曲を認め，左中鼻甲介は外側に凸の彎曲を認める．
B：鼻中隔彎曲はないが，両側中鼻甲介逆曲（→）を認める．

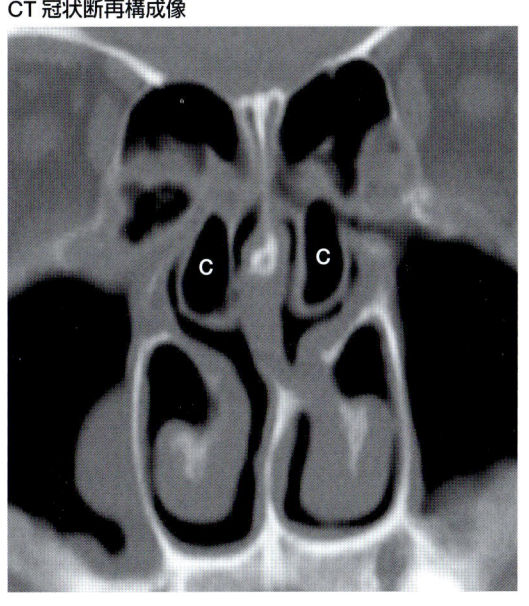

図4　concha bullosa
両側中鼻甲介に含気（C）を認める．これは篩骨蜂巣からの進展である．

　　中鼻甲介は通常鼻中隔に向かって内側へ屈曲しているが，時に外側へ凸の彎曲を示すことがあり，逆曲と言われ8〜17％に認められる[2]（図3）．concha bullosaは中鼻甲介内部に篩骨蜂巣が進展して含気を伴うものである[3]（図4）．
　　中鼻甲介の片側性低形成（図2）は，鼻中隔彎曲や鼻中隔棘の際にしばしば認められ，両側性低形成は篩骨窩の低位の際に認められる[2]．

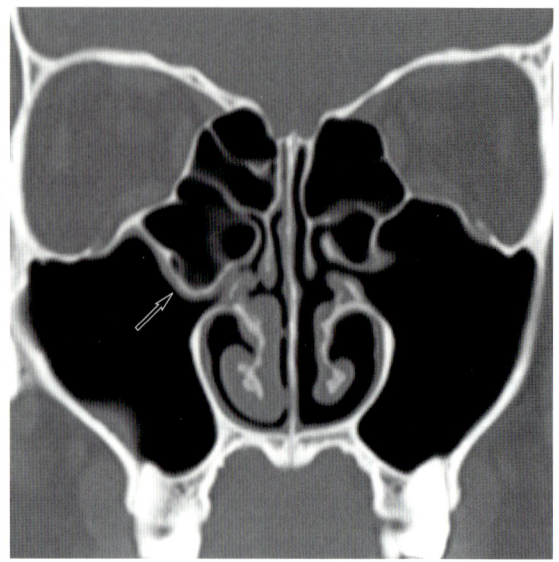

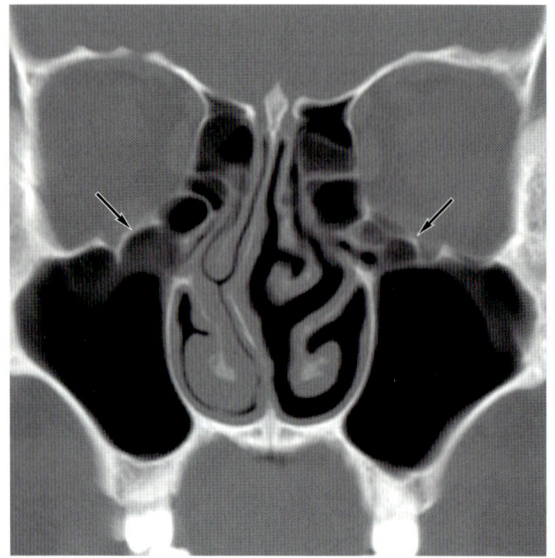

A　CT冠状断再構成像　　　　　　　　B　CT冠状断再構成像

図9　A：20歳台，男性　B：20歳台，男性　Haller cell
A：両側眼窩下に上顎洞に張り出した蜂巣を認める．比較的小さなHaller cell（→）で鼻中隔の右側への凸の彎曲を伴い，右篩骨漏斗は狭小化しているが，左篩骨漏斗は保たれている．また，左中鼻甲介逆曲を認める．
B：右側の大きなHaller cell（→）で，右鈎状突起の内側偏位と篩骨漏斗の狭小化を認める．

● **画像解剖**

　篩骨胞は前頭洞のすぐ背側に存在し，中篩骨蜂巣から凸状に中鼻道に向かって下内側へ突出する（図7）．agger nasi cellは前頭陥凹の前方，外側および下方に位置する最前篩骨蜂巣で，前篩骨蜂巣が涙骨に進展したものであり，前頭洞の床を形成する（図8）．
　Haller cellは篩骨蜂巣が篩骨胞の下方で内側眼窩壁や上顎洞天井に沿って進展し，上顎洞に突出したものである（図9）．Haller cellは骨壁が薄いため，CTではウインドウ幅の調整に注意を払う必要がある．
　前篩骨蜂巣が，眼窩上壁に単独で伸びていったものはsupraorbital cellと呼ばれ，8％に認められる[2]．Onodi cellは後篩骨洞の最後部の蜂巣が前蝶形骨，眼窩尖に進展したものである．
　このように篩骨の変異は周囲に進展する蜂巣のほか，篩板左右の非対称性や骨化不全，紙様板の欠損など，多くの変異が認められるため，冠状断を中心に多方向からの断面を観察することが，変異を見逃さない上で重要である．

● **臨床的意義**

　篩骨胞は89％に認められ[2]，大きな篩骨胞は鈎状突起の偏位を伴い，漏斗の閉塞や中鼻道の閉塞を生じることがある[3]（図5参照）．
　agger nasi cellはほぼ全例に存在すると言われている[9]．large agger nasi cellは前頭陥凹の狭窄の原因となる．また，その位置は鼻涙管の前方から直上に近く，これらの蜂巣が副鼻腔疾患に巻き込まれることによって眼症状が生じる．Earwaker[2]はagger nasi cellの低形成，無形成は約4％あり，前頭洞の低形成を伴っていると報告している．
　Haller cellは18世紀にAlbert von Hallerによって報告されたが，近年Haller cellの

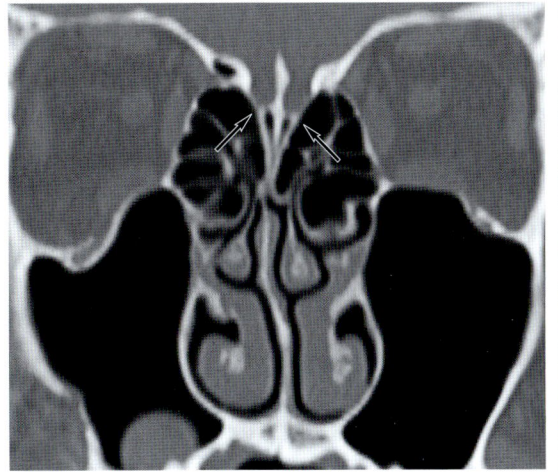

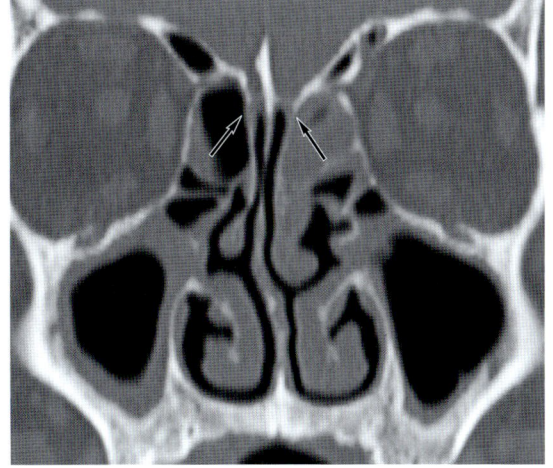

図10　A：30歳台，男性　篩板の左右非対称性　B：70歳台，男性　篩板の骨化不全
A：左篩板は対側と比較し低位である（→）．
B：両側篩板の骨化が不明瞭である（→）．

変異についてさまざまな報告がなされている．Bolgerらは篩骨胞，紙様板や眼窩底の下方に位置するさまざまな胞をHaller cellと定義しており，45％で認められると報告している[8]．前篩骨蜂巣が進展した場合，大きな篩骨胞や鉤状突起の偏位などと同様，漏斗部や自然孔の狭窄を来すことがあり，繰り返す上顎洞炎が発症しやすくなる要因と考えられる[3]．稀に後篩骨蜂巣から進展した場合，漏斗部の閉塞は認められず，中鼻道後方からの外側進展と鑑別をする必要がある[2]．

　Onodi cellは蝶形骨洞の上方に位置し視神経と接している．そのためOnodi cellに炎症や貯留嚢胞を形成すると，眼痛や複視などの症状を呈することがある[10]．また，内視鏡手術の際，視神経を傷つけることがある．

　篩骨の上壁は頭蓋底で篩骨窩であるが，篩板の左右非対称性を認めることがある（図10-A）．その際，眼窩内側壁と篩骨窩のなす角度が正常より狭くなる[11]．また，時に篩板の低位や骨化不全を認める．FESSの際，篩板の左右非対称性や低位は，穿孔による頭蓋内の障害や出血を導くことがある[4)6)]．篩板の骨化不全は稀であるが，重要な所見である（図10-B）．

　嗅覚障害の精査のため副鼻腔CTが施行されたとき，考えなければならない疾患は鼻副鼻腔炎，鼻腔や頭蓋底腫瘍，頭蓋底骨折や嗅球・嗅索低形成などが鑑別として挙げられる．このなかで嗅球・嗅索低形成は篩板の位置が高いことがある．この疾患はKallmann症候群と呼ばれ，低ゴナドトロピン性性腺機能低形成症で，嗅覚の低下または消失を伴っている．高分解能MRI冠状断像で嗅球の低形成や無形成が診断できる[12]（図11）．

　紙様板の欠損は生来または以前の外傷によるもので，基板の接している部分で起こる．多くの場合，眼窩内脂肪または内直筋が欠損した骨の間から篩骨蜂巣に突出しているため気づきやすい（図12）．顔面外傷時に眼窩内側壁骨折との鑑別が必要になるが，骨折の場合，軟部組織腫脹や眼窩内気腫などの二次性変化を伴うことが多いので，鑑別が可能である．このような骨欠損はFESSの際，眼窩内損傷が起こりやすい．

A　MRI，T2強調冠状断像　　　　B　MRI，T2強調冠状断像

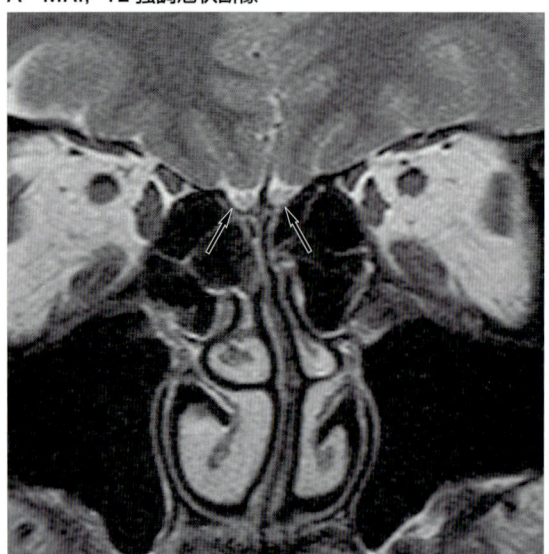

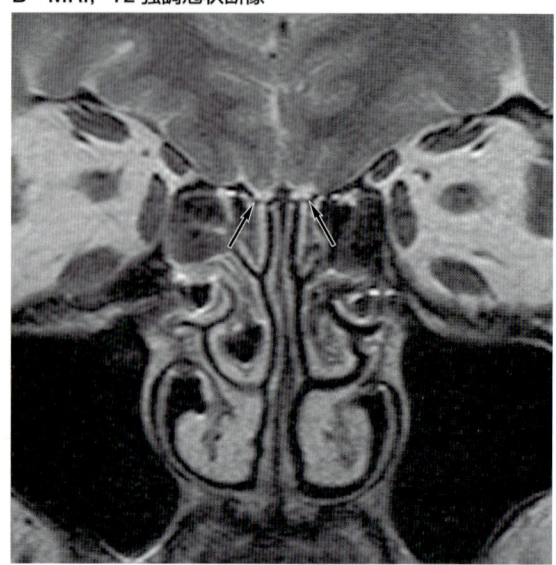

図11　A：30歳台，女性　正常例　B：30歳台，女性　Kallmann症候群
A：嗅溝に沿って嗅球（→）を見ることができる．
B：篩板の位置は正常より高く，嗅球（→）の低形成を認める．

CT冠状断再構成像　　　　　　　CT冠状断再構成像

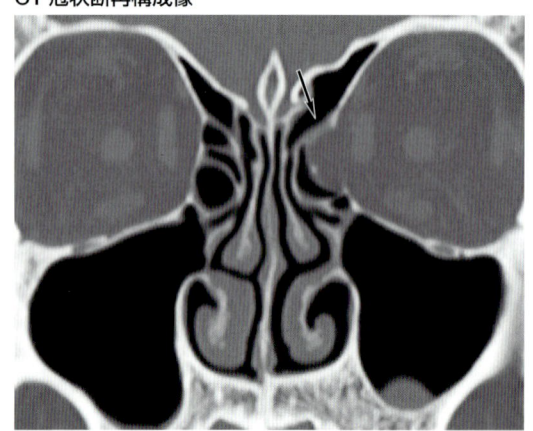

図12　紙様板の欠損
左側眼窩内側壁の欠損を認め，眼窩内脂肪は内側に突出している（→）．内直筋の偏位は認められない．

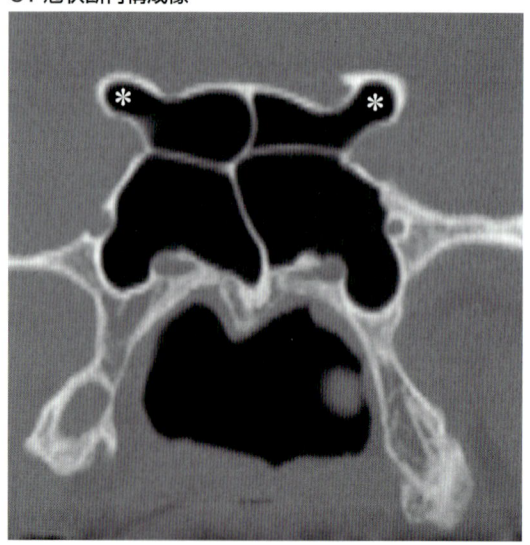

図13　前床突起への蝶形骨洞の進展
蝶形骨洞の後外側進展により前床突起に含気（＊）を認める．

5. 蝶形骨洞変異（sphenoid variants）

● **臨床解剖**

　　蝶形骨洞は蝶形骨体の内部を占める洞で頭蓋底部に位置している．蝶形骨洞の上壁はトルコ鞍，前壁は篩骨，後方は斜台，下壁は上咽頭の上壁となる．蝶形骨洞は自然孔を介して上鼻甲介の後方で蝶篩陥凹に開口している．また，視神経や内頸動脈が隣接しており，視神経

隆起・内頸動脈隆起などの骨性隆起，その間の視神経間頸動脈裂と呼ばれる陥凹を内腔から見ることができる．

蝶形骨洞の含気は思春期以降に発達して，成人にて含気化が顕著となるが，含気の程度はさまざまで低形成や無形成が起こりうる．蝶形骨洞の含気が良好な場合，側方では小翼，大翼，翼状突起に，正中では洞隔壁の上方や前方，鞍背，斜台に進展し，内頸動脈や視神経との位置関係が問題となる．

● 画像解剖

蝶形骨小翼への進展は視神経の上方に認められる前外側進展と，視神経の下方で前床突起に連続する後外側進展があり，後者の方が頻度が高い[2]（図13）．前床突起は視神経管の後外側から後内側に向かう突起で，蝶形骨小翼の後縁の内側端にある．

蝶形骨大翼への進展は翼状突起に向かって下方へ伸びていく．通常，洞は翼突管と正円孔を結んだ線より外側へは進展しないが，含気が良好の場合，進展することがある．その際，翼突陥凹，下外側陥凹を認める．さらに前外側へ進展すると，外側眼窩壁の後方の含気を見ることができる（図14）．

正中前方へ進展した場合，後篩骨洞のレベルで鼻中隔の最上方に rostral recess（図15）を認める．鼻中隔の含気も蝶形骨洞の前方への進展により起こる（図1参照）．

正中後方へ進展した場合は，斜台の含気を見ることができる．

A　CT 冠状断再構成像

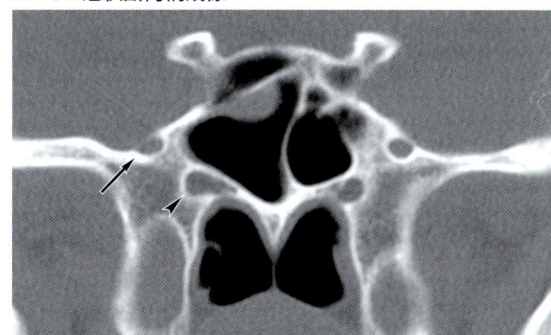

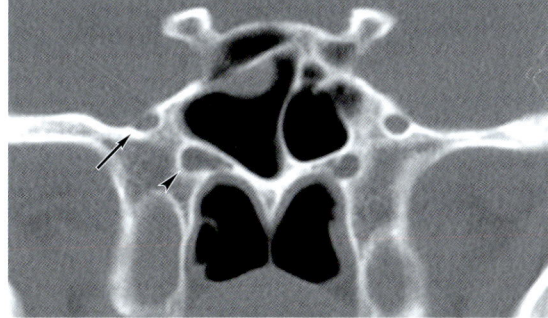

B　CT 冠状断再構成像

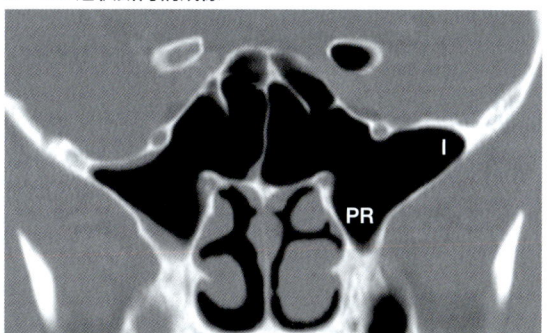

C　CT 冠状断再構成像

D　CT 冠状断再構成像

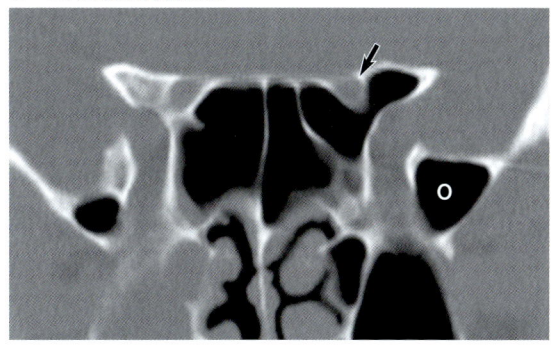

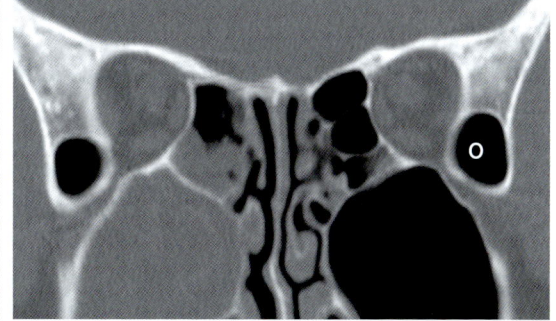

図14　A：50歳台，男性　正常例　B～D：20歳台，男性　蝶形骨大翼への進展
A：正常の蝶形骨洞は翼突管（▻）と正円孔（→）を結んだ線の内側にある．
B～D：大翼の外側へ進展すると翼突陥凹（PR）および下外側陥凹（I）を認め，さらに外側眼窩壁（O）への含気を認める．左視神経（C；➜）の下方の前床突起に含気を認める．

CT 冠状断再構成像

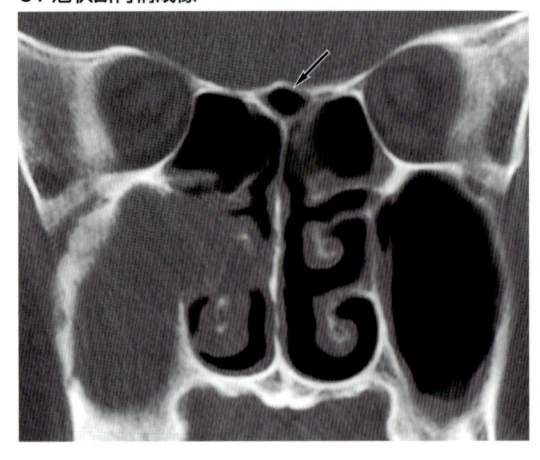

図15　rostral recess
後篩骨洞レベルで鼻中隔の最上部に認められる（→）．

A　CT 横断像

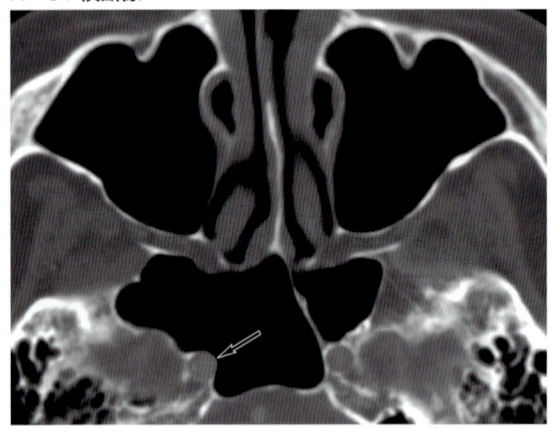

B　CT 横断像

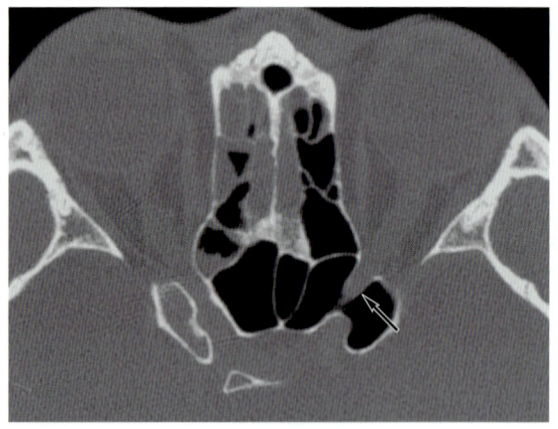

図16　A：70歳台，男性　B：20歳台，男性　内頸動脈骨壁欠損および視神経管膨隆
A：右内頸動脈は蝶形骨洞内に膨隆（→）し，骨壁の部分欠損を認める．左内頸動脈壁には洞内隔壁が付着している．
B：左視神経管と内頸動脈の蝶形骨洞への膨隆を認め，視神経（→）は蝶形骨洞内を走行している．

　蝶形骨洞の含気の程度や内頸動脈，視神経との関係は冠状断像のみでは理解しにくいこともあるので，横断像との併用が有用である．また蝶篩陥凹は横断像や矢状断像で理解しやすい．

● **臨床的意義**
　発達した蝶形骨洞と近接している内頸動脈の関係は重要で，65〜72％で蝶形骨洞への内頸動脈の膨隆を認める（図16-A）．その際，内頸動脈の部分的骨壁欠損は4〜8％で，動脈と洞との間の骨が1mm以下は66％，0.5mm以下は88％と報告されている．骨壁が欠損したり薄い場合，洞内隔壁が内頸動脈を覆う骨壁に付着している場合にはFESSの際，内頸動脈を損傷する可能性がある[13]．
　また，視神経管と視神経の位置も解剖学的に重要である．75％で遠位開口位置のため，視神経は蝶形骨洞と篩骨洞の両方に近くなる．視神経管は蝶形骨洞外側壁に膨隆し（図16-B），視神経隆起を形成する．その際70〜78％で薄い骨壁を呈し，3.6〜4％で骨欠損を認める[3]．このような動脈や神経の走行は，蝶形骨洞内手術の際に術者には重要な所見となる．

6. 上顎洞変異（maxillary variants）

● 臨床解剖

　上顎洞は副鼻腔のなかで最大の対称性の洞である．上壁は眼窩底，内側壁は鼻腔外側壁の一部になる．内側壁は一部膜様部で，下鼻甲介と接している．排泄経路である上顎洞自然孔は内側壁の上方に位置し，分泌物は篩骨漏斗の後方から出て，中鼻道の半月裂孔後半部へと排泄される[7]．眼窩下神経は上顎洞の上壁を骨壁に囲まれて走行するが，14％で骨壁欠損があると報告されている[7]．

　上顎洞変異は副口，含気の進展，低形成や隔壁が見られる．

● 画像解剖

　上顎洞副口は15～40％の頻度で漏斗の後方または内側壁下部の膜様部に認められる[14]（図17）．上顎洞の発達が良好であれば，4か所の陥凹を見ることができる．

A　CT 冠状断再構成像　　　　　　　　B　CT 冠状断再構成像

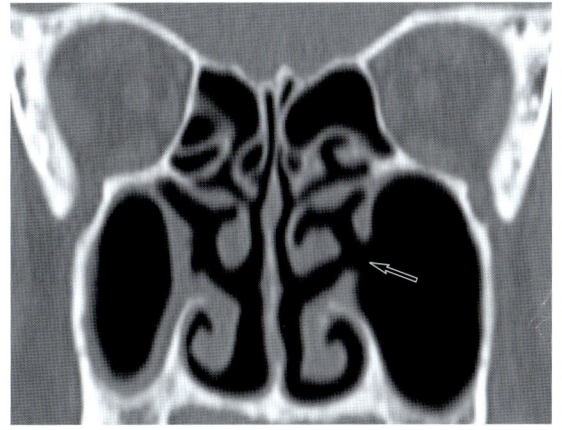

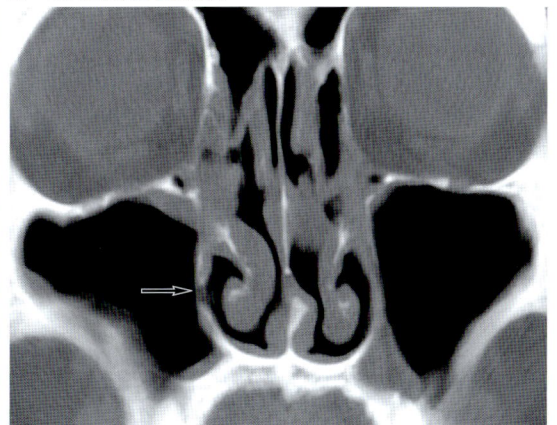

図17　A：60歳台，男性　B：60歳台，男性　上顎洞副口
A：左上顎洞内側壁後上部に副口（→）を認める．
B：右上顎洞内側壁下方に副口（→）を認める．

CT 冠状断再構成像　　　　　　　　　CT 横断像

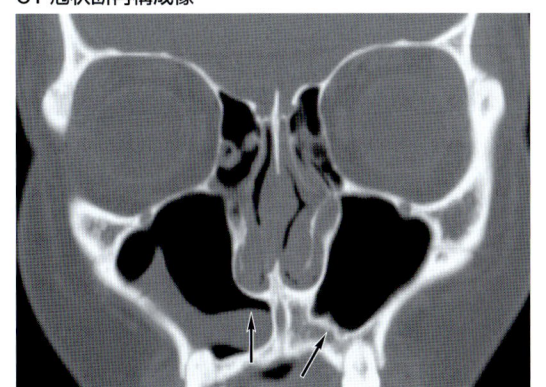

図18　上顎洞の硬口蓋への進展
両側上顎洞に口蓋陥凹を認める（→）．左右非対称で，特に右側は正中近くまで進展している．

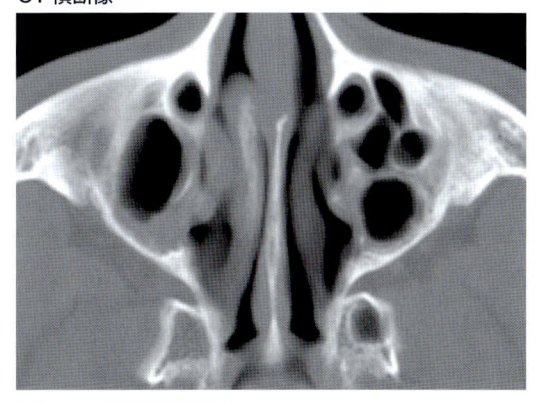

図19　上顎洞低形成
両側上顎洞は低形成で，そのため篩骨洞の進展を認める．

口蓋陥凹は下内方で硬口蓋に向かって伸びる（図18）．この陥凹は多くが両側性で対称性に認められる．正中で隔壁のみに境されるような進展を見ることもある．

眼窩下陥凹は眼窩下管の内側で上壁に沿って前方へ伸びる．篩骨胞とは明瞭に境され，Haller cellとの鑑別が必要である．

歯槽陥凹は第1・第2大臼歯の歯根と密接に関係する．

頬骨陥凹は頬骨突起に向かって伸びるが，冠状断CTでは明らかな描出をすることはできない．これらはCaldwell-Luc術で粘膜が残存しやすい部位で，術後性頬部嚢胞の好発部位でもある．

また，上顎洞の低形成は両側性，片側性ともに起こりうる（図19）．低形成側の骨壁は肥厚している．洞内隔壁は線維性や骨性であり，冠状方向にあり，部分的であることが多く，上顎洞が完全に二分されることは稀である[15]．

● 臨床的意義

上顎洞の含気の程度が臨床的に問題となることは少ないが，後鼻孔ポリープが時折，副口より突出することがある．

7. 前頭洞変異 (frontal variants)

● 臨床解剖

前頭洞は生下時に含気のない唯一の洞で，最も遅れて発達する．前頭骨内に両側性に存在し，形状や大きさは個人差が大きい．下壁は眼窩上壁の前方，後壁は前頭蓋底に接する．発達の仕方には前頭陥凹から発達する場合と前篩骨蜂巣から発達する場合とがある．前者の場合，前頭陥凹に開口し，後者の場合は，鼻前頭管が存在しており篩骨漏斗に開口する．また無形成が全成人の5％，低形成が全成人の4％に認められる[7]．

● 画像解剖

前頭陥凹蜂巣が前頭骨に伸びて本来の前頭洞の床に存在することがあり，これはfrontal

CT冠状断再構成像

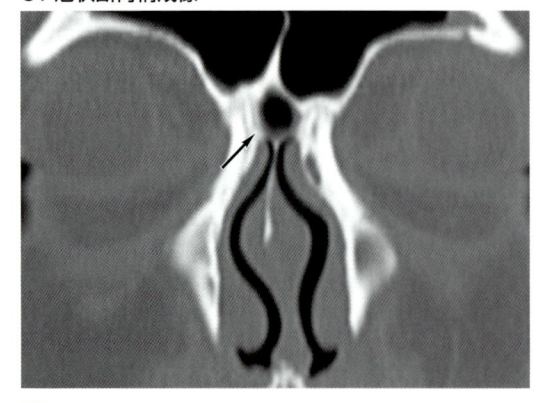

図20　frontal bulla
前頭洞の底部に認められる蜂巣（→）で，前頭陥凹蜂巣の進展によるものである．

CT冠状断再構成像

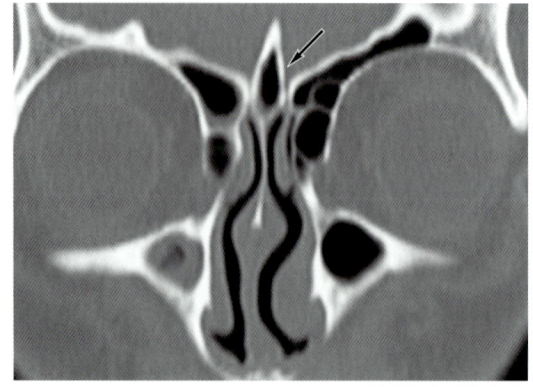

図21　鶏冠の含気
鶏冠内に含気（→）を認める．

bulla と呼ばれる（図20）.

　眼窩板陥凹は前頭骨の眼窩板に進展したもので，多くの場合，後篩骨洞レベルまで伸びている．鶏冠への含気（図21）も前頭洞の進展で，分泌物は前頭陥凹に流出する．また，下方の前篩骨へ進展すると，前篩骨陥凹と呼ばれ，agger nasi cell の欠損や篩骨胞の低形成を伴う．

● **臨床的意義**

　鶏冠の含気は 800 例中 60 例に認められ[2]，炎症を伴うと前頭痛の原因となることがある[13]．

文献

1) 大西俊郎：Chapter 3 FESS の理論．大西俊郎，小澤　仁，笠原行喜・他（編）；内視鏡的副鼻腔手術．メジカルビュー社，p.17-18，1995.
2) Earwaker J: Anatomic variants in sinonasal CT. Radiographics 13: 381-415, 1993.
3) Laine FJ, Smoker WR: The Ostiomeatal unit and endoscopic surgery: anatomy, variations, and imaging findings in inflammatory disease. AJR 159: 849-857, 1992.
4) Rao VM, el-Noueam KI: Sinonasal imaging anatomy and pathology. Radiol Clin North Am 36: 921-939, 1998.
5) Sarna A, Hayman LA, Laine FJ, et al: Graphic anatomy coronal imaging of the osteomeatal unit: anatomy of 24 variants. J Comput Assist Tomogr 26: 153-157, 2002.
6) Nayak S: Radiologic anatomy of the paranasal air sinuses. Semin Ultrasound CT MR 20: 354-378, 1999.
7) Kubal WS: Sinonasal anatomy. Neuroimaging Clin N Am 8: 143-156, 1998.
8) Bolger WE, Butzin CA, Parsons DS: Paranasal sinus bony anatomic variations and mucosal abnormalities: CT analysis for endoscopic sinus surgery. Laryngoscope 101: 56-64, 1991.
9) Zinreich SJ, Benson ML, Oliverio PJ: Sinonasal cavities: CT normal anatomy, imaging of the osteomeatal complex, and functional endoscopic surgery. In Som PM, Curtin HD (eds); Head and neck imaging. 3rd ed, Mosby, St. Louis, p.97-125, 1996.
10) Lim CC, Dillon WP, McDermott MW: Mucocele involving the anterior clinoid process: MR and CT findings. AJNR 20: 287-290, 1999.
11) Meyers RM, Valvassori G: Interpretation of anatomic variations of computed tomography scan of the sinuses: a surgeon's perspective. Laryngoscope 108: 422-425, 1998.
12) Vogl TJ, Stemmler J, Heye B, et al: Kallmann syndrome versus idiopathic hypogonadotropic hypogonadism at MR imaging. Radiology 191: 53-57, 1994.
13) 尾尻博也：2 章 鼻副鼻腔．頭頸部の臨床画像診断学．第 2 版，南江堂，p.43-54，2011.
14) Mafee MR, Chow JM, Meyers R: Imaging anatomy of nasal cavity and paranasal sinuses for endoscopic sinus sugery. In Neuroradiology ARRS Categorical Courses Syllabus. American Collate of Radiology, Reston, 1992.
15) Beale TJ, Mandani G, Moeley SJ: Imaging of the paranasal sinuses and nasal cavity: normal anatomy and clinically relevant anatomical variants. Semin Ultrasound CT MR 30: 2-16, 2009.

4 脳神経

森　墾

嗅覚系は嗅神経から投射された嗅球を評価する．視神経は鞍上槽を走行し，視神経管を抜ける．海綿静脈洞部では，硬膜内層に沿って頭側から動眼神経，滑車神経，眼神経および上顎神経が並び，やや深部で内頸動脈の外側下方を外転神経が走行する．顔面神経と聴神経は小脳橋角槽および内耳道内を並走する．

はじめに

　画像技術の進歩により，症候学的に推定された病変部位の詳細な評価が可能となってきている．特に脳神経の中枢部は脳槽内を走行するため，脳脊髄液が内因性の造影剤として機能し，構造の輪郭を明瞭に描出する．また，海綿静脈洞は血液に満たされているため，造影剤を用いた内部構造の評価が有効である．

　頭蓋底には複雑な形状をした脳槽に加えて，多くの裂（fissure），孔（foramen）や管（canal）があり，脳神経や脈管が頭蓋内外を交通している．これらの部位の評価には，高分解能画像が必要であり，CTであればmultidetector CTの再構成像，MRIであれば造影後のfast spoiled gradient-recalled（FSPGR）/magnetization-prepared rapid gradient-echo（MP-RAGE），fast imaging employing steady-state acquisition（FIESTA）/constructive interference in steady-state（CISS）/fast imaging with steady-state precession（true-FISP）やdriven equilibrium（DRIVE）/fast recovery fast spin-echo（FRFSE）が望ましい[1)～9)]．

　本稿では嗅神経，視神経，動眼神経，滑車神経，三叉神経，外転神経および顔面神経中枢側の臨床解剖，画像解剖および臨床的意義について詳述し，顔面神経末梢，聴神経（前庭蝸牛神経）および下位脳神経（舌咽神経，迷走神経，副神経および舌下神経）については他稿に譲る．

解剖名一覧

1. 視神経
2. 動眼神経
3. 右動眼神経上枝
4. 右動眼神経下枝
5. 眼神経 V1
6. 滑車神経
7. 三叉神経
8. 外転神経
9. 上顎神経 V2
10. 眼窩下神経
11. 聴神経
12. 蝸牛神経
13. 上前庭神経
14. 下前庭神経
15. 顔面神経
16. 顔面神経丘
17. Gasser神経節
18. 後交通動脈
19. 後大脳動脈
20. 上小脳動脈
21. 前下小脳動脈
22. 前脈絡動脈
23. 脳底動脈
24. 内頸動脈後膝部
25. 内頸動脈床上部
26. 内頸動脈海綿静脈洞部
27. 硬膜
28. 視交叉
29. 下垂体
30. 下垂体柄
31. 正円孔
32. Meckel腔
33. Liliequist膜
34. 前部嗅溝
35. 嗅球
36. 下丘
37. 翼口蓋窩
38. 涙腺
39. Dorello管
40. 肉芽組織

1. 嗅神経 (olfactory nerves)

● 臨床解剖

　嗅覚系は嗅上皮（嗅細胞）と嗅神経，嗅球（僧帽細胞）と嗅索，および嗅皮質領域から構成される．嗅神経は他の脳神経と異なり，感覚細胞自身が軸索を持ち，大脳皮質（嗅球）に達しているのが特徴である．

　鼻腔天蓋の嗅裂を主体に上鼻甲介，鼻中隔および中鼻甲介上部に分布する嗅上皮には嗅細胞が含まれる．嗅細胞は感覚細胞だが軸索を持つ双極性細胞であり，鼻腔側には樹状突起，中枢側には無髄軸索を伸ばす．左右約300万本ある嗅細胞の無髄軸索は，Schwann細胞によって左右それぞれ約20本の嗅糸（束）に分けられ，嗅神経を構成する．嗅神経は篩骨篩板の小孔を通って頭蓋内の嗅球に至る．

　嗅球は嗅索起始部を取り囲む不等皮質であり，投射ニューロンの僧帽細胞を含む．僧帽細胞は糸球体でのシナプス結合を介して嗅神経を受け，中枢へ向かう嗅索に軸索を出す．嗅索は前頭葉底部で直回の外側縁にある嗅溝に沿って背側に走行し，視交叉や前有孔質より腹側で内側および外側嗅条に分かれる．嗅索線維の大部分は外側嗅条に移行し，外背側へ向かってSylvius裂を横切って側頭葉に達し，鉤，側頭葉下内側部や扁桃体などの1次嗅覚野に終止する．1次嗅覚野や嗅覚連合野（海馬傍回腹側部など）の嗅皮質領域をまとめて梨状葉皮質（場所としては側頭葉前方部に相当する）と呼ぶ．

● 画像解剖

　鼻腔粘膜内の嗅細胞や嗅神経を画像で直接描出するのは難しいため，嗅神経の存在は前頭蓋窩内側部（もしくは鼻腔嗅裂天蓋部）にある篩骨篩板の小孔から類推するしかない．一方，僧帽細胞の塊である嗅球や，その軸索線維の束である嗅索は比較的大きな構造であり，MRI冠状断像で前頭葉底部内側にある嗅溝の直下に扁平構造として認める（図1）．

● 臨床的意義

　嗅覚障害では，嗅覚系の感覚器，神経路および中枢のいずれのレベルに原因があるかを検索する．一側性の嗅覚障害の原因として，感覚器を障害する鼻腔病変以外では，頭部外傷による前頭蓋底骨折，髄膜腫や嗅神経芽細胞腫などによる嗅覚路の圧迫を認めることが多い．無嗅覚症が骨折を発見する契機となることもあり，鼻腔への髄液漏がないか検査する必要がある．

　Kallmann症候群（olfactogenital dysplasia）は，性腺刺激ホルモン単独欠損症による性腺機能低下症と，嗅球形成不全による嗅覚脱失・低下を伴う症候群である．MRIでは嗅球，嗅索や嗅条の無形成や低形成が描出され（図2），有孔質に小隆起を認める．この小隆起は嗅板からの遊走を阻害された嗅神経細胞の集まりと考えられる．また，嗅溝も形成不全となる．副鼻腔の拡大を伴うことも多い．なお，下垂体は正常である．

　片側巨脳症では，皮質形成異常を伴った片側大脳半球の腫大のみならず，同側の嗅球・嗅索や嗅条の過形成も認める．

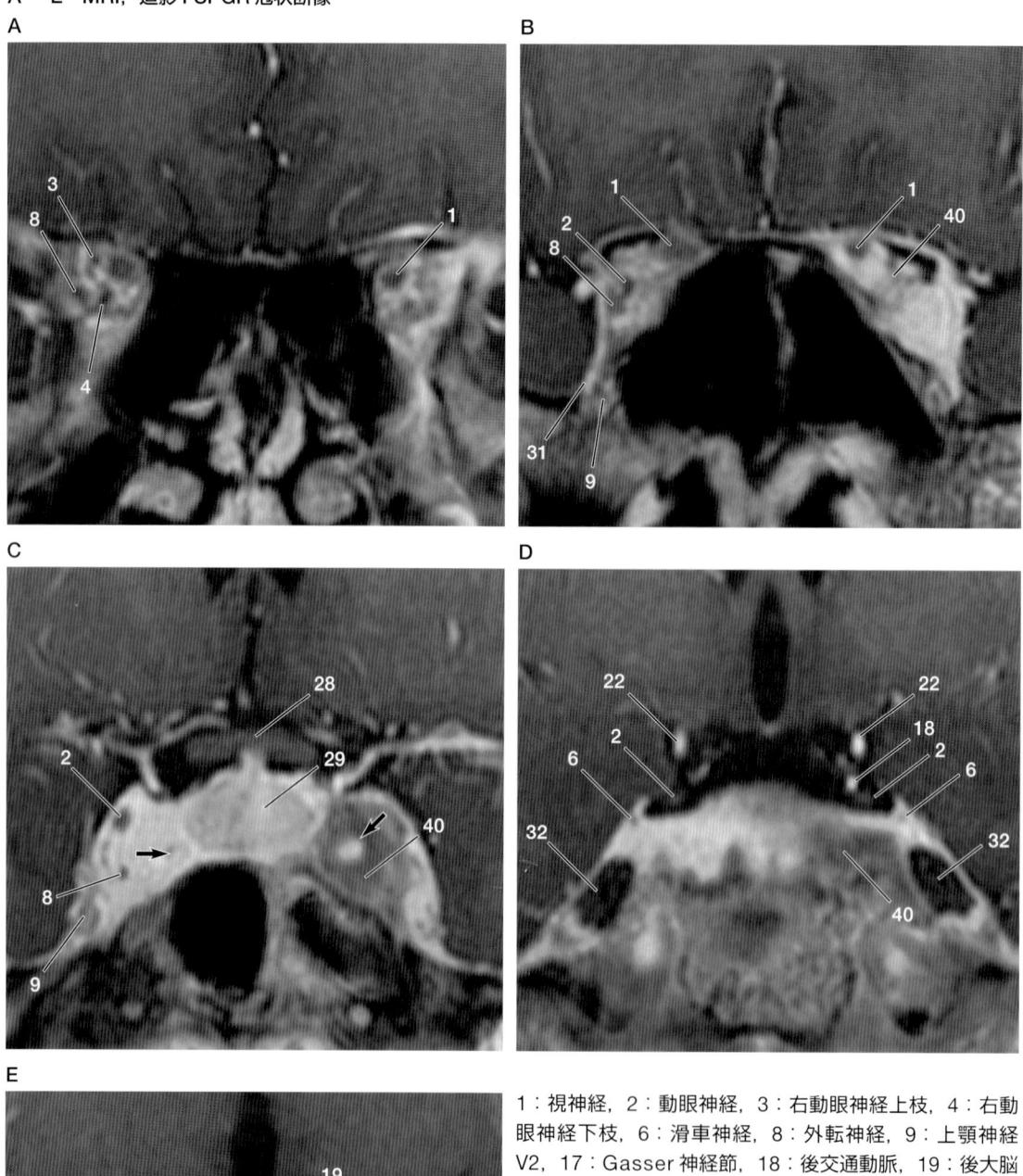

A〜E　MRI，造影 FSPGR 冠状断像

1：視神経，2：動眼神経，3：右動眼神経上枝，4：右動眼神経下枝，6：滑車神経，8：外転神経，9：上顎神経 V2，17：Gasser 神経節，18：後交通動脈，19：後大脳動脈，20：上小脳動脈，22：前脈絡動脈，28：視交叉，29：下垂体，31：正円孔，32：Meckel 腔，40：肉芽組織，→：閉塞した内頸動脈

58　4章　脳神経

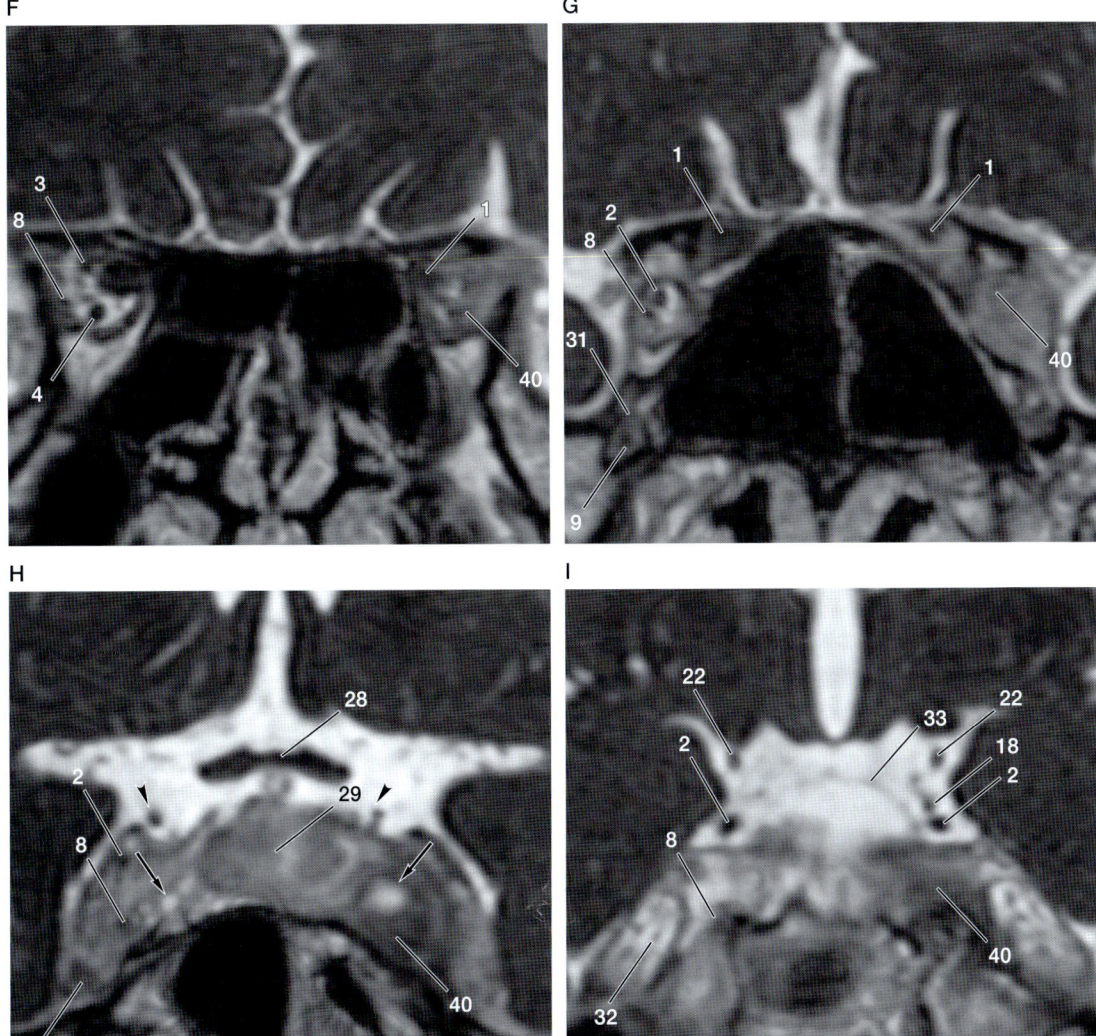

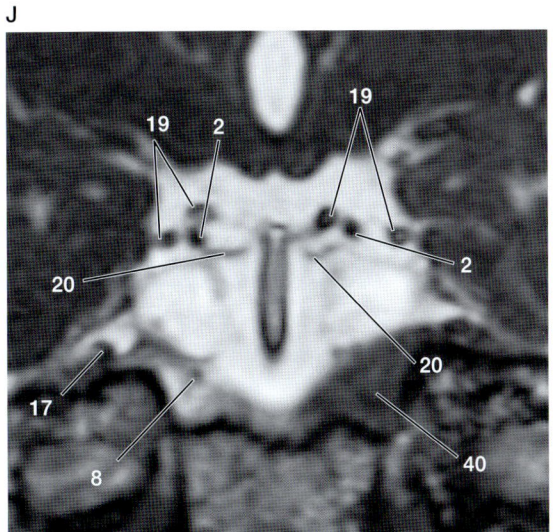

F〜J　MRI，造影 FIESTA 冠状断像

1：視神経，2：動眼神経，3：右動眼神経上枝，4：右動眼神経下枝，8：右外転神経，9：上顎神経 V2，17：Gasser 神経節，18：後交通動脈，19：後大脳動脈，20：上小脳動脈，22：前脈絡動脈，28：視交叉，29：下垂体，31：正円孔，32：Meckel 腔，33：Liliequist 膜，40：肉芽組織

図4　40歳台，女性　肥厚性硬膜炎

A〜J：肥厚性硬膜炎にて治療中．両側内頸動脈血栓性閉塞（C；→）．

H：→：閉塞した内頸動脈海綿静脈洞部，▶：萎縮した内頸動脈床上部

MRI, FIESTA 像

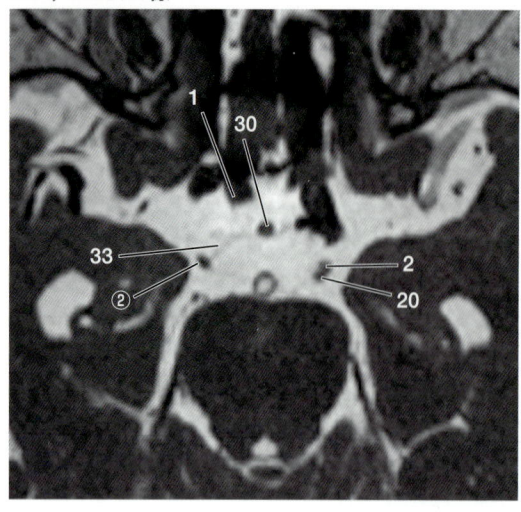

図5　動眼神経
下垂体柄（30）と右動眼神経（②）との間に Liliequist 膜（33）を認める．左上小脳動脈（20）は左動眼神経（2）の尾側を走行している．
1：視神経

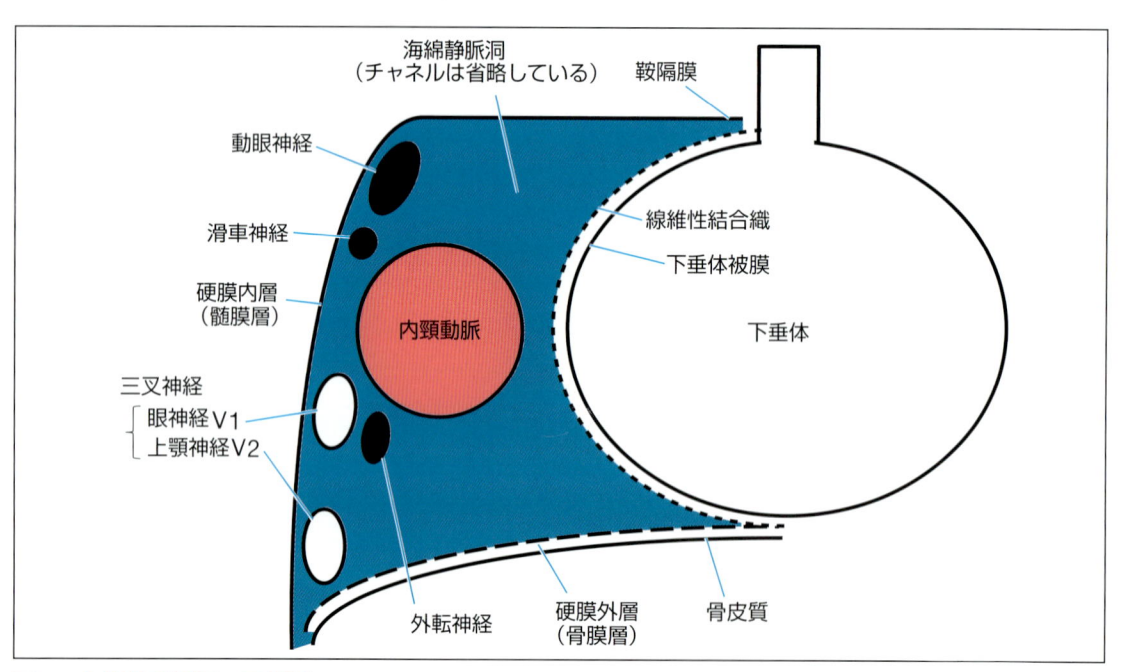

図6　右海綿静脈洞の冠状断シェーマ

は非特異的であり，眼窩偽腫瘍，悪性リンパ腫，サルコイドーシス，視神経周囲炎や肥厚性硬膜炎（**図4**）などでも起こる．

　視神経膠腫は視交叉部から発生することが多いのに対し，視神経髄膜腫には眼窩内原発と頭蓋内発生の眼窩内進展がある．若年発症の視神経膠腫では神経線維腫症1型，同じく視神経髄膜腫では神経線維腫症2型を疑う必要がある．神経線維腫症では骨の形成異常として，蝶形骨の形成不全，眼窩拡大や眼球突出を来すことがあり，悪性腫瘍による骨破壊との鑑別も重要である．

　下垂体腺腫，頭蓋咽頭腫，胚細胞腫や悪性リンパ腫などのトルコ鞍部腫瘍では，下方からの視神経〜視交叉〜視索の圧迫により，早期には両耳側上方1/4の視野欠損から始まり，腫瘍が増大すると両耳側半盲に至る．非対称に増大したり，一側の視索障害が強い場合には，同名半盲となる．

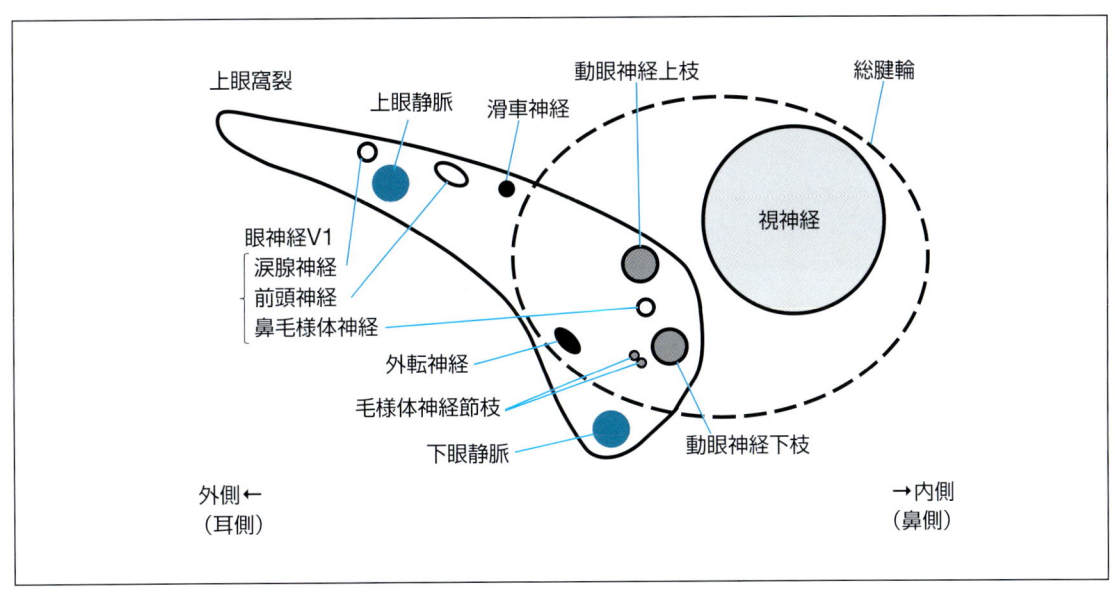

図7　右上眼窩裂の冠状断シェーマ

3. 動眼神経（oculomotor nerve）

● 臨床解剖

　動眼神経核は，脳幹被蓋背側傍正中部にある体性出力系細胞柱（一般体性運動区）の最上部を占め，上丘レベルの中脳中心灰白質の腹側尖に位置する（内側縦束の内側）．神経核から起始した動眼神経根は腹側に向かい，多くは赤核内側部を貫通して大脳脚内側面から脚間槽へ出る．脳槽部では後大脳動脈と上小脳動脈との間を抜け（図4-E, J），鞍背の背側でLiliequist膜鞍部（sellar segment）の外側縁を形成しつつ（図5），硬膜の動眼神経孔へ入る．海綿静脈洞内では外側上壁に沿って，滑車神経および三叉神経の上内側に位置する（図6）．その後，上眼窩裂に入る前に，これらの脳神経の尾側へ移行しながら上枝および下枝に二分岐し，総腱輪の内部を走行して（図7）眼窩へ至る．上枝は上直筋直下を通り，上直筋と上眼瞼挙筋を支配する．下枝は下直筋，内側直筋および下斜筋に終止する．
　なお，内眼筋（毛様体筋と瞳孔括約筋）を支配するEdinger-Westphal核（前内側核／動眼神経副核）は動眼神経核の背内側部に隣接して存在し，その遠心性線維は動眼神経の最外側部（上部表層）を並走するが，眼窩内で下枝下斜筋枝から分岐して毛様体神経節に入る．

● 画像解剖

　動眼神経脳槽部は三叉神経と同様に，横断像の断層面とほぼ平行に走行するため評価しやすい．横断像では脚間槽内の外側を逆ハの字状に走行する．ただし，視神経の項で述べたように，前後走する細長い構造の内部や左右差を評価するには，動眼神経の長軸に垂直な冠状断像が望ましい．冠状断像では，脳底動脈レベルで後大脳動脈と上小脳動脈との間を走行し（図4-E, J），内頸動脈後膝部レベルで海綿静脈洞に潜り込むのが指標となる（図4-D, I, 図8）．
　海綿静脈洞部の脳神経の描出には高分解能造影画像が優れる．増強効果の乏しい脳神経が，海綿静脈洞の増強効果を背景として浮き上がるからである（図4, 6, 8, 9）．ただし，造影の

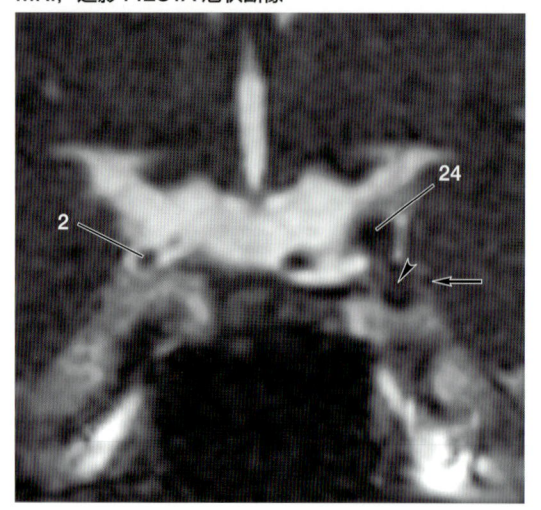

図8　50歳台，男性　動脈瘤による動眼神経麻痺
前日から左眼瞼下垂，左上転および内転不良あり．内頸動脈－後交通動脈起始部から下垂する動脈瘤（▶）によって左動眼神経が外側へ圧排されている（→）．
2：右動眼神経，24：内頸動脈後膝部

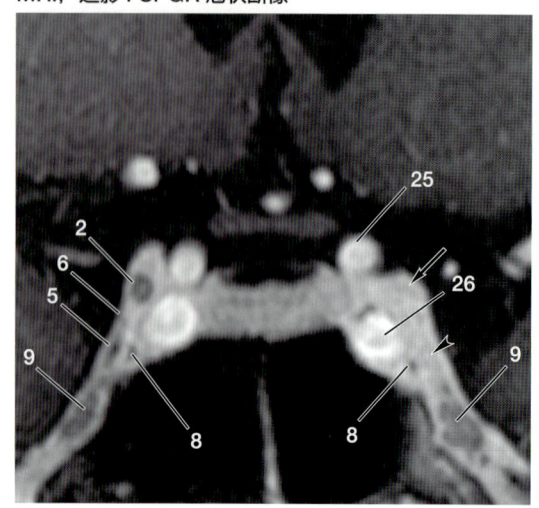

図9　50歳台，男性　ウイルスによる脳神経炎
帯状疱疹ウイルスによる動眼神経麻痺．2週間前から左眼瞼下垂，眼球運動障害（全眼筋麻痺）あり．左動眼神経と左眼神経は海綿静脈洞の増強効果と区別がつかなくなっている．
→：造影された左動眼神経，▶：造影された左眼神経V1，2：動眼神経，5：眼神経V1，6：滑車神経，8：外転神経，9：上顎神経V2，25：内頸動脈床上部，26：内頸動脈海綿静脈洞部

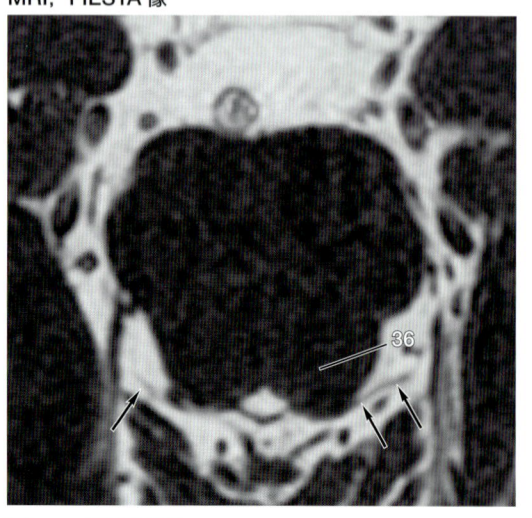

図10　滑車神経
脳幹後方を迂回する滑車神経を認める（→）．
36：下丘

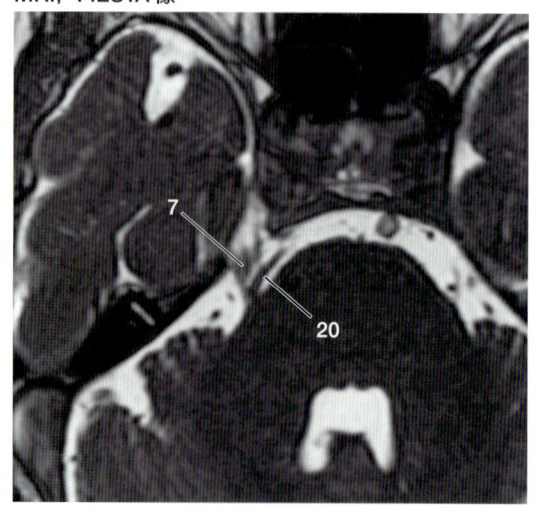

図11　70歳台，女性　右三叉神経痛
右三叉神経脳槽部を蛇行した右上小脳動脈（20）が内側から圧排している．
7：三叉神経

タイミングによっては，周囲の強すぎる増強効果に埋もれて脳神経が不明瞭化する場合もある．
　上眼窩裂レベルの冠状断像では，動眼神経は視神経の外側下方に位置する（図4-A, B, F, G）．

● 臨床的意義

　動眼神経は内頸動脈−後交通動脈分岐部の近傍を走行するため，同部の動脈瘤に圧排されて動眼神経麻痺を起こす（図8）．症状は眼瞼下垂と外眼筋麻痺の組合せが特徴的だが，脳腫瘍，炎症［ウイルス性神経炎（図9），肥厚性硬膜炎（図4），Miller-Fisher症候群，眼窩先端症候群，Tolosa-Hunt症候群や海綿静脈洞症候群，Charcot-Marie-Tooth病/Dejerine-Sottas病など］，外傷，放射線障害，眼筋麻痺性片頭痛や糖尿病を含む虚血/梗塞など，神経核から線維経路上のさまざまな病変を鑑別する必要がある．

　前述のように瞳孔括約筋を支配する副交感神経の遠心性線維は動眼神経の最外側部（上部表層）を走行する．このため，動脈瘤による外部からの動眼神経圧迫では副交感神経障害が生じて瞳孔回避（動眼神経麻痺があっても，対光反射消失や散瞳を認めないこと）は起きない．これに対し，糖尿病などの虚血による動眼神経障害では中心部から脱髄するため，外表にある副交感神経が保たれて瞳孔回避を認める．

4. 滑車神経 (trochlear nerve)

● 臨床解剖

　前述のように，滑車神経は脳神経のなかで最も細い．滑車神経核は体性出力系細胞柱の上部で，下丘レベルの中脳中心灰白質の腹側尖外縁に位置する（内側縦束の背側）．滑車神経に含まれる知覚性の線維は三叉神経中脳核から起こるという説もある．遠心線維は中脳灰白質を取り巻くように後背側方向へ走行し，上髄帆の中で滑車神経交叉を形成する（脳幹から出る前に交叉する唯一の脳神経）．その後，反対側の上丘の尾側から脳幹を出て（脳幹背側から出る唯一の脳神経．図10），大脳脚を取り囲むように迂回槽を腹側へ向かい動眼神経に伴走する（後大脳動脈と上小脳動脈との間を抜ける）．硬膜では滑車神経孔を通り，海綿静脈洞外側壁で動眼神経の尾側，眼神経（V1）の頭側に沿って（図6）上眼窩裂の外側部（図7）に達する．眼窩では上眼瞼挙筋起始部の頭側を通って前内側に行き，上斜筋へ終止する．

● 画像解剖

　滑車神経は脳神経のなかで最も細く，四丘体槽部以外の脳槽部では同定しづらい．海綿静脈洞部でも，近接する動眼神経や眼神経（V1）との分離が困難である場合も多い（図4, 6, 8, 9）．

● 臨床的意義

　滑車神経は細いため，直接評価するのは難しい．滑車神経麻痺の画像では脱神経の間接所見として，上斜筋萎縮が特徴的である．糖尿病性血管障害が単独麻痺の原因となる．垂直性複視の鑑別には重症筋無力症，甲状腺眼症，眼窩疾患や動眼神経不全麻痺などが挙がる．

5. 三叉神経 (trigeminal nerve)

● 臨床解剖

　三叉神経には大小2種類の神経根がある（内側の小さな運動根および外側の大きな感覚根）．ただし，三叉神経中脳路核ニューロンの求心線維は運動根を通る．

　三叉神経運動核は橋被蓋外側部で三叉神経主感覚核の内側に位置する．その遠心線維は橋レベルで中小脳脚を貫く運動根となり，卵円孔まで感覚根に伴走する．卵円孔外で下顎神経に加わって末梢へ分布し，咀嚼筋（側頭筋，咬筋，内側翼突筋，外側翼突筋，顎二腹筋前腹および顎舌骨筋），鼓膜張筋や口蓋帆張筋を支配する．

　顔面一般体性感覚（温痛覚，触覚や圧覚）を伝える三叉神経感覚根は上錐体静脈洞よりやや尾側で橋前槽を通過し，橋レベルで中小脳脚を貫いて脳幹に入り三叉神経感覚核群へ終止する（三叉神経中脳路核は上丘〜橋，主感覚核は橋被蓋外側部，脊髄路核は脳幹被蓋外側部〜第3頸髄後角）．三叉神経1次求心性ニューロンの大部分は錐体骨尖部の三叉神経節（半月神経節，Gasser神経節）にあり，末梢性線維は眼神経（V1），上顎神経（V2）および下顎神経（V3）の主要3分枝を形成する．

　眼神経（V1）は海綿静脈洞外壁で動眼および滑車神経より尾側に位置しながら前方に進む（図6）．その後，涙腺，前頭および鼻毛様体神経に三分岐し，上眼窩裂を通って眼窩内に進入する．前2者は上眼窩裂内の外側部，鼻毛様体神経は動眼神経上下枝に沿って中央部に位置する（図7）．前頭神経は眼球後面のやや手前の部位で滑車上神経と眼窩上神経に分岐する．後者は眼窩上切痕（眼窩上孔）を通り，額の皮膚に分布する．

　上顎神経（V2）は海綿静脈洞外側壁内で眼神経より尾側を前方に進み，正円孔を経て翼口蓋窩上部を横切り，下眼窩裂から眼窩に入って眼窩下神経となる．次いで，眼窩下溝から眼窩下管，眼窩下孔を通り顔面の皮下に達する．

　下顎神経（V3）は三叉神経節の外側部から出て卵円孔を通り，並走していた三叉神経運動根と合流する．本幹は口蓋帆張筋と外側翼突筋との間を下行しながら，細い前枝と太い後枝に分岐する．前枝は咬筋，深側頭筋，外側翼突筋および頬神経に，後枝は耳介側頭，舌および下歯槽神経に分枝する．舌神経は外側翼突筋下端部位で鼓索神経と合流する．下歯槽神経は蝶下顎靱帯の外側に沿って下行した後に下顎孔を経て下顎管内に入り，オトガイ孔を出て顔面皮膚に至る．

● 画像解剖

　脳槽部の脳神経は周囲の脳脊髄液とコントラストがついて，周囲構造との位置関係がわかりやすい．脳槽内を走行する脈管との区別のためには，MRAの元画像を参照するとよい．また，1つの横断像のみでは，近接する脈管が上小脳動脈か前下小脳動脈かを同定するのは難しいこともあり，必ず椎骨脳底動脈から分岐部まで遡って確認しなければならない．

　海綿静脈洞部の三叉神経の評価は高分解能造影画像で行うのがよい（図4, 6, 8, 9）．

　その他の頭蓋底での三叉神経の同定は，上眼窩裂，正円孔・眼窩下管や，卵円孔などの骨孔を指標にする（図4-A, B, F, G）．

● 臨床的意義

　三叉神経痛の一部は，上小脳動脈，前下小脳動脈や脳底動脈などによる三叉神経への神経血管圧迫（図11）を原因とする．片側顔面痙攣での神経血管圧迫が顔面神経起始部（root entry/exit zone；REZ）で起こるのに対し，三叉神経痛は三叉神経脳槽部のいずれの部位

小脳橋角部では，顔面神経および聴神経の近傍を前下小脳動脈が走行し，血管造影における内耳道の指標となる meatal loop を形成する．なお，前下小脳動脈の meatal loop が内耳道内へ深く迷入するのは頻度の高い正常変異であり，病的意義は低い．

● 臨床的意義

片側顔面痙攣は顔面の表情筋に不随意な痙攣を起こす状態である．希突起膠細胞と Schwann 細胞の移行部で無髄化している顔面神経起始部で，主に蛇行した前下小脳動脈が拍動性の圧迫刺激をすることによって発症すると考えられている．

文献

1) Yousry I, Camelio S, Wiesmann M, et al: Detailed magnetic resonance imaging anatomy of the cisternal segment of the abducent nerve: Dorello's canal and neurovascular relationships and landmarks. J Neurosurg 91: 276-283, 1999.
2) Yousry I, Moriggl B, Dieterich M, et al: MR anatomy of the proximal cisternal segment of the trochlear nerve: neurovascular relationships and landmarks. Radiology 223: 31-38, 2002.
3) Yousry I, Moriggl B, Holtmannspoetter M, et al: Detailed anatomy of the motor and sensory roots of the trigeminal nerve and their neurovascular relationships: a magnetic resonance imaging study. J Neurosurg 101: 427-434, 2004.
4) Yousry I, Moriggl B, Schmid UD, et al: Trigeminal ganglion and its divisions: detailed anatomic MR imaging with contrast-enhanced 3D constructive interference in the steady state sequences. AJNR 26: 1128-1135, 2005.
5) Yagi A, Sato N, Taketomi A, et al: Normal cranial nerves in the cavernous sinuses: contrast-enhanced three-dimensional constructive interference in the steady state MR imaging. AJNR 26: 946-950, 2005.
6) Hirai T, Kai Y, Morioka M, et al: Differentiation between paraclinoid and cavernous sinus aneurysms with contrast-enhanced 3D constructive interference in steady-state MR imaging. AJNR 29: 130-133, 2008.
7) Amemiya S, Aoki S, Ohtomo K: Cranial nerve assessment in cavernous sinus tumors with contrast-enhanced 3D fast-imaging employing steady-state acquisition MR imaging. Neuroradiology 51: 467-470, 2009.
8) Sheth S, Branstetter BF 4th, Escott EJ: Appearance of normal cranial nerves on steady-state free precession MR images. Radiographics 29: 1045-1055, 2009.
9) Yagi A, Sato N, Takahashi A, et al: Added value of contrast-enhanced CISS imaging in relation to conventional MR images for the evaluation of intracavernous cranial nerve lesions. Neuroradiology 52: 1101-1109, 2010.

5 頭蓋底

浮洲龍太郎

頭蓋底は頭蓋内外を分かつ骨性隔壁で，さまざまな起伏と多くの小孔をもつ．小孔を血管，神経などが貫くので，この領域の疾患は骨，小孔だけでなく，血管や脳神経とも密接な関連がある．このため画像診断には，正常解剖の理解が不可欠である．頭蓋底解剖につき，CT，MRIの正常像を中心に概説する．

はじめに

　頭蓋底は，篩骨，蝶形骨，後頭骨，および1対の前頭骨，側頭骨からなる．頭蓋底は脳と頭頸部の境界となる骨性構造物で，前方は鼻根部，後方は上頸部である．頭蓋底の孔は顔面深部と頭蓋内の病変の交通路となるので，画像診断には解剖学的知識が不可欠である．特に脊髄や主な脳神経，動静脈などが通る，トルコ鞍前縁から大後頭孔の解剖は重要である．なぜなら，これらの通り道は腫瘍や炎症性病変の通路ともなりうるからである．

　頭蓋底には複雑な起伏があり，前・中・後頭蓋窩の3領域に分かれる．個々の頭蓋窩にはっきりした境界はないので，3領域の大まかなイメージが得られたら，あとは構成骨と小孔，および孔を通過する血管や神経を中心に学べば理解は容易となる（図1～3，表）．複雑な解剖に対し理解を少しでもうながせればと，標本写真，および3次元CTの一部はステレオ視できるようにした．

　頭蓋底の主な病変は脳神経や血管由来だが，骨病変もしばしば見られる．頭蓋底原発の腫瘍は稀だが，上咽頭癌や腺様囊胞癌などの頭頸部腫瘍の頭蓋内進展は，頭蓋底の構造と関連が深い[1]．頭蓋底領域の画像診断において必要な解剖学的知識につき，重要な構造の臨床解剖，画像解剖とともに臨床的意義を概説する（図4, 5）．

解剖名一覧

I	嗅神経	ACL	前床突起	FS	棘孔	PCL	後床突起
II	視神経	AMA	副硬膜動脈	GWS	蝶形骨大翼	PIG	下垂体
III	動眼神経	C	頸動脈管	HC	舌下神経管	PMS	咽頭粘膜間隙
IV	滑車神経	CaS	頸動脈鞘	IAC	内耳道	PPF	翼口蓋窩
V	三叉神経	CG	鶏冠	ICA	内頸動脈	PPS	傍咽頭間隙
V1	三叉神経第1枝	CL	斜台	ICV	内頸静脈	PS	耳下腺間隙
V2	三叉神経第2枝	CP	篩骨篩板	J	頸静脈孔	PVS	椎周囲間隙
V3	三叉神経第3枝	CS	海綿静脈洞	LWS	蝶形骨小翼	RPS	咽頭後間隙
VI	外転神経	DS	危険間隙	MeC	Meckel腔	S	蝶形骨
VII	顔面神経	E	篩骨	MMA	中硬膜動脈	SF	茎状乳突孔
VIII	聴神経	Eth	篩骨蜂巣	MS	咀嚼筋間隙	SOF	上眼窩裂
IX	舌咽神経	F	前頭骨	O	後頭骨	ST	トルコ鞍
X	迷走神経	FL	破裂孔	OC	視神経管	T	側頭骨
XI	副神経	FO	卵円孔	P	頭頂骨	VC	翼突管
XII	舌下神経	FRO	正円孔	PA	錐体尖		

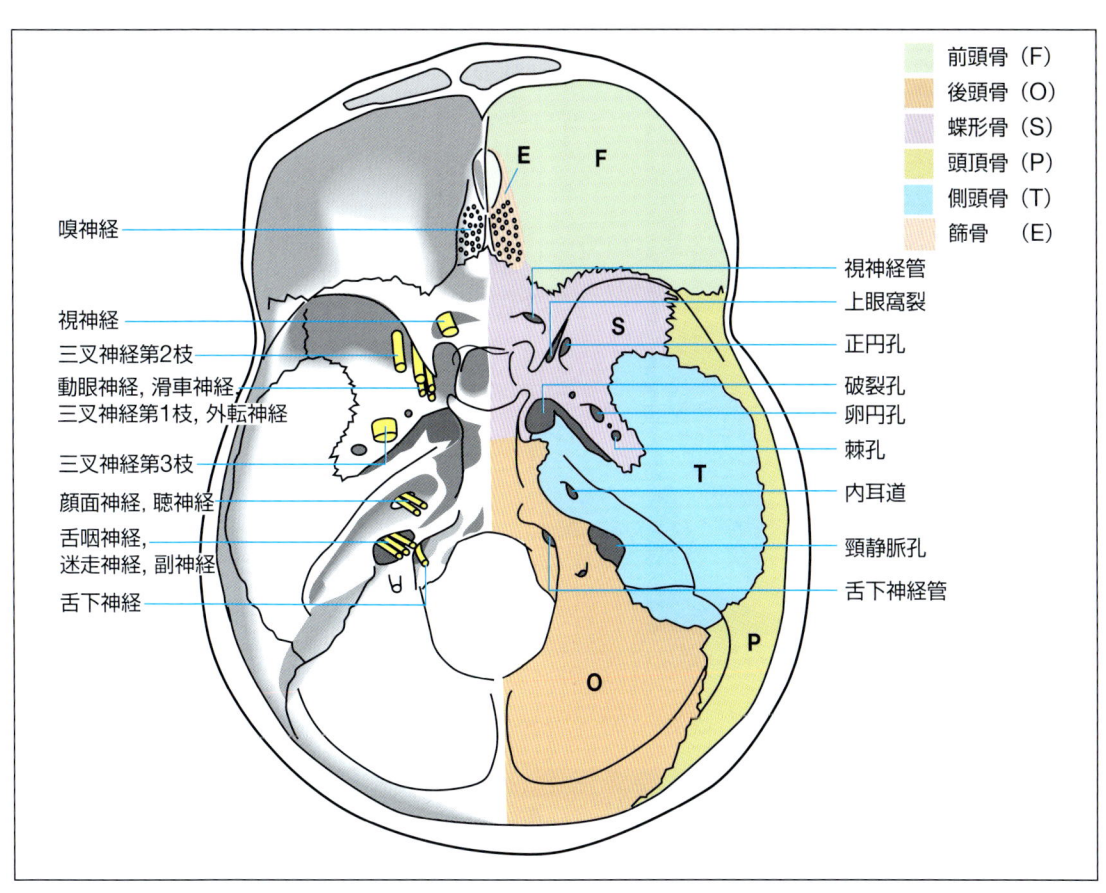

図1　頭蓋底の構成（頭側面）

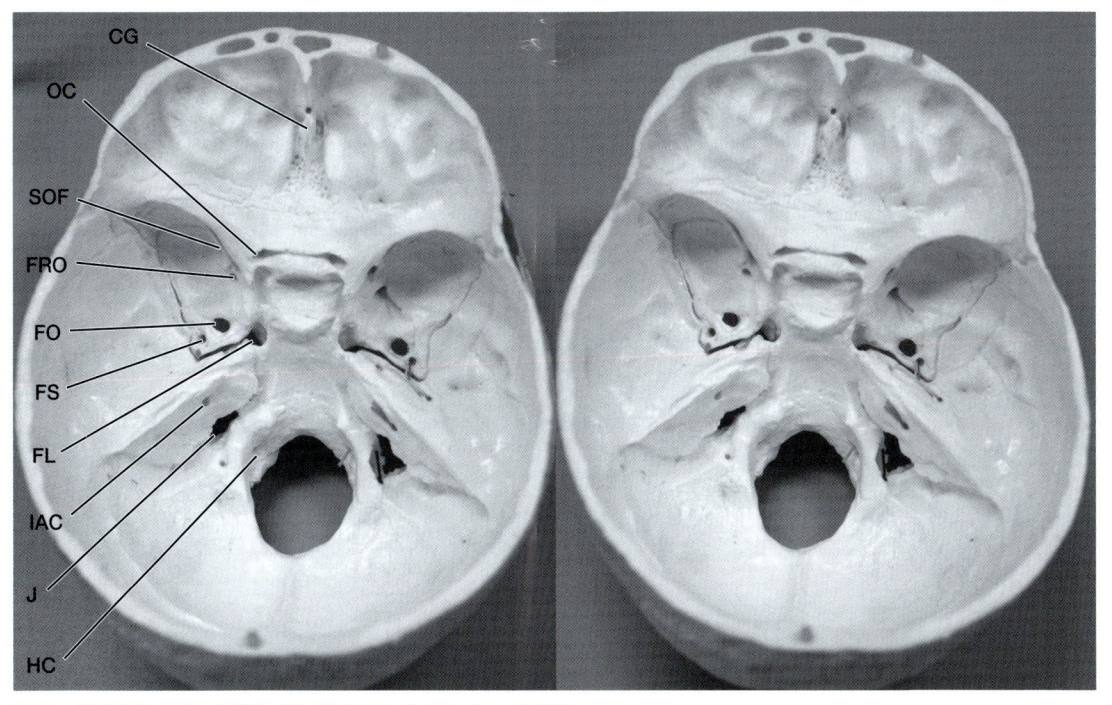

図2　頭蓋底の標本写真（交差法によるステレオ視像）
CG：鶏冠，FL：破裂孔，FO：卵円孔，FRO：正円孔，FS：棘孔，HC：舌下神経管，IAC：内耳道，J：頸静脈孔，OC：視神経管，SOF：上眼窩裂

はじめに　71

3次元CT再構成像

交差法によるステレオ視の方法

1) 本誌と眼の間隔を30cm位にして、写真を正面から見る.
2) 右眼で左側の写真を、左眼で右側の写真を見る. 慣れないうちは写真と眼の中間位置にペンを立て、じっとペンを見るとよい（右図参照）.
3) ペンの向こうに3枚のぼやけた写真が見えてくる.
4) 視線はそのままで、真中の写真にピントを合わせると、ステレオ視になる.

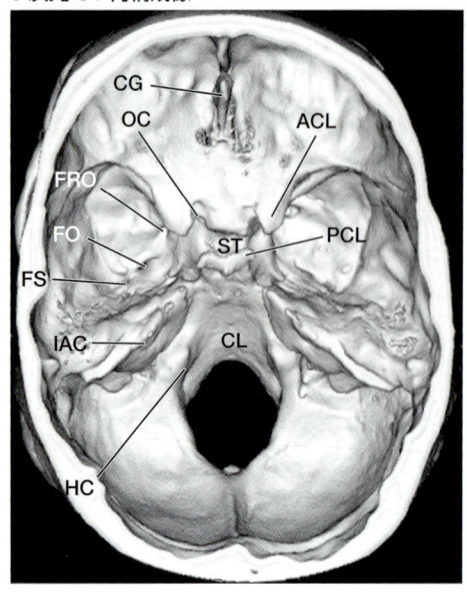

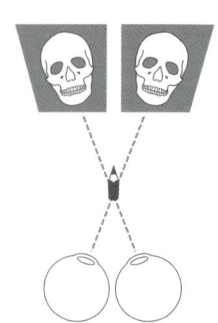

図3　頭蓋底

A　単純CT（骨条件）

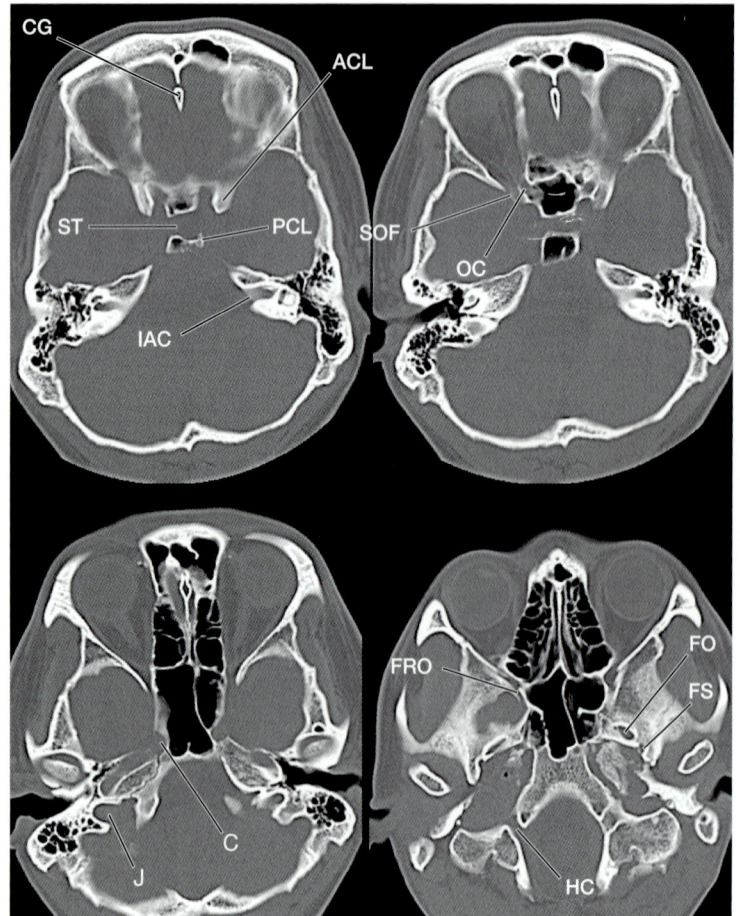

B　単純CT冠状断像（骨条件、MPR法による再構成像）背側より腹側へ

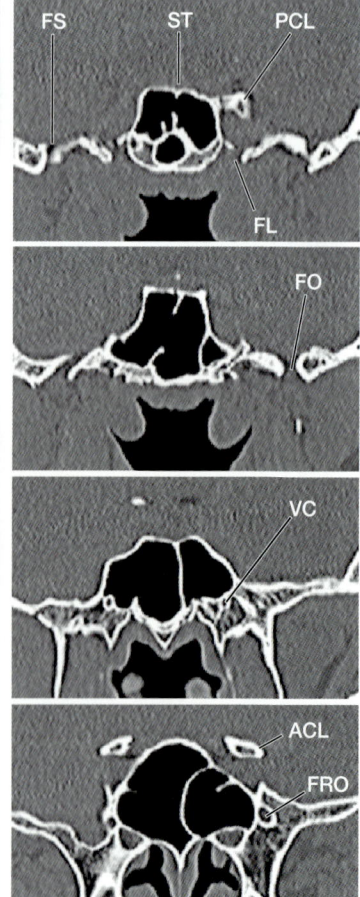

図4　頭蓋底のCT正常像

72　5章　頭蓋底

A　MRI，T1強調像

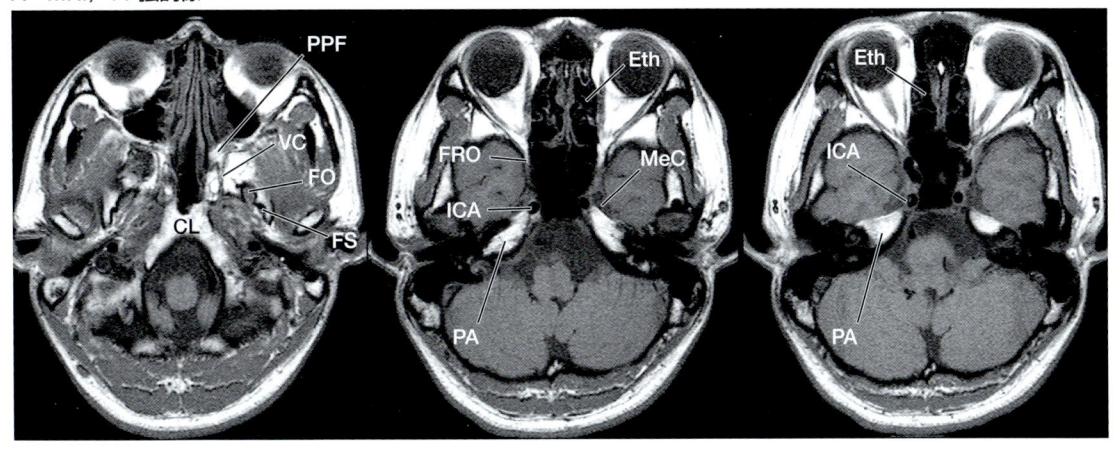

B　MRI，T1強調冠状断像

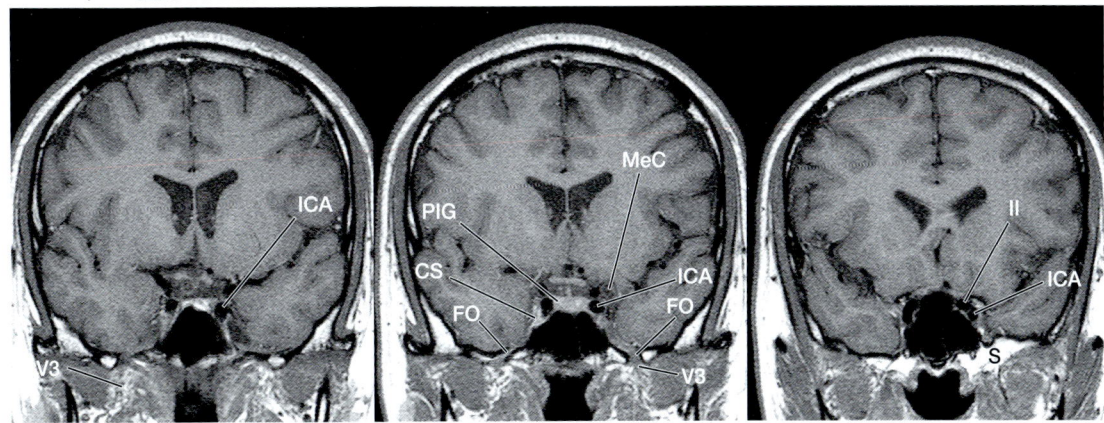

C　MRI，T2強調冠状断像

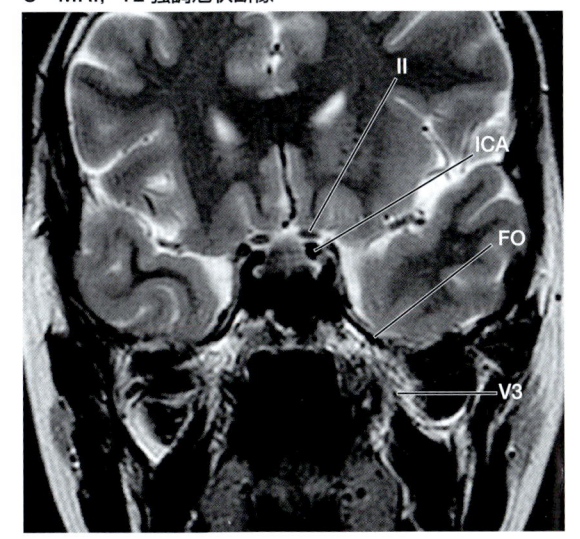

図5　頭蓋底のMRI正常像

図3，図4，図5の略号

II：視神経，V3：三叉神経第3枝，ACL：前床突起，C：頸動脈管，CG：鶏冠，CL：斜台，CS：海綿静脈洞，Eth：篩骨蜂巣，FL：破裂孔，FO：卵円孔，FRO：正円孔，FS：棘孔，HC：舌下神経管，IAC：内耳道，ICA：内頸動脈，J：頸静脈孔，MeC：Meckel腔，OC：視神経管，PA：錐体尖，PCL：後床突起，PIG：下垂体，PPF：翼口蓋窩，S：蝶形骨，SOF：上眼窩裂，ST：トルコ鞍，VC：翼突管

表　頭蓋底の孔，部位，通過構造

頭蓋底孔	部位	通過する構造
篩板	前頭蓋窩内側部	嗅神経，前・後篩骨動脈
視神経管	蝶形骨小翼	視神経，眼動脈，くも膜下腔，硬膜
上眼窩裂	蝶形骨大翼・小翼の間	動眼神経，滑車神経，三叉神経第1枝，外転神経，上下眼静脈
正円孔	中頭蓋窩前内側	三叉神経第2枝
卵円孔	中頭蓋窩のトルコ鞍外側	三叉神経第3枝，導出静脈，顎動脈の副硬膜枝
棘孔	卵円孔の後外側	中硬膜動脈，反回枝，下顎神経
破裂孔	錐体尖，内側翼突板の基部	上行咽頭動脈の硬膜枝
翼突管	蝶形骨，正円孔の下内側	翼突管動脈，翼突管神経
頸動脈管	側頭骨錐体部	内頸動脈，交感神経
頸静脈孔	頸動脈管の後外側，側頭骨錐体部と後頭骨の間	神経部：下錐体洞，舌咽神経，Jacobson神経 血管部：内頸静脈，迷走神経，副神経，Arnold神経，上行咽頭動脈の小さい硬膜枝と後頭動脈
茎状乳突孔	茎状突起後方	顔面神経
舌下神経管	後頭顆基部	舌下神経
大孔	後頭蓋窩	延髄とその硬膜，副神経脊髄部，椎骨動静脈，前・後脊髄動脈

1. 前頭骨，篩骨 (frontal bone, ethmoid bone)

● 臨床解剖

　前頭蓋窩の中央は鼻・副鼻腔の上部に相当する．側方は主に眼窩の上壁で，前方は薄い骨壁を介し前頭洞に隣接する．大部分は前頭骨だが，中央に篩骨があり，後方は蝶形骨体の上前部と小翼である．篩骨中央に骨性隆起の鶏冠があり，大脳鎌前縁が強固に付着する．鶏冠の両側の陥凹が篩骨篩板で，それぞれに約20個の小孔がある（図6）．前頭葉内下面には直回，眼窩回があり，その間を嗅溝が前後方向に走行する．嗅溝には嗅神経由来の嗅索が伴走する．末梢は篩板の上部でマッチの先端のように太くなり，嗅球とよばれる．嗅球から下方に多数の嗅神経束が伸び，篩板小孔を通じて鼻腔内の嗅神経上皮に至る[2,3]．

● 画像解剖

　篩骨篩板の高さには，しばしば左右差がある．副鼻腔の変異で視神経管隆起が蝶形骨洞ではなく，後篩骨洞に見られることがある[4]．盲孔は一見，脳瘤と似ているが，完全な骨構造を示すので鑑別は容易である．

● 臨床的意義

　CTは骨，軟部組織，空気による良好なコントラストが得られ，病変の概観をチェックできる．骨侵食や骨破壊の評価にも適しているので，頭蓋底の画像検査の第一選択である．一方，MRIは軟部組織コントラスト分解能が高いので，病変の細かな性状や軟部組織内の広がりをよく示す[1]．

　鼻・副鼻腔の腫瘍や炎症は篩骨篩板から容易に前頭蓋窩へ進展する．鼻腔内腫瘍が頭蓋内へ浸潤すれば，治療方針や予後に大きく影響し，頭頸部外科医と脳神経外科の連携も必要と

標本写真（交差法によるステレオ視像）

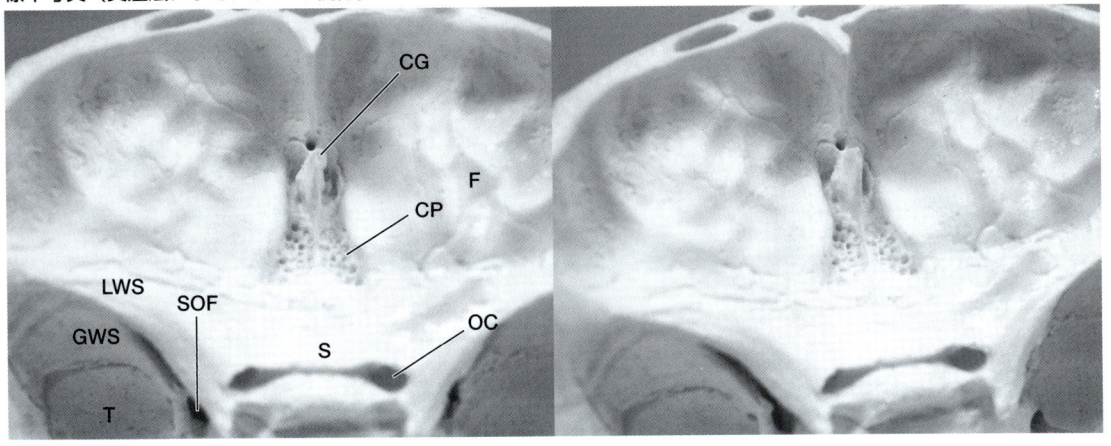

図6 前頭蓋窩
前頭蓋を後上方より観察している．中央に篩骨があり，鶏冠（CG）および多数の小孔を持つ篩骨篩板（CP）がある．篩骨外側の隆起は眼窩上壁に相当する．F：前頭骨，GWS：蝶形骨大翼，LWS：蝶形骨小翼，OC：視神経管，S：蝶形骨，SOF：上眼窩裂，T：側頭骨

なる．このため画像から頭蓋内進展の有無を評価することは重要で，特に嗅神経芽細胞腫，扁平上皮癌，悪性リンパ腫，内反性乳頭腫，篩骨洞粘液瘤など，頭蓋内進展を生じやすい病変の診断では注意が必要である[5]．

眼窩上壁は篩板に比べ丈夫な前頭骨眼窩板からなり，さらに眼窩壁は強固な骨膜にも裏打ちされている．多くの眼窩内腫瘍は眼球を前方へ圧迫しつつ増大し，眼窩上壁から頭蓋内への腫瘍や炎症の進展は少ない．一方，眼窩尖部近傍では骨膜が視神経硬膜や上眼窩裂に付着しているので，骨膜まで浸潤した腫瘍の手術では視神経障害を来すことがある[2]．

2. 蝶形骨 (sphenoid bone)

● 臨床解剖

a. 概観

中頭蓋窩は蝶形骨，側頭骨からなり，側頭葉下面が広く接する．蝶形骨は前方では前頭骨，篩骨，側方で側頭骨，後方では後頭骨と接する（図7）．蝶形骨には視神経管，上眼窩裂，正円孔，Vesalius 孔，卵円孔，棘孔，破裂孔など，多数の小孔が開口する．外側には海綿静脈洞やMeckel 腔，前下部には翼口蓋窩など，複雑，かつ頭蓋底解剖を学ぶ上で重要な構造がある．

蝶形骨は中央の体部，前部の小翼，後部の大翼に分かれる．体部は鞍背，後床突起，下垂体窩，鞍結節，蝶形骨洞を含む．小翼は中頭蓋窩前壁の内側上部と前床突起を形成する．大翼は中頭蓋窩床の内側 2/3 で，主に前壁を形成する．翼口蓋窩は前方を上顎洞後壁，後方を蝶形骨の翼状突起，内側を口蓋骨垂直板に囲まれた領域である（図8）．内容は顎動脈とその分枝，翼口蓋神経節，上顎神経，脂肪組織などである．

b. 小孔・裂溝・神経血管など

視神経管は蝶形骨小翼と体部の境界にあり，前床突起の内側に開口し，硬膜，くも膜とともに視神経，および眼動脈が走行する．

上眼窩裂は小翼上面と大翼下面の裂隙である．内側は蝶形骨体部で，動眼神経，滑車神経，三叉神経第1枝，外転神経，および上下眼静脈が通る．下眼窩裂は眼窩と翼口蓋窩，側頭下窩の間にあり，頭蓋内との直接の連絡はない．

標本写真（交差法によるステレオ視像）

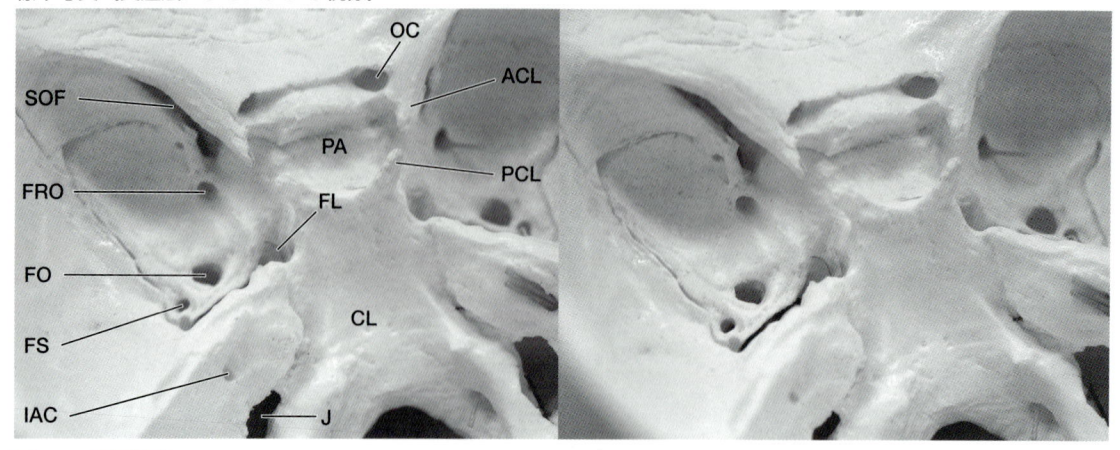

図7　中頭蓋窩
左後上方より観察．複雑な起伏の中に，卵円孔（FO）をはじめ，臨床的に重要な多数の小孔が集中している．各孔の位置関係にも注意．ACL：前床突起，CL：斜台，FL：破裂孔，FRO：正円孔，FS：棘孔，IAC：内耳道，J：頸静脈孔，OC：視神経管，PA：錐体尖，PCL：後床突起，SOF：上眼窩裂

標本写真

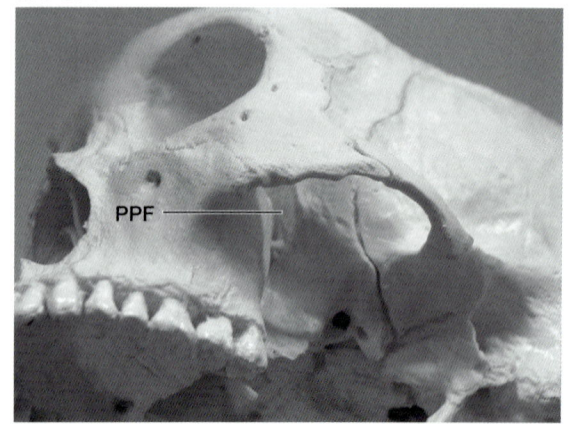

図8　翼口蓋窩
この狭い領域には，顎動脈末梢枝，翼口蓋神経節，上顎神経，脂肪組織などがある．翼口蓋窩（PPF）は側頭下窩，中頭蓋窩，眼窩病変の進展路として重要である．

　正円孔は蝶形骨大翼の基部，上眼窩裂の下外側部にある．斜め前下方に向かい開口し，中頭蓋窩と翼口蓋窩を連絡する．三叉神経第2枝，正円孔動脈，導出静脈が走行する．
　卵円孔は蝶形骨大翼の後内側端にあり，三叉神経第3枝，海綿静脈洞から翼突静脈叢への導出静脈，顎動脈の副硬膜枝が通る．
　棘孔は卵円孔の外側後方にあり，咀嚼筋間隙に達する．中硬膜動脈，下顎神経の硬膜枝が走行する．中硬膜動脈が眼動脈から起始すれば欠損もある．
　内頸動脈は頸動脈管を経て頭蓋内に進入する．破裂孔は前縁が蝶形骨，後方が側頭骨の裂孔で，内部は線維軟骨で満たされる．上行咽頭動脈の硬膜枝が走行し，内頸動脈の海綿静脈洞への進入路でもある．
　翼突管は蝶形骨体部と大翼の間にあり，正円孔の下内側を前方へ走行し，破裂孔と側頭下窩の連絡路となりうる．翼突管動脈は内頸動脈錐体部から前方へ分岐し，上咽頭後上壁に達し，翼突管へ入り内上顎動脈の同名枝と吻合する．
　時にVesalius孔が卵円孔の内前方に見られ，中頭蓋底内側から舟状窩，口蓋帆張筋付着部に達する．導出静脈が走行し，海綿静脈洞と翼突静脈叢を連絡する．欠損すれば導出静脈は卵円孔を経由する．卵円孔と棘孔の間にArnold管が見られることがある．小錐体神経が

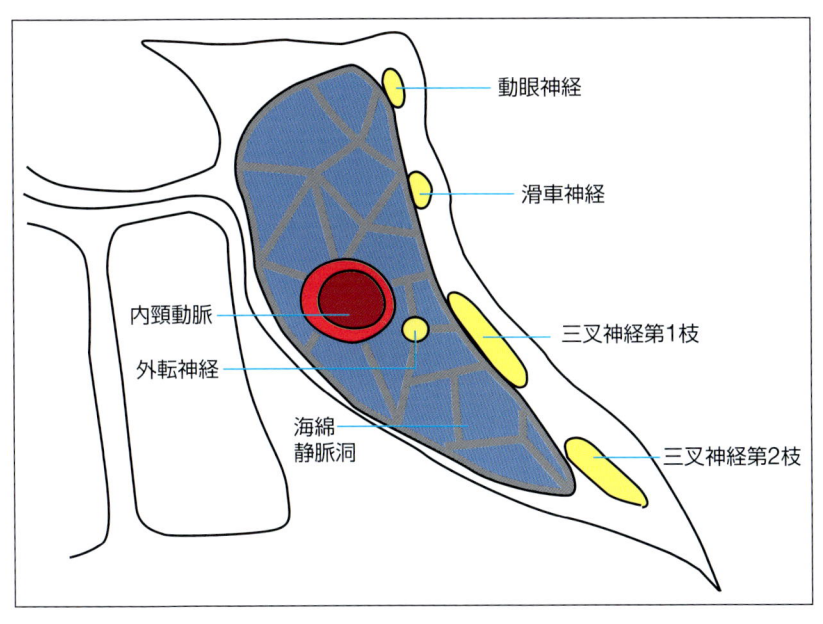

図9 左海綿静脈洞の冠状断シェーマ
外側に動眼神経，滑車神経，三叉神経第1枝，第2枝が，内部に内頸動脈，外転神経が走行する．

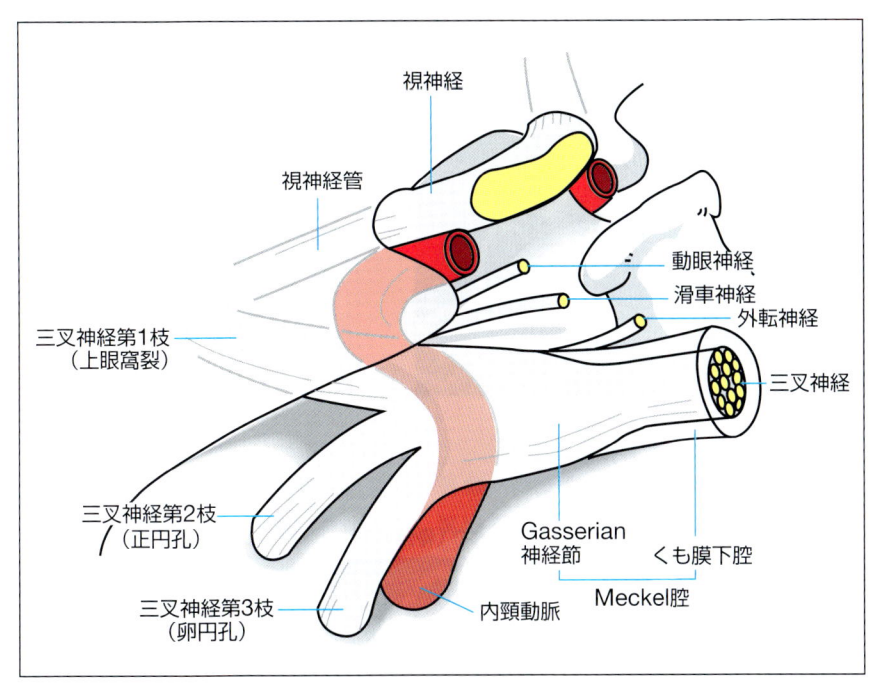

図10 Meckel 腔のシェーマ
Meckel 腔を左後上方より観察．

通るが，この小孔が欠損すれば，小錐体神経も卵円孔を通る．

海綿静脈洞はトルコ鞍の両側に対をなす静脈洞で，表面は硬膜に覆われる．内部に内頸動脈，外転神経が，外側に動眼，滑車，三叉神経の第1，第2枝が走行する（**図9**）．外側には下面を錐体骨硬膜，上面を海綿静脈洞外壁，テントの硬膜で囲まれたポーチ状の構造があり，Meckel 腔とよばれる．三叉神経節（Gasserian 神経節）はMeckel 腔で硬膜と癒着し，さらに三枝に分岐する[2) 3) 6) 7)]（**図10, 11**）．

● **画像解剖**

視神経管はCT 横断像，または冠状断像でよく描出される．棘孔は横断像がよい．正円孔

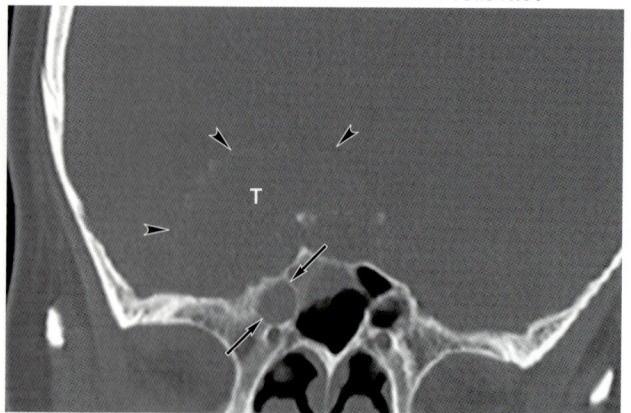

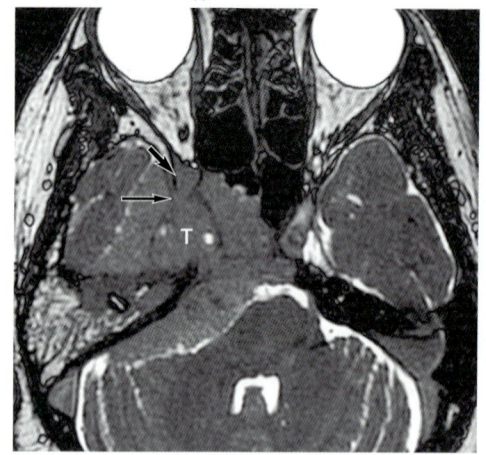

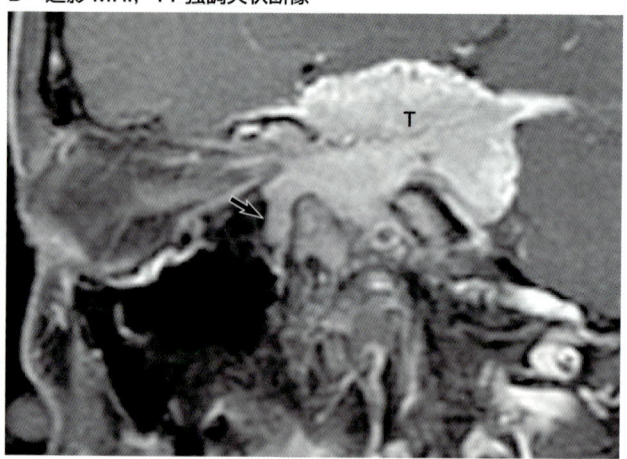

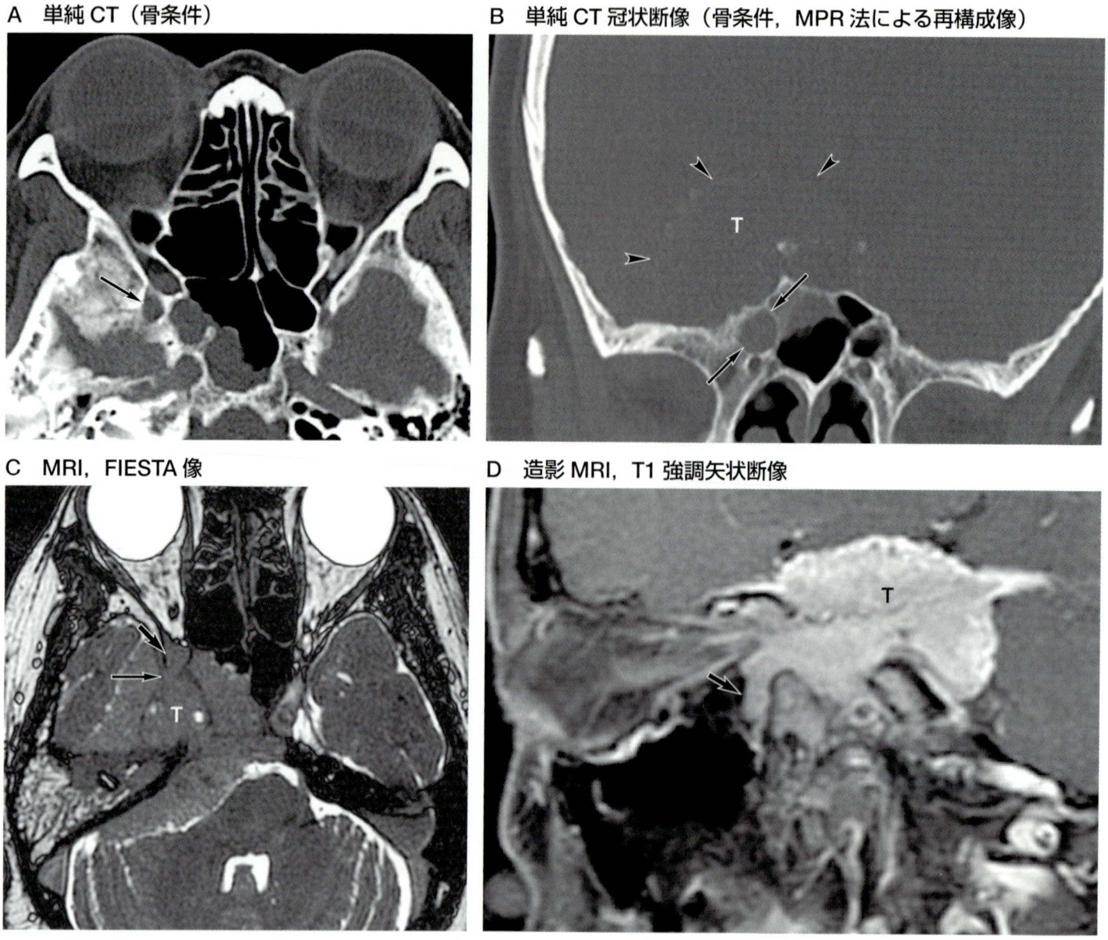

A 単純CT（骨条件）
B 単純CT冠状断像（骨条件，MPR法による再構成像）
C MRI, FIESTA像
D 造影MRI, T1強調矢状断像

図17　70歳台，女性　髄膜腫
A：右正円孔が拡大している（→）．
B：拡大した正円孔（→），腫瘍（T，▸）が見られる．
C：腫瘍（T）は拡大した正円孔（→）を介し，翼口蓋窩へ侵入している（➡）．
D：腫瘍（T）はよく造影される．腫瘍の翼口蓋窩への進展も明瞭である（➡）．

手術による視神経障害の合併とも関連が深い[8]．
　正円孔や卵円孔に浸潤する腫瘍はしばしば三叉神経症状を示す．このため三叉神経症状を示す患者では，頭蓋底を含む範囲を撮像する．
　中頭蓋窩の病変は頭蓋底の小孔を介し，頭蓋外へ進展する．傍鞍部髄膜腫の正円孔を介した翼口蓋窩への進展を示す（図17）．
　上顎癌もしばしば翼口蓋窩へ進展する．CTやMRIでの初期変化は翼口蓋窩の脂肪織の消失である．三叉神経第2枝に神経周囲進展▶1が生じると，正円孔から頭蓋内進展のきっかけとなる．腫瘍が下眼窩裂に到達すると，眼窩尖部，上眼窩裂を介しての頭蓋内進展も生じうる．

> **▶1　腫瘍の神経周囲進展（perineural tumor spread；PNS）**
> 　頭頸部腫瘍の頭蓋内への進展様式の一つで，三叉神経第3枝，第2枝，顔面神経の順に多い．腺様嚢胞癌や扁平上皮癌の頻度が高いが，他の腫瘍でも生じうる．MRIの造影T1強調像が診断に最適である．初期は30〜45％が無症状で，原発巣から離れた場所にも生じうる．神経走行部全域の撮像と注意深い読影が必要である．

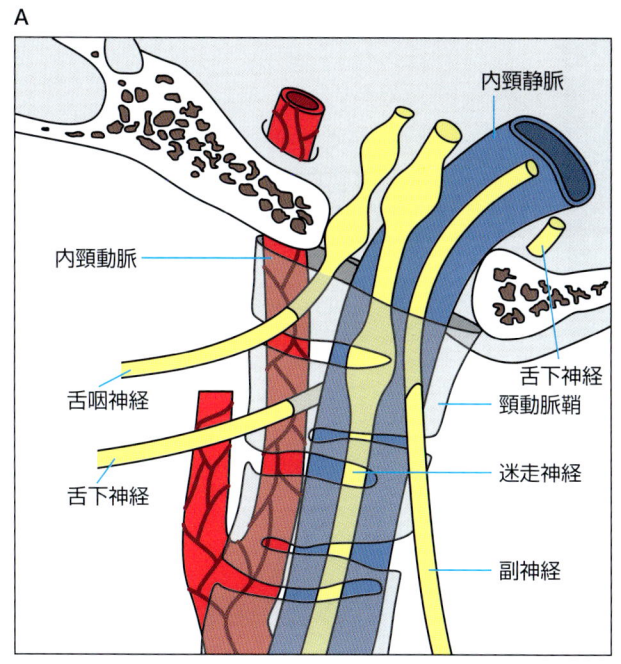

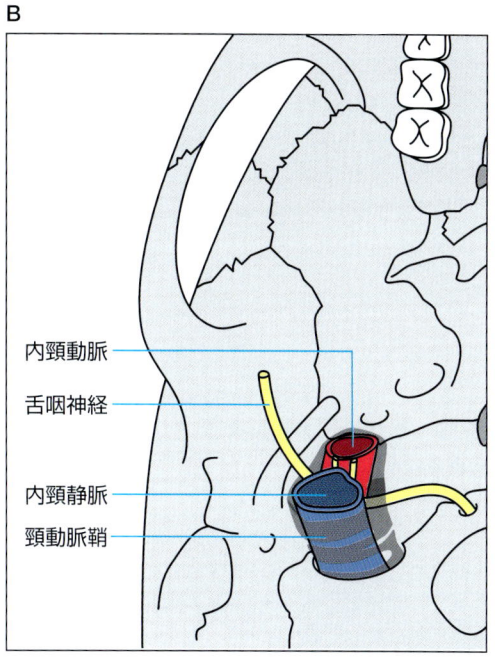

図18 頸静脈孔のシェーマ
A：矢状断での右頸静脈孔
B：尾側から見た頸動脈鞘と脳神経

　上咽頭癌の頭蓋内進展路は，三叉神経第3枝からMeckel腔を介したものが最も多い．神経周囲進展の最初の徴候もCTやMRIにおける咀嚼筋間隙内，三叉神経第3枝走行部の脂肪織の不明瞭化である．進行例では卵円孔が拡大する．骨破壊を伴わない卵円孔の拡大は，良性変化のこともあるが，腺様嚢胞癌など，経過の長い悪性腫瘍にも見られるので注意が必要である[3) 9)〜15)]．一方，破裂孔は線維軟骨で満たされるので，腫瘍に対する抵抗性はかなり強い．このため破裂孔だけを介した頭蓋内進展はほとんどない．棘孔が径5mmを超えれば異常である．

　左右の海綿静脈洞の間に，前・後海綿静脈洞，斜台の脳底静脈叢があり，両者は連絡している．このため内頸動脈海綿静脈洞瘻が対側へ波及しうる．

　眼窩，副鼻腔の血流は海綿静脈洞へ還流するが，途中に静脈弁はない．このため副鼻腔炎などに続発して海綿静脈洞内に血栓が形成され，眼静脈の灌流障害から，眼球結膜のうっ血や眼痛，眼球突出を来すことがある．

3. 側頭骨，後頭骨（temporal bone, occipital bone）

● 臨床解剖

　頸静脈孔の前外側は側頭骨錐体部，後内側は後頭骨である．神経部（前内側）と血管部（後外側）に分かれ，神経部は血管部に比べ小さく，舌咽神経が通る．血管部では内頸静脈とともに迷走神経，副神経が走行する（図18）．錐体後面に内耳道が開口し，顔面神経，聴神経，迷路動静脈が通過する．他に側頭骨の重要な孔として，顔面神経管，耳管などがあるが，詳細は側頭骨の稿（p.88-118）を参照されたい．

　後頭骨は後頭蓋窩の大部分を占め，左右に側頭骨がある．中頭蓋窩との境界は側頭骨岩様部と乳様突起である．後頭蓋窩は後頭骨底部（斜台と内頸静脈結節），顆部（外側部），鱗部

標本写真

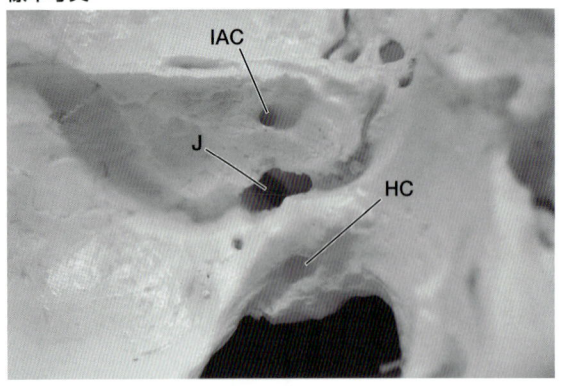

図 19　後頭蓋窩の重要構造
右斜め後方より後頭蓋窩左側を中心に観察．内耳道（IAC），
頸静脈孔（J），舌下神経管（HC）の開口部を示す．

3 次元 CT 再構成像（後頭蓋窩右側を除去し，右後方より観察，交差法によるステレオ視像）

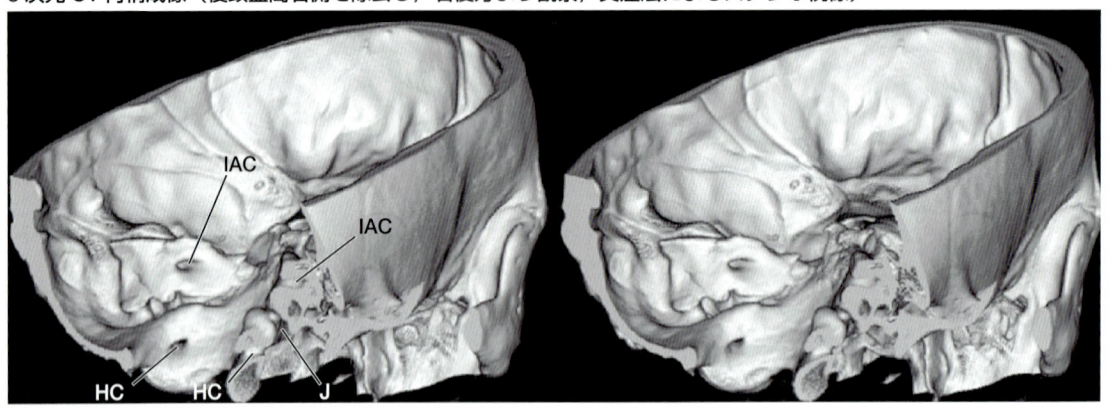

図 20　頭蓋底
内耳道（IAC），頸静脈孔（J），舌下神経管（HC）の断面を示す．

（後方部）の 3 領域に分かれる．斜台は蝶形骨体部と後頭骨底部が癒合し，後頭蓋窩の前部をなす滑り台様の構造である．下端中央に大後頭孔があり，延髄，両側の椎骨動脈などが通る．大後頭孔の前外側，頸静脈孔の前下方に舌下神経管があり，舌下神経が通過する（図 19）．舌下神経管の外側後方には顆管とよばれる小孔があり，導出静脈が走行する．

● **画像解剖**
図 20 に左側の舌下神経管，頸静脈孔，内耳道を一部カットした 3 次元 CT を示す．各孔の走行がおわかりいただけるだろうか？

● **臨床的意義**
斜台は鼻咽腔の上方に相当し，咽頭後間隙の頂部でもある．このため，咽頭後間隙に上方進展する腫瘍，炎症は，CT でしばしば斜台の骨侵食を来す．微細な骨皮質への浸潤評価は CT が優るが，近年 MRI の有用性に着目した報告も多い．特に斜台や錐体尖など，黄色骨髄を多量に含む部位では，骨髄浸潤の評価で MRI の有用性が特に高い．ただし，腫瘍に接する骨はしばしば反応性に硬化し，T2 強調像で高信号，ガドリニウム造影剤で増強されるこ

A　造影 MRI，T1 強調矢状断像　　B　造影 MRI，T1 強調冠状断像

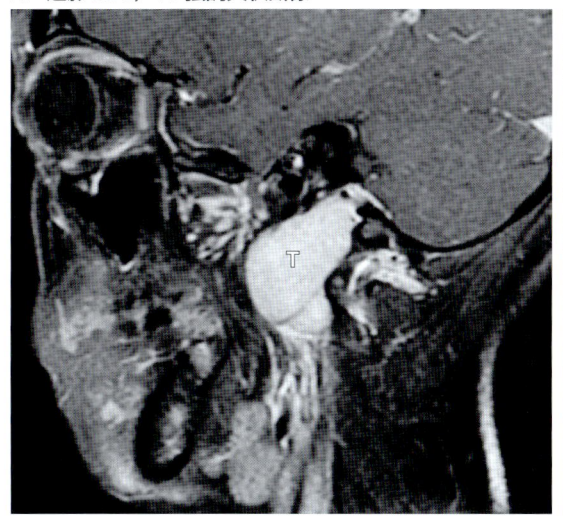

C　MRI，FIESTA 像

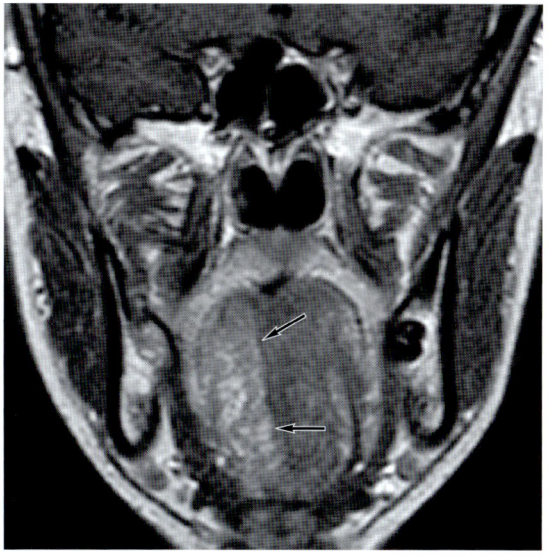

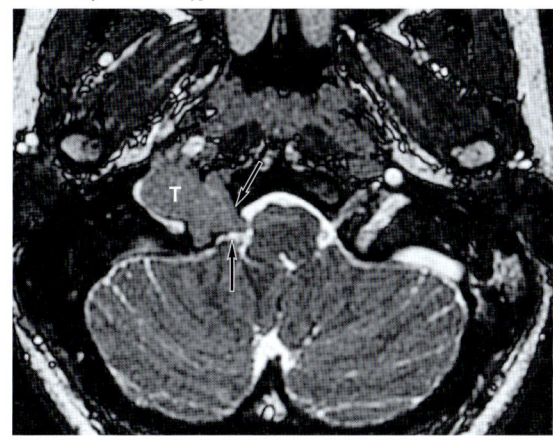

図 21　30 歳台，女性　舌下神経鞘腫
A：顔面深部に均一によく造影される紡錘状の腫瘤（T）が見られる．
B：舌の右半分は萎縮し，高信号である（→）．脱神経性萎縮である．
C：腫瘍（T）により拡大した舌下神経管（→）．頭蓋内，舌下神経根部の腫瘍も明瞭である．

とがある．線維性骨異形成症も MRI の T2 強調像では高信号で，しばしば強い増強効果を示すので，診断に注意が必要である[16)〜18)] ▶ 2．

　頸静脈孔を侵す病変は，髄膜腫のように頭蓋内から頸静脈孔や頸動脈鞘に進展するもの，グロムス腫瘍のように頸静脈孔に発生するもの，そして上咽頭癌のように頭蓋底から頸静脈孔へ向かうものの 3 種に大別される．

　後頭蓋窩の髄膜腫はしばしば小脳橋角部に生じ，尾側へ進展することがある．結核やサルコイドーシスなどもよく似た進展を示すことがある．これらの疾患による頸静脈孔進展の初期症状は下位脳神経障害が多い．

▶ 2　頸静脈球の非対称（asymmetric jugular bulb）

　MRI で後頭蓋窩に生じる偽病変の一つである．T1 強調像では中〜高信号で，左側に多い．造影剤によりしばしば濃染するが，T2 強調像では無信号のことが多く，通常は診断可能である．T2 強調像ではっきりしなければ，MR venography を追加する．高位頸静脈球もしばしば非対称で，腫瘍と間違えられることがある．

グロムス腫瘍は頸静脈孔に発生し，しばしば虫食い状の骨破壊を伴う．MRIではガドリニウム造影剤でよく増強され，salt and pepper appearanceがきわめて特徴的である．saltは腫瘍内の亜急性期の小血腫，pepperは腫瘍内の血流による無信号と考えられている．しばしば多発し，内耳道に浸潤すると手術のアプローチ法が変わるので，進展範囲の評価が重要である．

　神経鞘腫は被包化された良性腫瘍で，CTでは筋と等濃度で，造影剤により軽度〜中等度に造影される．MRIではT1強調像で筋と等信号，ガドリニウム造影剤で増強され，T2強調像で高信号である．しばしば腫瘍内出血を伴い，腫瘤内に液面形成を伴うこともある．神経線維腫は被膜のない紡錘状腫瘤として見られる．CTではしばしば造影されず，MRIでは神経鞘腫に似た信号を示す．

　上咽頭癌が後方進展し，頸静脈孔や下位脳神経へ浸潤することがある．頸静脈孔の感染症は稀だが，中耳感染症に続発し，静脈血栓症や後頭蓋窩の膿瘍を併発することがある．悪性外耳道腫瘍が骨侵食を起こし，頸静脈孔へ波及することもある[19)〜21)]．

　舌下神経障害は脱神経性萎縮を生じる．患側の舌は萎縮し，MRIで片側性の信号異常を認める．舌下神経管を十分に含む範囲を撮像することが重要である（図21）．

4. 頭蓋底と舌骨上頸部 (relationship between skull base and spaces of suprahyoid neck)

● 臨床解剖

　頭蓋底は咀嚼筋間隙，椎周囲間隙，傍咽頭間隙，咽頭後間隙，頸動脈鞘など，多数の顔面深部間隙と接している．鼻咽腔は中頭蓋底から線維筋膜でつり下がっている．このため顔面深部間隙に発生した腫瘍や炎症が，頭蓋内に進展することがある．

　傍咽頭間隙は頭蓋底にはわずかに接するのみだが，下端は顎下間隙で主構造は脂肪である．咀嚼筋間隙は側頭部から下顎骨に及び，三叉神経第3枝が内部を走行し，頂部は卵円孔を含み頭蓋底と接している．椎周囲間隙，咽頭後間隙，頸動脈鞘も狭い範囲ではあるが，頭蓋底と接している（図22, 23）．

● 画像解剖

　画像解剖については他章「13章 頸部軟部組織・深部組織間隙」（p.196〜209）に譲る．

● 臨床的意義

　本稿では概略に留める．詳細は各間隙の稿を参照されたい．
1) 傍咽頭間隙：顎下間隙下端の炎症や腫瘍は，簡単に頭蓋底まで達することがある．
2) 咀嚼筋間隙：歯原性感染症や中咽頭腫瘍の頭蓋内進展にかかわることがある．三叉神経第3枝の神経周囲進展による正円孔〜Gasserian神経節を介した頭蓋内進展も重要である．
3) 頸動脈鞘：神経由来の腫瘍が頭尾方向に広がり，頭蓋底に浸潤することがある．
4) 咽頭後間隙，椎周囲間隙：腫瘍や炎症は，画像上，間隙の軟部組織腫脹として認識されることがある[3)]．

標本写真（交差法によるステレオ視像）

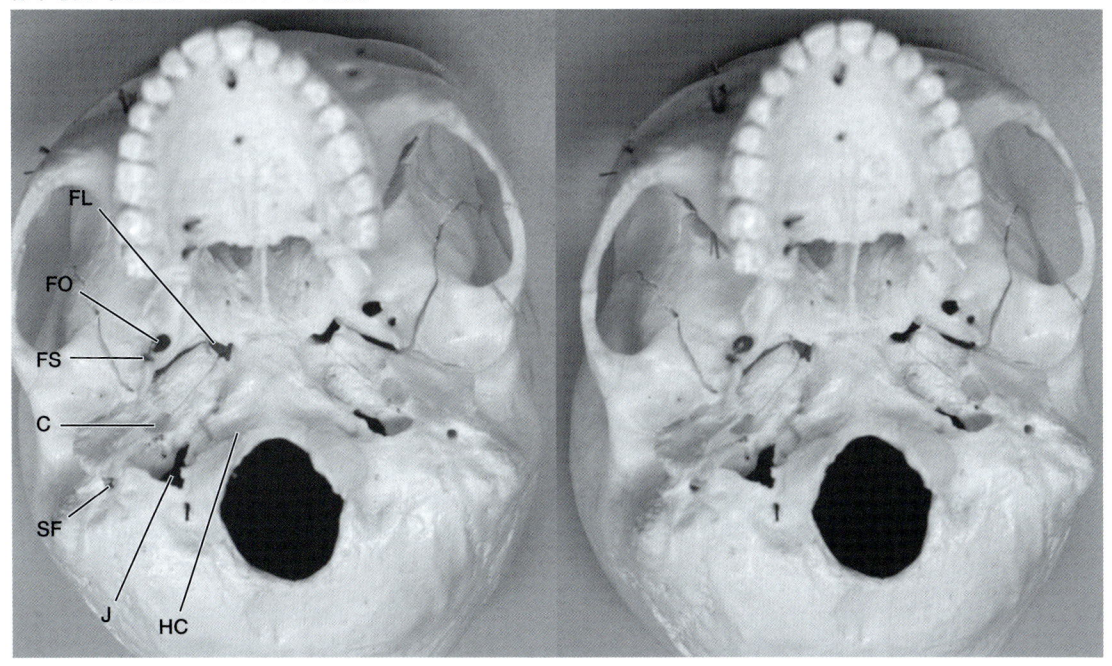

図 22　頭蓋底（尾側面）
重要な小孔を示す．隣接する間隙については図 23 を参照されたい．C：頸動脈管，FL：破裂孔，FO：卵円孔，FS：棘孔，HC：舌下神経管，J：頸静脈孔，SF：茎状乳突孔

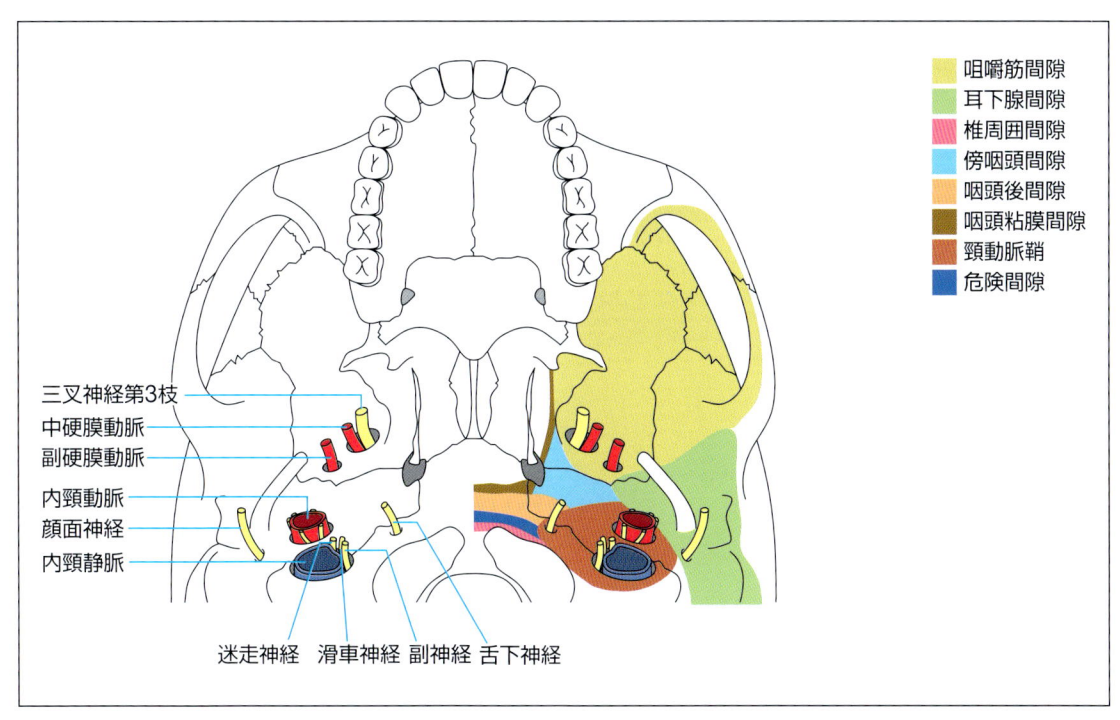

図 23　頭蓋底と顔面深部間隙のシェーマ

4．頭蓋底と舌骨上頸部　85

文献

1) Ginsberg LE: Neoplastic diseases affecting the central skull base: CT and MR imaging. AJR 159: 581-589, 1992.
2) Janfaza P, Joseph BN: Scalp, cranium, and brain. *In* Surgical anatomy of the head and neck. Lippincott Williams & Wilkins, Philadelphia, p.49-147, 2001.
3) Curtin HD, Ginsberg LE, Hagiwara M, et al: Central skull base. *In* Som PM, Curtin HD (eds); Head and neck imaging. 5th ed, Mosby, St. Louis, p.927-1043, 2011.
4) DeLano MC, Fun FY, Zinreich SJ: Relationship of the optic nerve to the posterior paranasal sinuses: a CT anatomic study. AJNR 17: 669-675, 1996.
5) Li C, Yousem DM, Hayden RE, et al: Olfactory neuroblastoma: MR evaluation. AJNR 14: 1167-1171, 1993.
6) Chong VF, Fan YF, Tng CH: Pictorial review: radiology of the sphenoid bone. Clin Radiol 53: 882-893, 1998.
7) 宜保浩彦, 外間政信, 大沢道彦: 海綿静脈洞. 小林茂昭 (編); 臨床のための脳局所解剖学. 中外医学社, p.88-101, 2000.
8) Chong VF, Fan YF, Lau D, et al: Functional endoscopic sinus surgery (FESS): what radiologists need to know. Clin Radiol 53: 650-658, 1998.
9) Majoie CB, Hulsmans FJ, Castelijns JA, et al: Symptoms and signs related to the trigeminal nerve: diagnostic yield of MR imaging. Radiology 209: 557-562, 1998.
10) Chong VF, Fan YF, Mukherji SK: Carcinoma of the nasopharynx. Semin Ultrasound CT MR 19: 449-462, 1998.
11) Chong VF, Fan YF: Pterygopalatine fossa and maxillary nerve infiltration in nasopharyngeal carcinoma. Head Neck 19: 121-125, 1997.
12) Daniels DL, Rauschning W, Lovas J, et al: Pterygopalatine fossa: computed tomographic studies. Radiology 149: 511-516, 1983.
13) Chong VF, Fan YF: Maxillary nerve involvement in nasopharyngeal carcinoma. AJR 167: 1309-1312, 1996.
14) Laine FJ, Braun IF, Jensen ME, et al: Perineural tumor extension through the foramen ovale: evaluation with MR imaging. Radiology 174: 65-71, 1990.
15) Curtin HD: Detection of perineural spread: fat is a friend. AJNR 19: 1385-1386, 1998.
16) Chong VF, Fan YF: Detection of recurrent nasopharyngeal carcinoma: MR imaging versus CT. Radiology 202: 463-470, 1997.
17) Ng SH, Chang TC, Ko SF, et al: Nasopharyngeal carcinoma: MRI and CT assessment. Neuroradiology 39: 741-746, 1997.
18) Chong VF, Khoo JB, Fan YF: Fibrous dysplasia involving the base of the skull. AJR 178: 717-720, 2002.
19) Fruin ME, Smoker WR, Harnsberger HR: The carotid space in the suprahyoid neck. Semin Ultrasound CT MR 11: 504-519, 1990.
20) Chong VF, Fan YF: Pictorial review: radiology of the carotid space. Clin Radiol 51: 762-768, 1996.
21) Chong VF, Fan YF: Jugular foramen involvement in nasopharyngeal carcinoma. J Laryngol Otol 110: 987-990, 1996.

6 側頭骨（鼓室および顔面神経）

小玉隆男

側頭骨領域の中耳を中心に，1）鼓室，鼓室壁，2）耳小骨，鼓室内軟部組織，3）卵円窓，正円窓，4）顔面神経，5）耳管などに分け，各構造の臨床解剖および画像解剖，臨床的意義について概説する．マルチスライスCTを用いた多断面での理解が望まれる．

はじめに

　中耳領域の画像診断における中核的役割を果たすのは高分解能CTであり，マルチスライスCT（multislice CT；MSCT）によって，ほぼ等方性のボクセルデータが得られるようになった利点は大きい[1)2)]．冠状断像を多断面再構成（multiplanar reconstruction；MPR）で代用でき，任意の断面での観察も可能となった．本稿では，重要と考えられる鼓室および顔面神経管などの中耳構造の解剖学的知識につき，MSCTの画像を中心として概説する．
　本文では以下の5項目に分けて記載するが，正常画像所見にはこれらがすべて含まれるので，まず図1, 2にCTの軸位断および冠状断における解剖学的構造の概略を示す．

1. 鼓室，鼓室壁
2. 耳小骨，鼓室内軟部組織
3. 卵円窓（前庭窓），正円窓（蝸牛窓）
4. 顔面神経（側頭骨内）
5. 耳管，その他

解剖名一覧

1. 外耳道
2. 内耳道
3. 鼓膜
4. Prussak 腔
5. 鼓膜被蓋 scutum
6. 前鼓室上陥凹
7. 顔面神経陥凹
8. 錐体隆起
9. 鼓室洞
10. 鼓室（天）蓋
11. 乳突洞口
12. 乳突洞
13. 乳突蜂巣
14. 耳管
15. 鼓膜張筋
16. アブミ骨筋
17. 卵円窓
18. 正円窓
19〜22. ツチ骨
　　19. 柄，20. 頸，
　　21. 頭，22. 外側突起
23〜26. キヌタ骨
　　23. 体，24. 短脚，
　　25. 長脚，26. 豆状突起
27〜29. アブミ骨
　　27. 頭部，28. 前脚，
　　29. 後脚
30. ツチ・キヌタ関節
31. キヌタ・アブミ関節
32. 蝸牛
33. 蝸牛岬角
34. 前庭
35. 上半規管
36. 後半規管
37. 外側半規管
38〜43. 顔面神経
　　38. 迷路部，39. 膝神経節，
　　40. 鼓室部，41. 錐体部，
　　42. 第2膝部，43. 大錐体神経
44. 頸静脈孔
45. 頸動脈管
46. 上ツチ骨靱帯
47. 外側ツチ骨靱帯

A～F　CT軸位断像
A　蝸牛基底回転レベル
B　キヌタ・アブミ関節レベル
C　卵円窓レベル
D　蝸牛軸レベル
E　内耳道中央部レベル
F　内耳道上部レベル

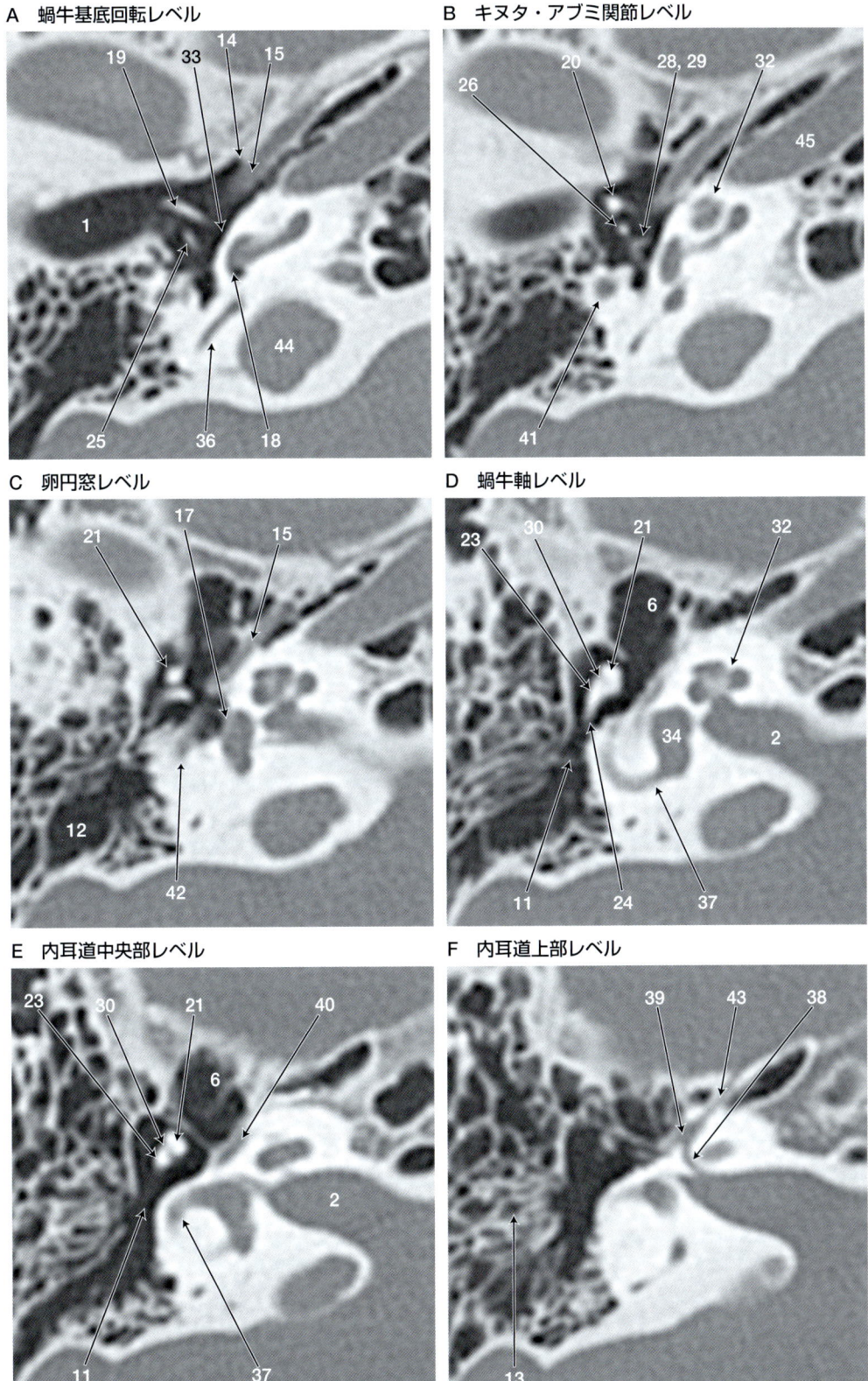

図1　右側頭骨の正常像（A→Fへと順次頭側のスライス）
A～F：本例では頸静脈球が高位である．

A～D　CT冠状断像（MPR）
A　ツチ骨柄レベル
B　キヌタ骨長脚レベル
C　卵円窓レベル
D　正円窓レベル

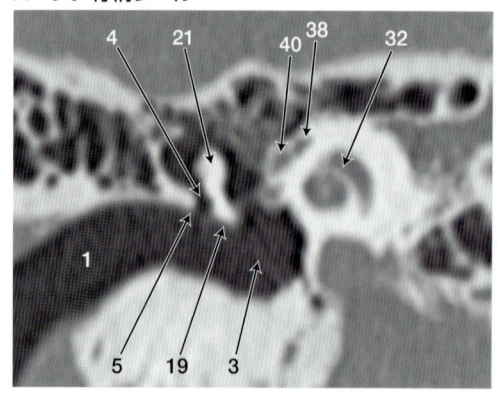

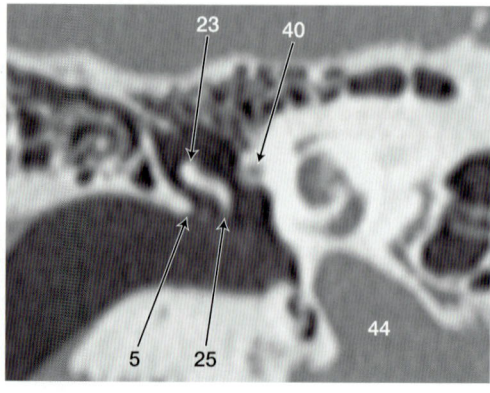

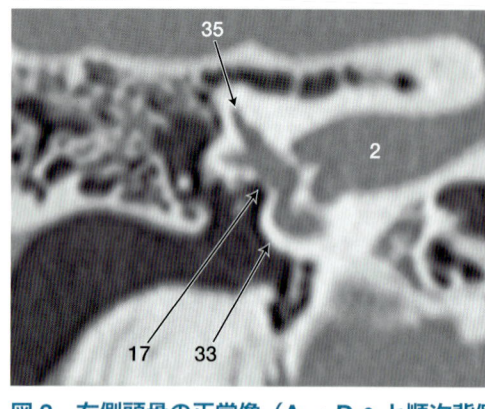

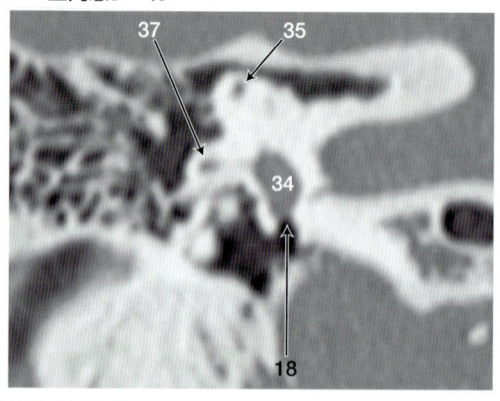

図2　右側頭骨の正常像（A → D へと順次背側のスライス）
1：外耳道，2：内耳道，3：鼓膜，4：Prussak腔，5：鼓膜被蓋 scutum，17：卵円窓，18：正円窓，19, 21：ツチ骨（19：柄，21：頭），23, 25：キヌタ骨，（23：体，25：長脚），32：蝸牛，33：蝸牛岬角，34：前庭，35：上半規管，37：外側半規管，38, 40：顔面神経（38：迷路部，40：鼓室部），44：頸静脈孔

　なお，"軸位断"CTといっても各施設によって基準線が異なり，各構造の相対的位置関係は撮像面の角度によって異なる（図3）．この領域では微小構造の詳細な評価が必要とされることが多いので，各施設における撮像面を標準化し，その断面における正常像に慣れておくことが必要である（正常構造の立体的位置関係を三次元的に把握しておくことが重要であるが）．なお，水晶体被ばくを極力低減するような撮像断面を設定する必要があり，当院では外耳道－鼻翼下線を基準としている．MSCTでは，撮像後に任意の断面で再構成して観察することが可能なため，撮影の段階で水晶体被ばくが避けられない眼窩外耳道線（OM line）などにこだわる必要はない．

A CT 当院における通常の軸位断像
(外耳道-鼻翼下線を基準とした断面)

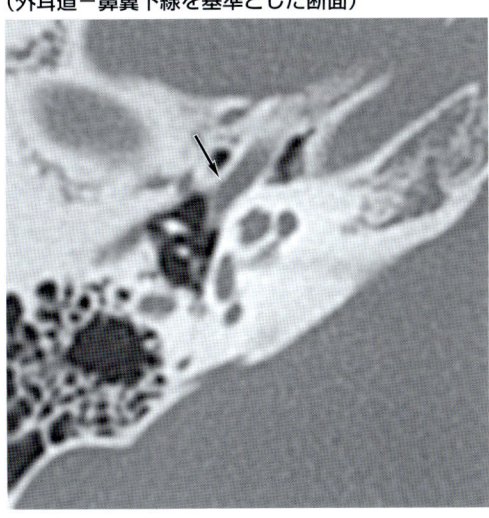

B CT (MPR)
[眼窩外耳道線 (OM line) を基準とした断面]

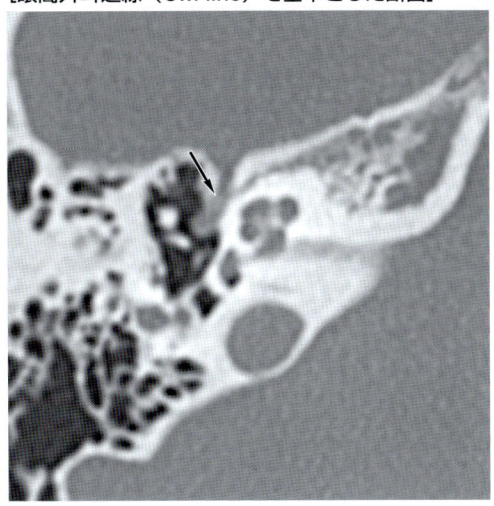

図3 撮像断による画像の違い
A, B：耳小骨，顔面神経（→），内耳構造などの形態や相対的位置関係が異なる．

1. 鼓室，鼓室壁 (tympanic cavity, wall of tympanic cavity)

● 臨床解剖

　鼓室は外耳道（鼓膜の付着部）を基準として上鼓室 (epitympanum, attic), 中鼓室 (mesotympanum), 下鼓室 (hypotympanum) に分けられる．また，前後方向で前・中・後鼓室に分けられることもある．

　上鼓室には，ツチ骨頭，キヌタ骨体および短脚が含まれている．外耳道上壁から上鼓室外側壁への移行部（鼓膜付着部）は棘状に内側下部へ突出しており scutum（鼓膜被蓋）▶1 と呼ばれている．鼓膜弛緩部，ツチ骨短突起，ツチ骨頸，外側ツチ骨靭帯に囲まれた領域は，Prussak 腔▶1 と呼ばれている．ツチ骨頭の前内側には前鼓室上陥凹が認められ，その背側には骨性あるいは線維性の隔壁（"cog"）が認められる．上鼓室は鼓室天蓋によって中頭蓋窩と境界され，上鼓室背側は乳突洞口を介して乳突洞に連続している．

　後鼓室には，顔面神経陥凹，錐体隆起，鼓室洞という凹凸があり（図4），錐体隆起にはアブミ骨筋・腱が含まれる．鼓室内側壁には，蝸牛基底回転による隆起（岬角，promontory）に加えて，顔面神経管，外側半規管による隆起が見られる．岬角の上部には卵円窓の，下部には正円窓の陥凹がある．鼓室腹側には耳管鼓室口と鼓膜張筋半管の開口部があり，その内側には頸動脈管が存在する．鼓室底部には，通常薄い骨壁を介して頸静脈球がある．

> **▶1 Prussak（プルサック）腔，scutum（鼓膜被蓋）**
>
> 　上鼓室外側の，鼓膜弛緩部，ツチ骨短突起，ツチ骨頸，外側ツチ骨靭帯に囲まれた領域が Prussak 腔であり，弛緩部（上鼓室）型真珠腫の初発部位として重要である．Prussak 腔外側壁から外耳道上壁への移行部（鼓膜付着部）は棘状に突出しており scutum と呼ばれ，弛緩部型真珠腫においてその鈍化が認められる．

CT 軸位断像

CT 冠状断像

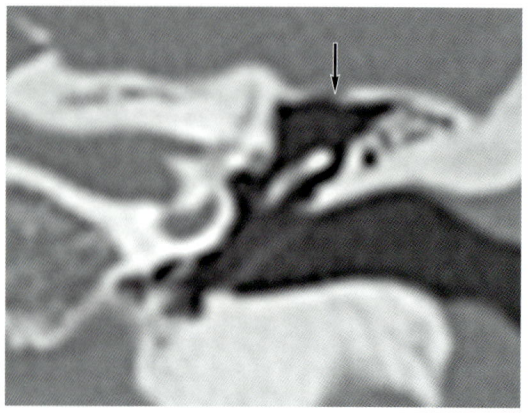

図5　薄い鼓室天蓋
鼓室天蓋は全体に薄く（図2の例と比較），一部で骨構造が不明瞭である（→）．

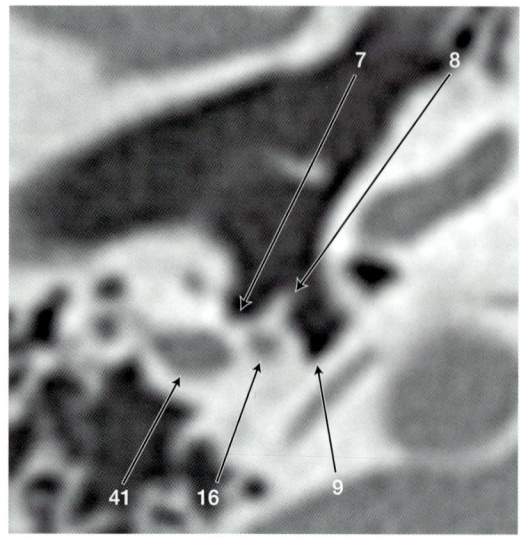

図4　後鼓室の解剖
7：顔面神経陥凹，8：錐体隆起，9：鼓室洞，16：アブミ骨筋，41：顔面神経（錐体部）

● **画像解剖**

　鼓室，鼓室壁の観察には軸位断の CT に加えて冠状断が重要である．特に，scutum, Prussak 腔，鼓室天蓋，顔面神経管，外側半規管壁などの観察には冠状断が必須である．鼓室天蓋の厚さには個人差があるため，真珠腫などの評価に際しては注意を要する（図5）．MPR 像では，撮像断面に平行に走行する薄い骨構造の描出が不良な場合がある．また，顔面神経管の骨壁は正常でも非常に薄い場合や欠損している場合がある．

● **臨床的意義**

　Prussak 腔は弛緩部（上鼓室）型真珠腫の初発部位であり，その外側壁の remodeling に伴う Prussak 腔の拡大や scutum の鈍化が比較的早期より認められる[3]（図6）．耳鼻科的処置や自然脱落によって真珠腫塊が認められず，特徴的な鼓室壁変化のみが認められる場合があり，自然脱落による変化は automastoidectomy あるいは spontaneous mastoidectomy と呼ばれる（図7）．一方，緊張部（癒着）型真珠腫の初発部位は後鼓室であり，顔面神経陥凹にまず形成されることが多い（図8）．

　真珠腫などに伴う鼓室内側壁の破壊性変化は，顔面神経麻痺や迷路瘻孔などの原因となるため重要な所見である．また，鼓室や乳突洞天蓋の破壊は，真珠腫や腫瘍性病変の頭蓋内進展および髄膜炎・脳膿瘍などの頭蓋内合併症のリスクを判断する上で重要である（図9）．真珠腫の進展形式としては，乳突洞口を経て乳突洞へと進展する後方進展が多い．乳突洞内に軟部組織を認める場合，真珠腫と液体貯留や肉芽組織などの随伴する変化を CT で鑑別・分離することは容易ではないが，乳突洞口拡大の有無が真珠腫進展の一つの指標となる（図9）．

　顔面神経陥凹は乳突経由での中耳手術における重要なランドマークとされている．また，顔面神経陥凹や鼓室洞は術中の死角になりやすく，肉芽や真珠腫の残存を来しやすい部位である．稀に鼓室洞が非常に深い場合があり，手術に際して注意を要する（図10）．

CT 冠状断像（MPR）

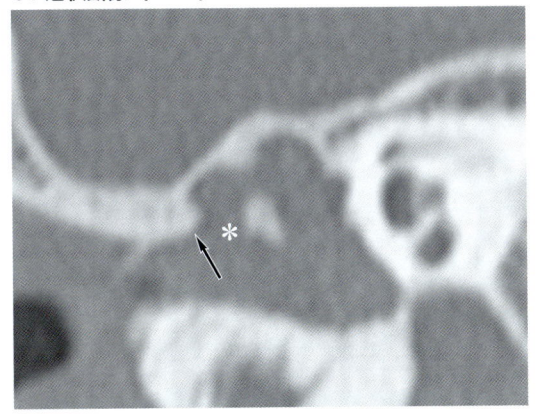

図6　10歳台，男性　弛緩部型真珠腫
鼓室内は軟部組織で占拠されており，scutum の鈍化（→）および Prussak 腔の拡大（＊）が認められる．ツチ骨頭の吸収値は低下し，脱灰が疑われる．

CT 冠状断像（MPR）

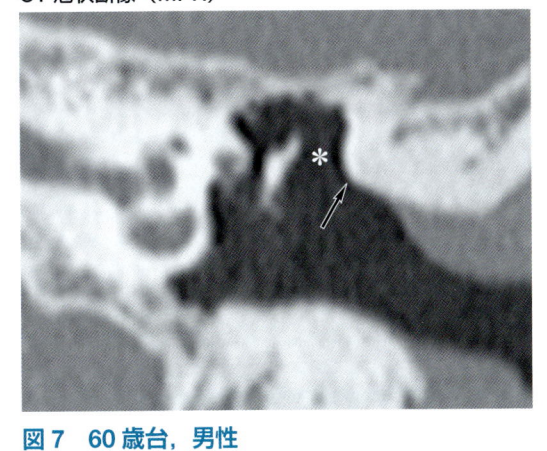

図7　60歳台，男性　真珠腫塊のない弛緩部型真珠腫
図6の症例と同様，scutum の鈍化（→），Prussak 腔の拡大（＊），ツチ骨頭を中心とした耳小骨脱灰が認められるが，真珠腫塊を思わせる軟部組織はほとんど認められない．

CT 軸位断像

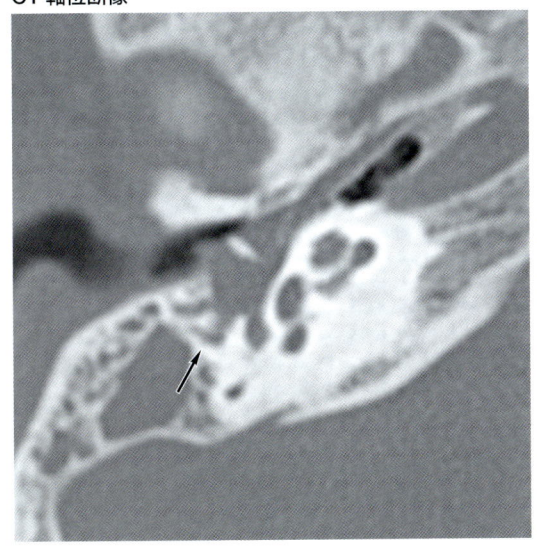

図8　10歳未満，女児　緊張部型真珠腫
鼓室内を充満するように軟部組織が認められる．顔面神経陥凹の骨壁が菲薄化し（→），キヌタ骨長脚が認められない．

1．鼓室，鼓室壁　93

A　CT 軸位断像

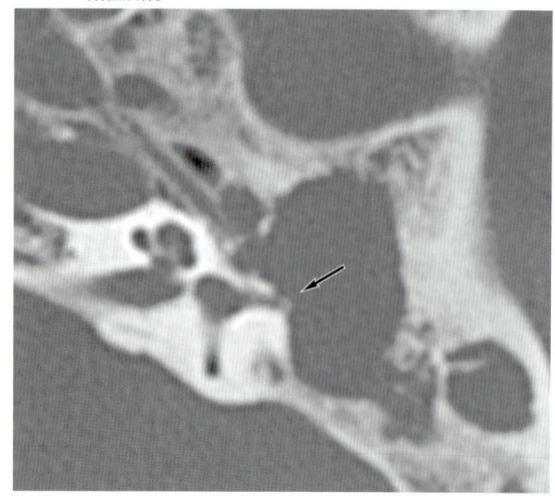

B　CT 冠状断像（MPR）

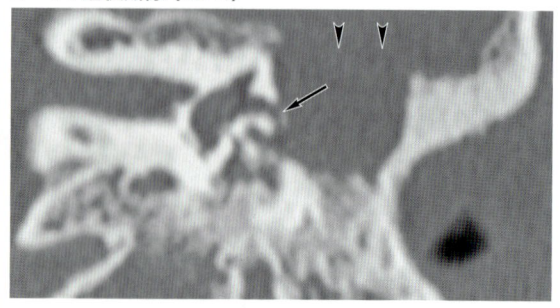

図9　70歳台，男性　弛緩部型真珠腫
A，B：上鼓室は拡大し，鼓室壁に remodeling が認められる．乳突洞口の拡大も顕著で，後方進展が示唆される．鼓室内側壁においては，外側半規管瘻孔が疑われる（→）．鼓室天蓋は広範囲に不明瞭化している（▶）．

CT 軸位断像

CT 軸位断像

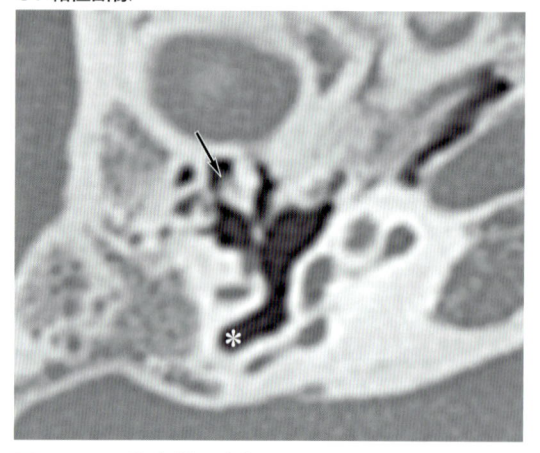

図10　10歳未満，女児　深い鼓室洞
耳小骨奇形（→）を有する症例．＊：深い鼓室洞

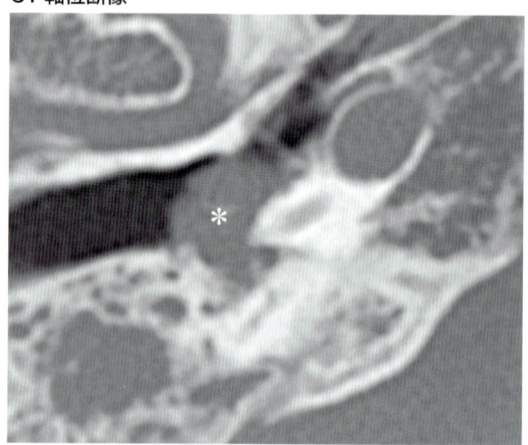

図11　70歳台，女性　鼓室内グロムス腫瘍
蝸牛岬角に接するように軟部組織腫瘤が認められる（＊）．

A　CT 軸位断像

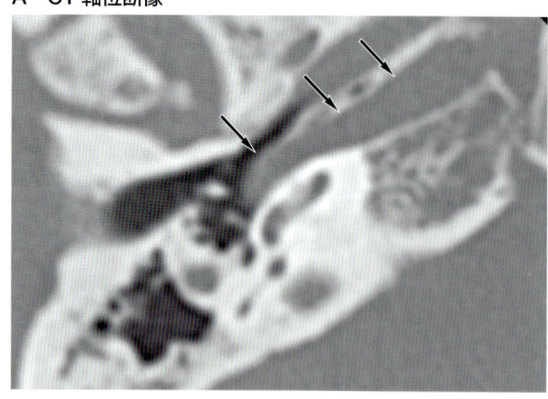

B　造影 CT 軸位断像

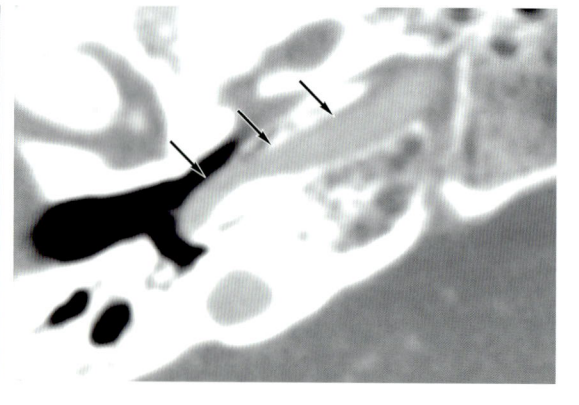

図12　50歳台，女性　内頸動脈部分欠損症
A，B：岬角近傍を走行する血管構造が認められ，内頸動脈錐体部に連続している（→）．

94　6章　側頭骨（鼓室および顔面神経）

CT 冠状断像（MPR）

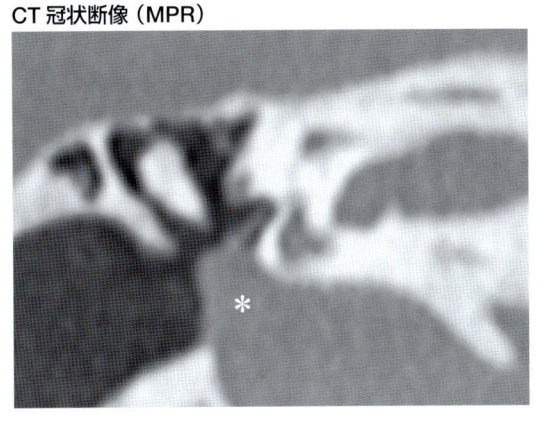

図 13　10 歳台，男児　頸静脈球裂開
拍動性耳鳴と伝音性難聴を主訴として CT が施行された．頸静脈球の骨壁が欠損し，下鼓室に突出した頸静脈（＊）がアブミ骨に接している．

　岬角近傍に認められる軟部組織としては，鼓室内グロムス腫瘍▶2（glomus tympanicum tumor）がよく知られており，特徴的な局在とされている[4]（図 11）．また，内頸動脈部分欠損に伴う側副血管（aberrant carotid artery）[5]▶3 やアブミ骨動脈遺残[6]では，異常な血管構造が岬角に沿って走行する（図 12）．

　頸静脈球高位はしばしば見られ，骨壁の欠損（頸静脈球裂開）によって頸静脈球が下鼓室に突出している場合もある（図 13）．頸静脈球裂開では，拍動性耳鳴や retrotympanic vascular mass が認められることが多く，グロムス腫瘍などとの鑑別が問題となる．鼓室内異常動脈や頸静脈球は通常の MRI では評価困難であり，retrotympanic vascular mass が見られる場合の画像検査としては CT が第一選択である．

2. 耳小骨，鼓室内軟部組織 (auditory ossicles, intratympanic soft tissue)

● 臨床解剖

　耳小骨連鎖は，ツチ・キヌタ・アブミ骨で構成されている（図 14）．鼓膜にツチ骨柄が付着し，頸から頭へと連続している．ツチ骨頭は上鼓室でキヌタ骨体と関節を形成する．キヌタ骨短脚はほぼ水平に後外側へ走行し，キヌタ骨窩に至る．一方，キヌタ骨長脚はツチ骨柄とほぼ平行に下行する．内側上方へ約 90°屈曲した後にドアノブ状の豆状突起で終わり，こ

▶2 **グロムス腫瘍（glomus tumor）**
　化学受容体細胞から発生する腫瘍で，傍神経節腫（paraganglioma）あるいは chemodectoma とも呼ばれる．側頭骨領域では，舌咽神経の鼓室枝（Jacobson 神経）由来で鼓室内に発生する glomus tympanicum と迷走神経の耳介枝（Arnold 神経）由来で頸静脈孔に発生する glomus jugulare が知られている．鼓室内グロムス腫瘍は蝸牛岬角近傍に好発する．非常に血流豊富な腫瘍であり，拍動性耳鳴や赤色鼓膜を認める．

▶3 **内頸動脈部分欠損に伴う側副血管（aberrant carotid artery）**
　内頸動脈の発生過程において内頸動脈近位部が欠損した場合，側副血行路として外頸動脈枝である下鼓室動脈から頸動脈鼓室動脈（＝舌骨動脈）を介した側副血行路が形成され，鼓室内の異常血管として認められる．臨床的には無症状なことが多いが，他覚的あるいは自覚的拍動性耳鳴や伝音性難聴を認めることがある．耳鏡所見では青色鼓膜を呈し，グロムス腫瘍などとの鑑別が問題となる．

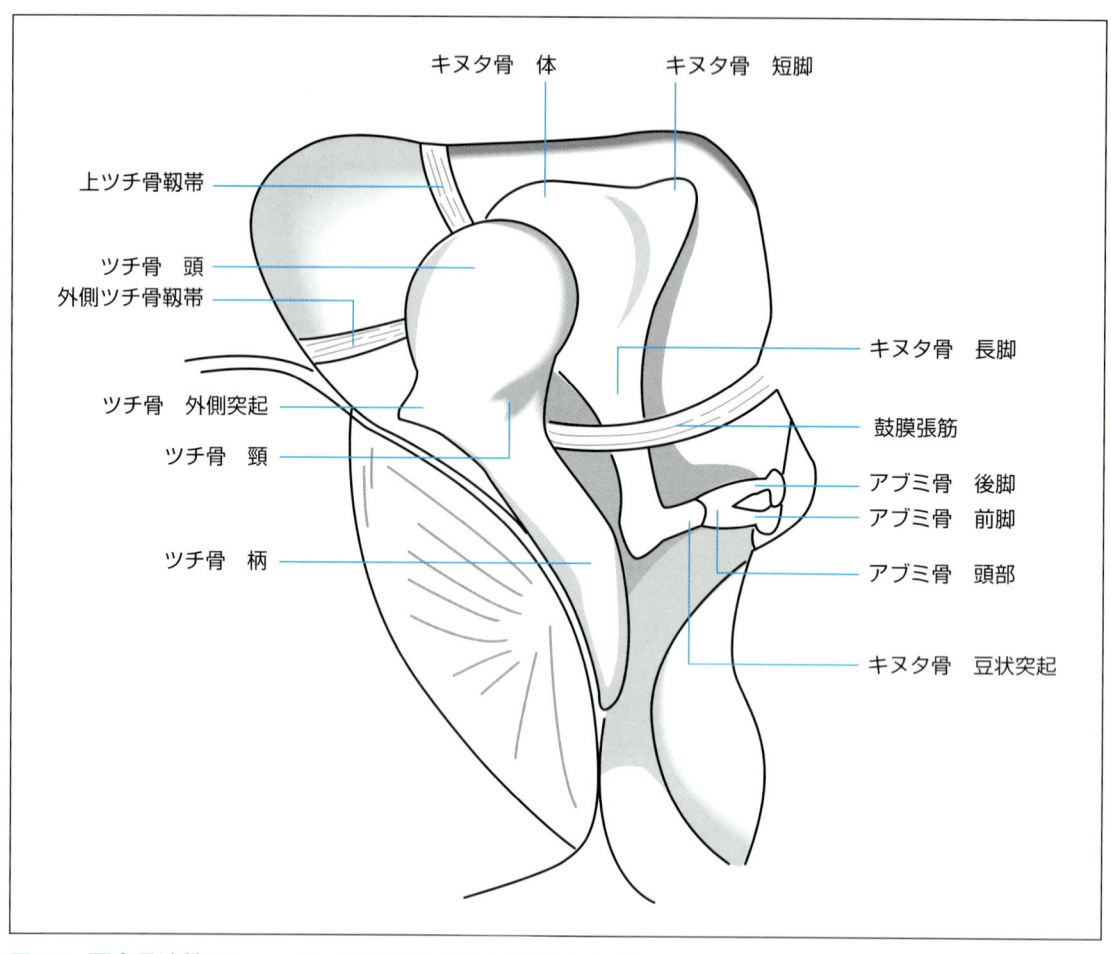

図14　耳小骨連鎖のシェーマ（腹側やや内側より観察したもの）

表　耳小骨に付着する靱帯と筋肉

耳小骨	靱帯・筋肉
ツチ骨	上ツチ骨靱帯 前ツチ骨靱帯 外側ツチ骨靱帯 鼓膜張筋腱
キヌタ骨	上キヌタ骨靱帯 後キヌタ骨靱帯
アブミ骨	アブミ骨筋腱

の豆状突起とアブミ骨頭部が関節を形成する．アブミ骨は頭部，前・後脚，底板より構成されており，底板は卵円窓に付着している．前脚と後脚に囲まれた部分は閉鎖孔と呼ばれ，胎生期にはアブミ骨動脈▶4 が走行している．

　耳小骨に付着する軟部組織として，ツチ骨およびキヌタ骨の支持靱帯，鼓膜張筋腱およびアブミ骨筋腱が挙げられる（**表**）．鼓膜張筋は骨性耳管の内側を後外側へ走行し，サジ状突起で90°方向を変え，ツチ骨柄に付着する．アブミ骨筋は錐体隆起内にあり，その腱が錐体隆起尖

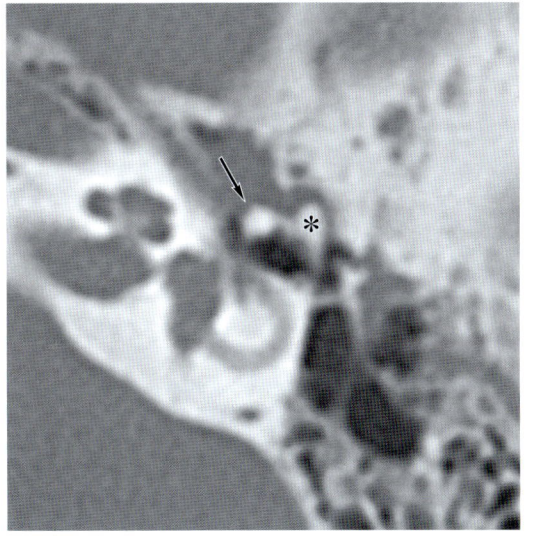

図15 10歳台，女児　耳小骨脱臼
ツチ・キヌタ関節の離断に伴い，アイスクリーム（ツチ骨頭部；→）がコーン（＊）から脱落している．

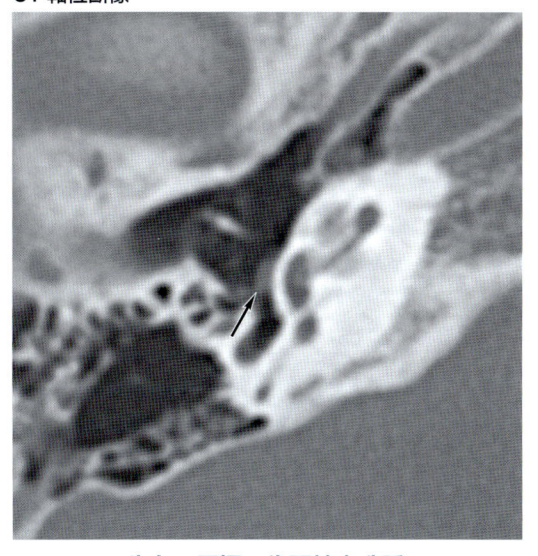

図16 10歳台，男児　先天性真珠腫
伝音性難聴を主訴にCTが施行された．ツチ骨背側にあるべきキヌタ骨長脚が認められない．異常軟部組織は岬角にわずかに認められるのみである（→）．

端からアブミ骨頭後面に付着している．

　鼓室内の神経としては，舌咽神経の鼓室枝（Jacobson神経）が主体となり，岬角近傍で鼓室神経叢が形成されている．その他に，顔面神経枝のアブミ骨神経および鼓索神経がある．鼓室は中硬膜動脈，内顎動脈，上行咽頭動脈などの外頸動脈枝の分枝によって栄養される．

● **画像解剖**

　筆者は，この領域の画像診断に不慣れな方に，耳小骨連鎖の評価を上鼓室から始めるよう推奨している．CT軸位断像では，上鼓室のツチ・キヌタ関節部が"ice cream cone"のように認められる（ツチ骨頭部がアイスクリームで，キヌタ骨体部から短脚がコーン）．この所見は，撮像断面がある程度異なっても恒常的に観察可能であり，ツチ・キヌタ骨の異常を評価する上で重要である（図15）．腹側のツチ骨頭を下に辿れば，ツチ骨頸および柄が観察でき，キヌタ骨体を下に辿ればその長脚が観察できる．キヌタ骨長脚については，ツチ骨柄とほぼ平行に走行すること（"parallel line"）や，その下端がアブミ骨底板の付着する卵円窓よりも低位に存在することを知っておく必要がある．ツチ骨柄の背側に耳小骨が認められない場合は，キヌタ骨長脚の異常が疑われる（図16）．アブミ骨は体軸に対して斜めに位置しており，アブミ骨頭に対して底板が頭側に位置している．このため，通常の軸位断ではア

▶4 **アブミ骨動脈（stapedial artery）**

　胎生期に第2大動脈弓より形成され，アブミ骨輪を貫通する動脈．外頸動脈形成に関与し次第に退縮するが，その一部が遺残する場合がある．画像診断に関する報告は少ないが[6]，頸動脈管から連続する小管構造，岬角を走行する線状構造，アブミ骨と近接する軟部組織（典型的には前脚と後脚の間），鼓室部顔面神経管の拡大あるいは同管と平行に走行する管状構造，棘孔の欠損などがCT所見として報告されている．

A　CT（ツチ骨柄から頭に沿ったMPR）

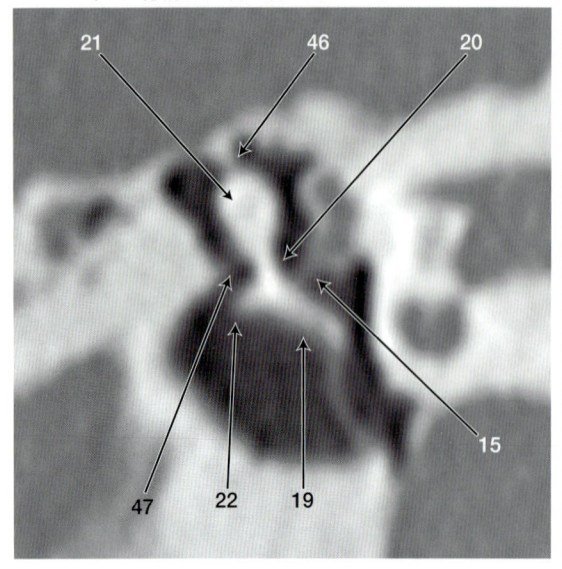

B　CT（キヌタ骨長脚に沿ったMPR）

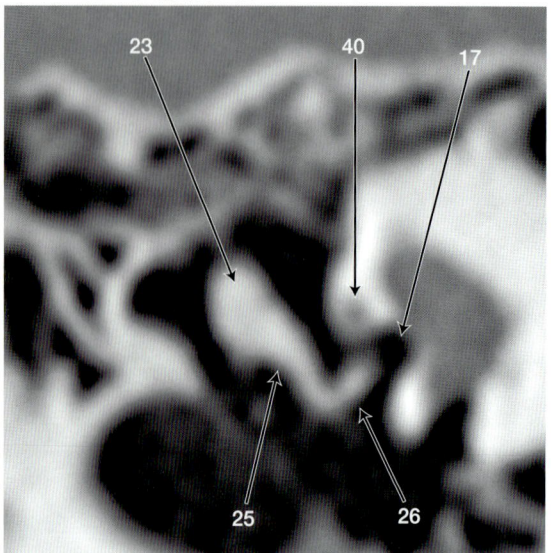

C　CT（キヌタ骨豆状突起からアブミ骨に沿ったMPR）

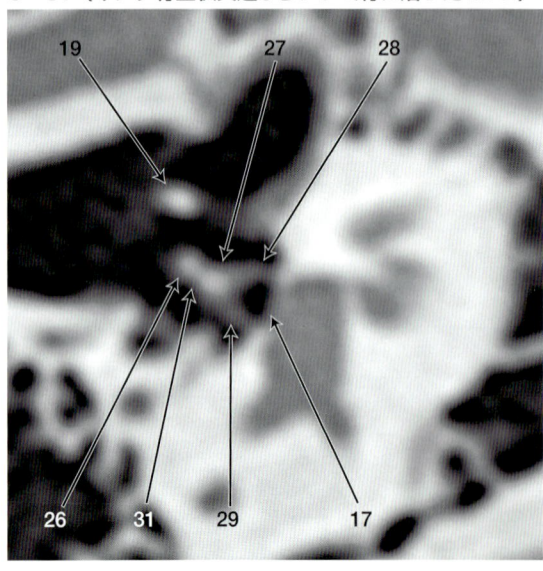

図17　MSCTにおける MPRを用いた耳小骨連鎖の観察
15：鼓膜張筋，17：卵円窓，19〜22：ツチ骨（19：柄，20：頸，21：頭，22：外側突起），23〜26：キヌタ骨（23：体，25：長脚，26：豆状突起）27〜29：アブミ骨（27：頭部，28：前脚，29：後脚），31．キヌタ・アブミ関節，40：顔面神経（鼓室部），46：上ツチ骨靱帯，47：外側ツチ骨靱帯

ブミ骨全体を1スライスで観察することは困難なことが多い．なお，アブミ骨の脚は細い構造であるため，周囲に軟部組織があると正常でも観察困難な場合がある．

軸位断に加えて冠状断で観察することが重要であるが，必要に応じてツチ骨柄やキヌタ骨長脚の長軸にあわせた断面，アブミ骨全体および卵円窓がほぼ1スライスに含まれるような断面などのMPRを追加することで，耳小骨連鎖の評価はより容易となる[7) 8)]（**図17**）．

鼓室内の異常軟部組織がなければ，鼓膜張筋はほぼ恒常的に観察可能である．MSCTを用いることで，アブミ骨筋や耳小骨の支持靱帯も高率に描出可能と報告されている[9)]．

鼓室内の正常血管や神経は，通常のCTではほとんど描出不能である（鼓索神経はある程度観察可能との報告もあるが）．前述のような血管変異（内頸動脈部分欠損やアブミ骨動脈）は，通常認められない軟部組織として同定可能な場合が多い．

CT軸位断像

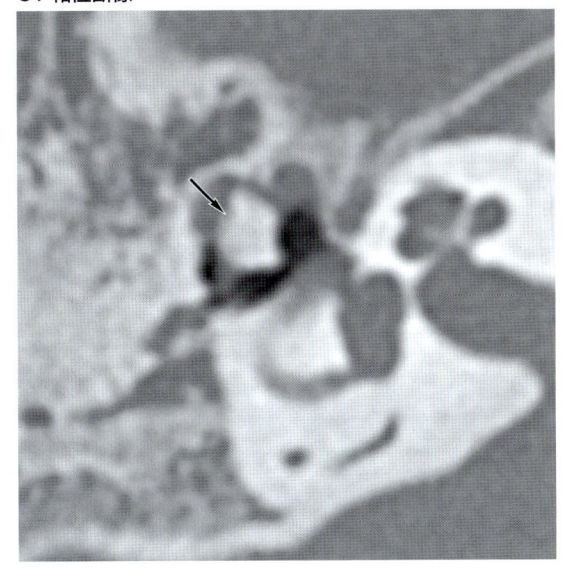

図18　10歳台，男児　右小耳症および外耳道狭窄
ツチ骨とキヌタ骨の癒合が認められる（→）．

● **臨床的意義**

　真珠腫や慢性中耳炎などの術前評価において，耳小骨連鎖が保たれているか否かはきわめて重要な情報である．その発生部位から予測されるように，弛緩部型真珠腫ではツチ骨頭やキヌタ骨体の脱灰を来しやすい．一方，緊張部型真珠腫ではキヌタ骨長脚や豆状突起がまず障害されることが多いが，同所見は真珠腫を合併しない慢性中耳炎でも認められることがある．

　外傷に伴って耳小骨の脱臼を伴う場合があり，外傷後の伝音性難聴の原因となる．キヌタ骨が他に比して重く靱帯でのみ固定されていることから，ツチ・キヌタ関節，次いでキヌタ・アブミ関節の離断が多い（図15）．側頭骨骨折を伴う場合と伴わない場合があり，後者の原因としては殴打などの強い外力や耳掻きなどによる直接損傷がある．

　先天性の伝音難聴や耳小骨奇形を高率に伴う外耳道狭窄例などでは，CTによる早期の評価が望まれる．耳小骨奇形の評価には，その発生を把握しておく必要がある．第1鰓弓からツチ骨頭，キヌタ骨体および短脚が，第2鰓弓からアブミ骨底板の一部を除くその他の部分が発生する．アブミ骨底板は，第2鰓弓より発生する鼓室部と神経外胚葉から発生する前底部よりなる．外耳奇形に伴う耳小骨奇形はツチ骨，キヌタ骨に多く，両者の癒合がしばしば認められる（図18）．外耳奇形を伴わない場合には，キヌタ骨長脚の欠損や変形，後方偏位などに伴うキヌタ骨，アブミ骨関節離断が最も多い（図19）．

　鼓室硬化症▶5では，耳小骨の支持靱帯や筋腱の異常石灰化や骨化を認めることがある[10]（図20）．血管変異に伴う軟部組織については，その特徴的画像所見からCTのみで診断可能なことが多いので，まず"知っておくこと"が重要である．

▶5 **鼓室硬化症（tympanosclerosis）**

慢性中耳炎に伴い，耳小骨連鎖の固着によって伝音性難聴を来す病態である．狭義には，軟部組織の硝子化を伴うものを指し，CTで石灰化や骨化が認められる．鼓室内の異常軟部組織が目立たず，耳小骨の支持靱帯や筋腱の異常石灰化のみが認められる場合もある．

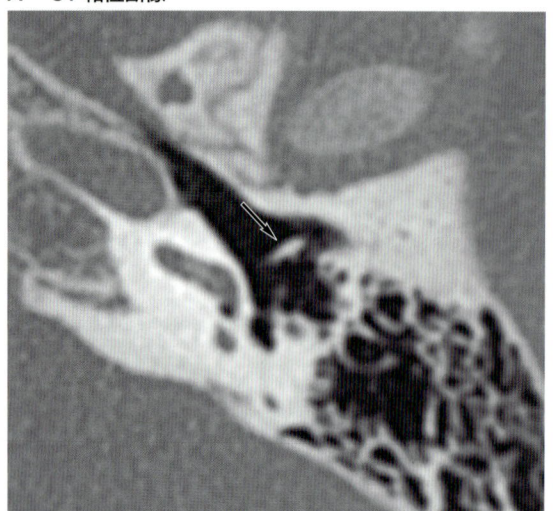

A　CT軸位断像　　　　　　　B　CT（キヌタ骨長脚に沿ったMPR）

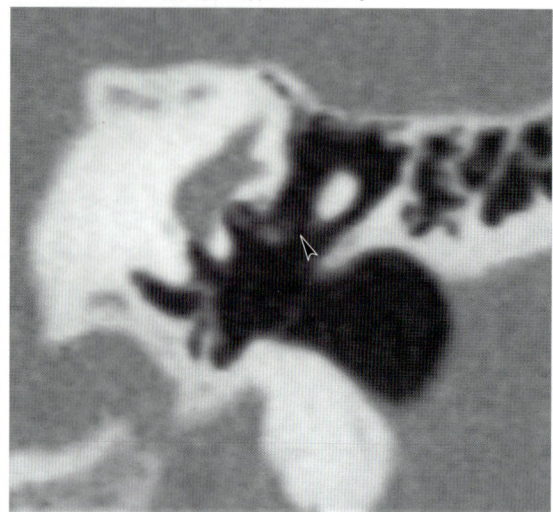

図19　10歳未満，男児　左耳小骨奇形
A：ツチ骨柄（→）の背側にあるべき骨構造（"parallel line"）が認められない．
B：キヌタ骨長脚が確認できない（▶）．

CT冠状断像（MPR）

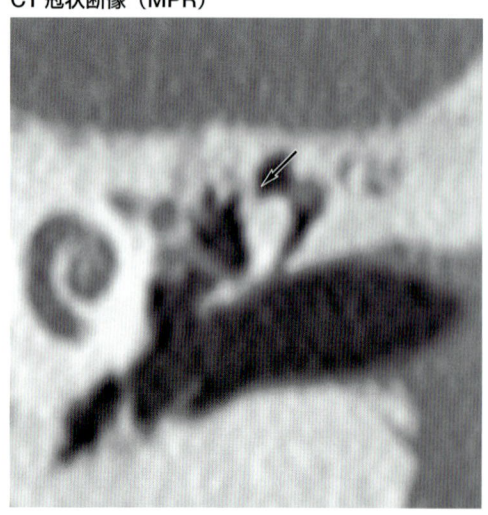

図20　50歳台，女性　左鼓室硬化症
ツチ骨頭から鼓室天蓋に連続する石灰化病変が認められる（→）．
その形態より，上ツチ骨靱帯の石灰化と思われる．

3. 卵円窓，正円窓（oval window, round window）

● 臨床解剖

　　卵円窓と正円窓は中耳腔と内耳迷路の境界にある"窓"である[11]．卵円窓（前庭窓）は岬角上部，顔面神経鼓室部の直下にあり，アブミ骨底板が付着している．その腹側には前庭窓前小裂（fissula ante fenestram）▶6 が存在する．正円窓（蝸牛窓）は岬角の背側下部に認められる．

CT 軸位断像

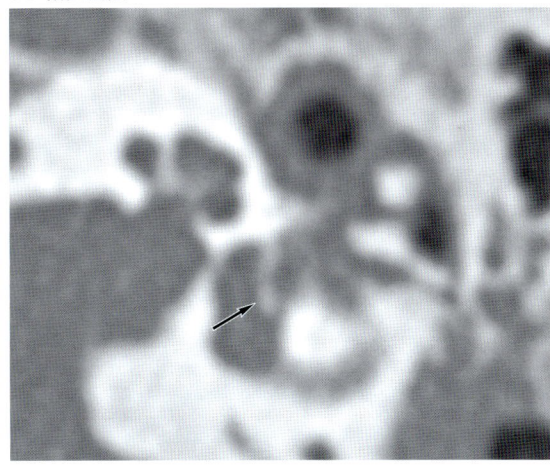

図21　50歳台，女性　耳掻きによる耳小骨脱臼と外リンパ瘻
ツチ・キヌタ関節の脱臼が認められ，鼓室内には外リンパ瘻を示唆する軟部組織吸収値が認められる．前庭内には線状の骨構造が認められ（→），アブミ骨底の陥没に伴う病態と考えられる．

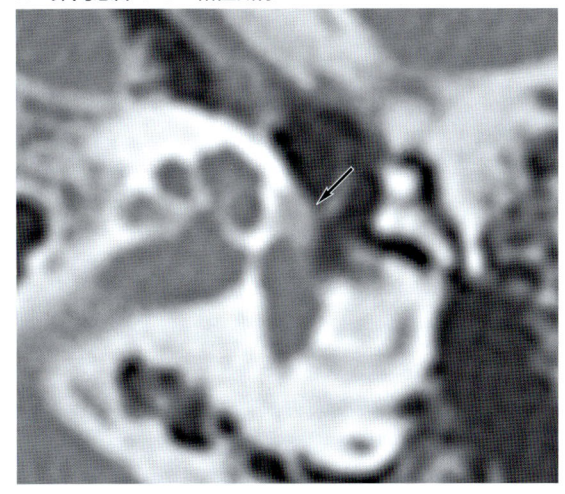

A　卵円窓部のCT軸位断像
B　正円窓を通るCT冠状断像（MPR）

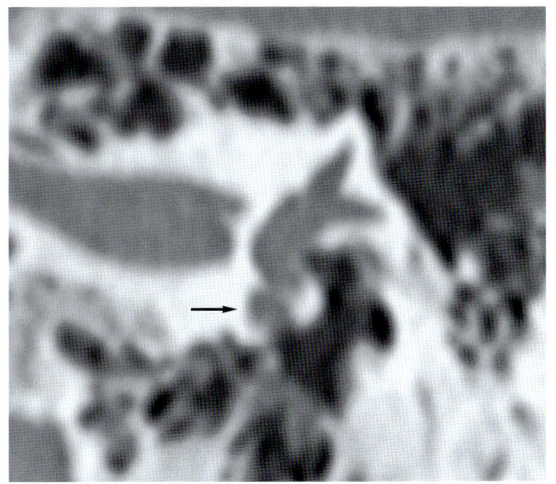

図22　60歳台，女性　窓型耳硬化症
A：卵円窓腹側の耳嚢に，海綿状骨の増生を示唆する軟部組織が認められる（→）．
B：正円窓を中心として同様の軟部組織が認められる（→）．

● 画像解剖

　正常のアブミ骨底部は非常に薄く，卵円窓部の骨構造は尖った鉛筆で引いたほどにしか認められない．部分容積効果の影響を考慮した薄いスライス厚での観察が望まれ，前述のアブミ骨を観察するMPRが卵円窓の評価にも有用である（図17-C）．正円窓の評価には冠状断が有用である．

▶6　**前庭窓前小裂（fissula ante fenestram）**

　耳嚢の骨形成は，内側および外側の骨膜層と中央の内軟骨層の3層に分かれている．中央の内軟骨層の一部が線維組織や軟骨組織として分化し卵円窓腹側に認められる構造が前庭窓前小裂である．CT上，正常成人では観察困難な場合が多いが，小児期にはこの部に相当する透亮像が認められることがある[12]．また，この部位は窓型耳硬化症（図22）の初発部位として重要である．

3．卵円窓，正円窓　101

● 臨床的意義

卵円窓や正円窓は，鼓室内の炎症性病変などが内耳に進展する経路として，あるいは外リンパ瘻や髄液瘻の経路として重要である（図21）．卵円窓近傍は，耳硬化症▶7の好発部位であり（窓型耳硬化症），fissula ante fenestram を中心とした病変が多い[13]（図22-A）．本疾患の本態は海綿状骨の増生であり，病変部は CT で低吸収を示し[14]，MRI では増強効果を認める[15]．稀に正円窓近傍にも耳硬化症病変が認められるが，その際の機能予後は不良とされている（図22-B）．なお，小児期には fissula ante fenestram に相当する透亮像が残存していることがあり，注意を要する（cochlear cleft）[12]．

4. 顔面神経 （facial nerve）

● 臨床解剖

顔面神経は，内耳道の上前1/4を走行した後に側頭骨内に入り，腹側に走行し（迷路部），膝神経節に達する．膝神経節からは，大錐体神経（涙分泌を支配する副交感神経）が腹側へ分枝する．顔面神経本幹は膝神経節から鼓室内側壁の顔面神経管内を背側へ走行し（鼓室部），鼓室陥凹の外側で下方へ向きを変える（第2膝部）．その後，錐体内を下行し（錐体部あるいは垂直部），茎乳突孔から頭蓋底を出て，耳下腺の浅葉と深葉の間を走行する．錐体部からは，アブミ骨筋神経（アブミ骨筋の運動を支配）および鼓索神経（舌前方2/3の味覚を伝える求心性線維と顎下腺，舌下腺を支配する遠心性副交感神経）が分枝する．

● 画像解剖

側頭骨内の顔面神経の評価には高分解能 CT が有用である（図23）．鼓室部の評価には冠状断が優れており，MSCT では顔面神経の走行に沿った再構成も可能である．正常でも，顔面神経管の一部が欠損（裂開）していることがある[16]．鼓室部に最も多いが，膝神経節や垂直部でも認められる（図24）．薄い骨壁が存在するのか裂開しているのかの判断は困難な場合も少なくないが，鼓室壁に顔面神経による陥凹があるか否かが両者の鑑別に有用との報告も見られる．稀ではあるが，顔面神経が複数に分かれて走行している場合もある（図25）．遺残アブミ骨動脈が顔面神経と並走し同様の所見を呈することがあるが，アブミ骨動脈は特徴的な走行を示す[6]（p.97 ▶ 4 参照）．

顔面神経管に異常を来さないような病態では造影検査を含む MRI が有用である．造影 MRI では正常の顔面神経に沿った増強効果が認められることも多く（特に鼓室部と乳突部）[17]，注意を要する．これは神経そのものの増強効果ではなく，神経周囲の豊富な動静脈叢によるものと考えられている．病的な増強効果か否かは，増強効果の左右差およびその部位，神経腫大の有無などを考慮して判断する必要がある．

▶7 **耳硬化症（otosclerosis）**

耳嚢の内軟骨層において緻密骨が血流豊富な海綿状新生骨によって置換される疾患であり，otospongiosis とも呼ばれる．病変部は CT で緻密骨よりも低吸収を示し，進行すると再度石灰化し骨斑を形成する．前庭窓近傍を中心とした窓型（fenestral type）と蝸牛などの内耳迷路周囲に病変が及ぶ蝸牛型（cochlear or retrofenestral type）に分類される．本邦では窓型が大部分を占め，アブミ骨固着に伴う伝音性難聴を来す．蝸牛型では混合性難聴を示すことが多い．なお，耳小骨の固着によって伝音性難聴を来す鼓室硬化症とは全く異なる疾患である．

CT軸位断像（左より内耳道上部，内耳道中央部，内耳道下部，蝸牛岬角のレベル）

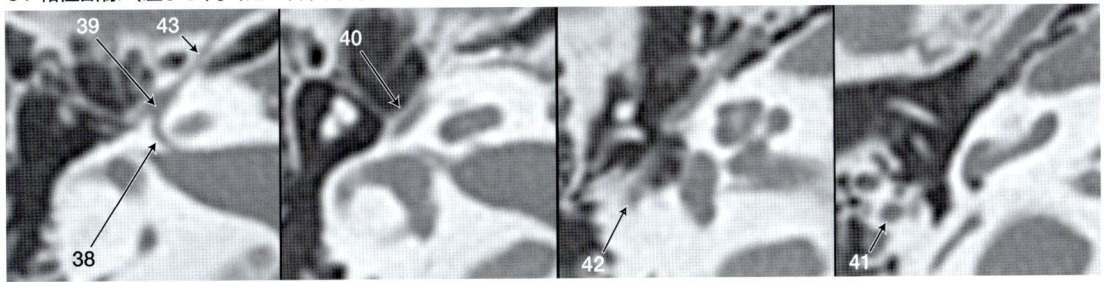

図23　顔面神経の走行
38〜43：顔面神経（38：迷路部，39：膝神経節，40：鼓室部，41：錐体部，42：第2膝部，43：大錐体神経）

A　CT冠状断像

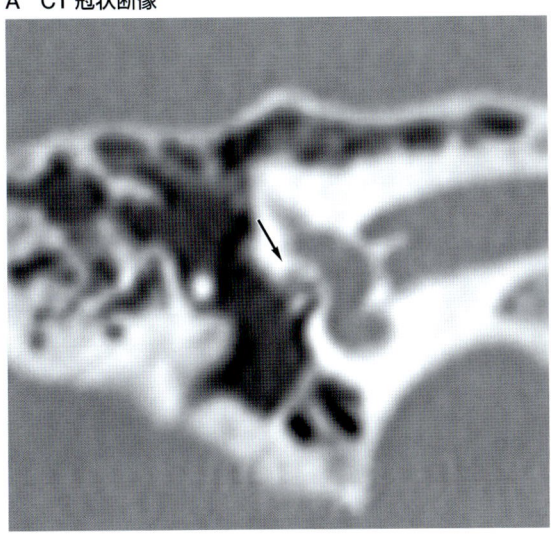

B　CT（顔面神経に沿ったMPR）

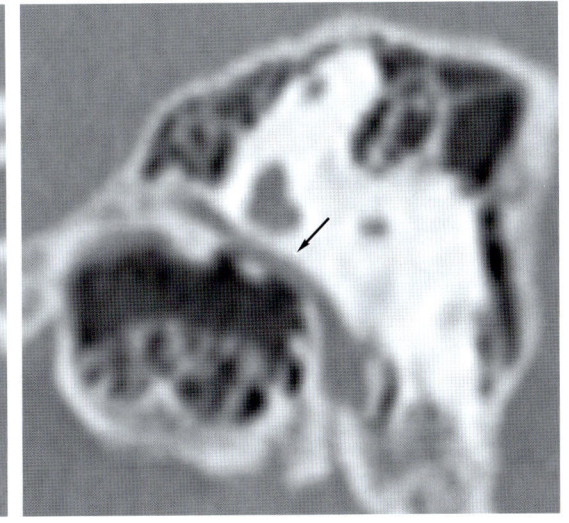

図24　顔面神経裂開
A，B：卵円窓直上部で顔面神経管の骨壁が不明瞭化し，顔面神経管はアブミ骨に接して走行している（→）．

A　CT軸位断像

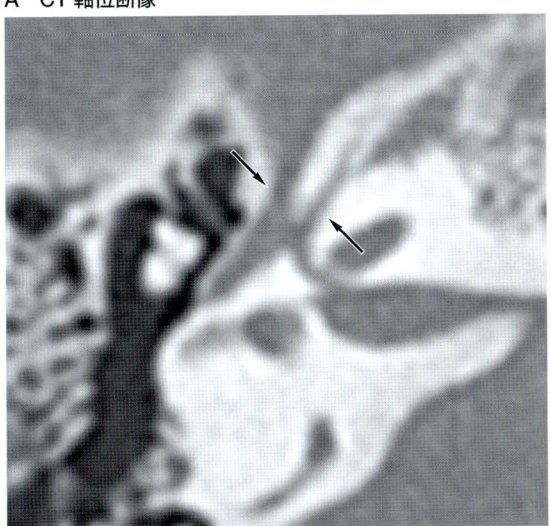

B　CT冠状断像（MPR）

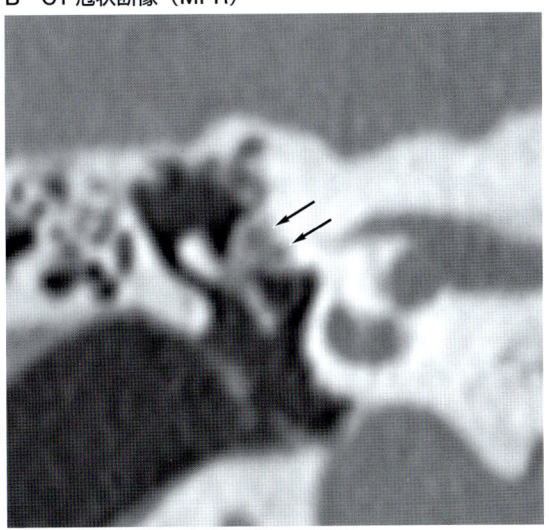

図25　10歳台，女児　顔面神経branching
A，B：大錐体神経や顔面神経の鼓室部にbranchingが認められる（→）．

4．顔面神経

● **臨床的意義**

顔面神経管の評価は，真珠腫などの中耳疾患に対する手術を考慮する上で重要である．顔面神経管が裂開している例では，その損傷の危険性が高くなる．

末梢性顔面神経麻痺の画像診断としては造影 MRI が有用であり，麻痺側の顔面神経に強い増強効果が見られる（図26）．正常者においても膝神経節より末梢では増強効果が見られることが多いが，内耳道内から迷路部に増強効果が見られる場合や神経腫大を伴う場合には有意な所見と捉えている．Schefer ら[18]は顔面神経の増強効果と臨床経過や予後には相関がないと報告しているが，造影される範囲と増強効果の強さを計測することにより予後不良例の推定が可能との報告や[19]，予後不良例では慢性期に T2 強調像で膝神経節や鼓室部が高信号を呈することが多いとの報告も見られる[20]．なお，末梢性顔面神経麻痺における画像診断の大きな目的の一つは，腫瘍性病変などの基礎疾患を除外することである．

顔面神経の腫瘍，腫瘍類似疾患としては，神経鞘腫，血管腫，頭頸部腫瘍（あるいは炎症）の perineural spread，炎症性・肉芽腫性病変などが挙げられる．顔面神経鞘腫が神経管内に発生した場合には，神経の走行に沿った"ソーセージ状"の形態を示すことが多い（図27）．なお，同腫瘍が顔面神経麻痺で発症することは比較的少なく，随伴する滲出性中耳炎などを契機に発見されることも多い．一方，血管腫は比較的小さなうちから顔面神経麻痺を伴い，T2 強調像で高信号を示す限局性の腫瘤性病変として発見されることが多い[21]．頭頸部腫瘍の perineural spread は，三叉神経に次いで顔面神経に多い[22]．造影 MRI では，神経の腫大や異常増強効果が見られるが，原発巣から連続する病変として捉えられない場合もある．

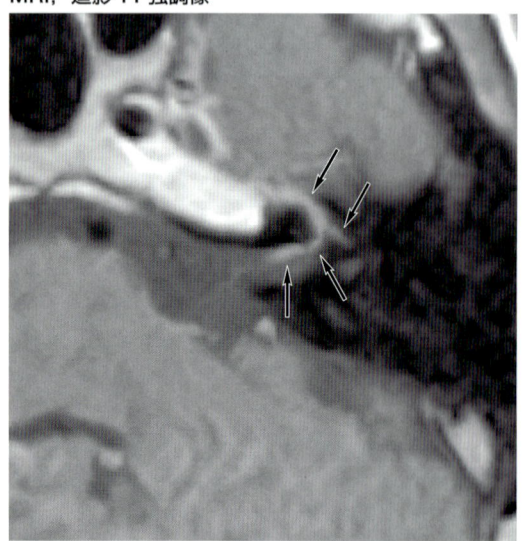

図26 30歳台，男性　左顔面神経麻痺
左顔面神経は，内耳道内，迷路部，膝神経節，鼓室部と強い増強効果を示す（→）．

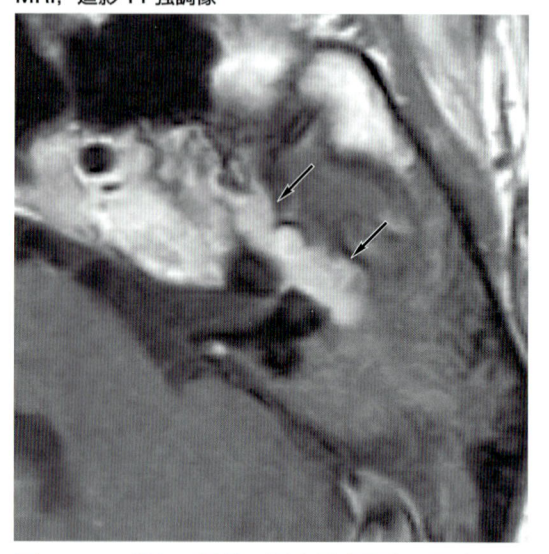

図27 20歳台，男性　滲出性中耳炎で発症した顔面神経鞘腫
左顔面神経の膝神経節から鼓室部の走行に沿うような"ソーセージ状"の増強効果を示す腫瘤性病変が認められる（→）．内耳道内から迷路部の顔面神経にも増強効果が認められる．

5. 耳管，その他 (auditory tube/eustachian tube, others)

● 臨床解剖・画像解剖

耳管は鼓室と上咽頭を結ぶ全長約 3.5cm の管構造で，上咽頭の Rosenmüller 窩の外側に開口しており，鼓室内の換気などに関与している．鼓室から前方，内側（約 45°），下方（約 30 ～ 40°）へ走行している[23]（**図 28**）．骨性の後部 1/3 と線維および軟骨組織よりなる前部 2/3 よりなり，両者の境界部が最も狭く峡部（isthmus）と呼ばれる．線維軟骨部の耳管径は口蓋帆張筋および口蓋帆挙筋によって調整される．骨性耳管の内側部には鼓膜張筋が認められる．

耳管の内側には頸動脈管があり，その内側が錐体尖となる．錐体尖部は通常骨髄であるが，30 ～ 35% で含気蜂巣が認められ，約 5% でその含気化に左右非対称が認められる（**図 29**）．

● 臨床的意義

耳管は，鼓室内圧の調整，鼓室内分泌物の排出，鼓室の形態維持などに関与しており，耳管機能の異常がさまざまな病態の原因となる．成人例では，滲出性中耳炎の原因疾患として上咽頭から鼓室の耳管開口部近傍にかけての腫瘤性病変が隠れている場合がある（**図 27**）．また，稀ながら耳管を介した腫瘍進展も報告されている．

錐体尖部が含気化されている場合，この部分に限局した液体貯留を認めることがあり，MRI の T2 強調像で高信号を示す．通常は特別な処置を必要としない（“leave me alone” lesion）が，他の病態（真珠腫，コレステロール肉芽腫，各種腫瘍性病変など）[24] との鑑別が問題となる場合もある．蜂巣隔壁が保たれているかどうかが鑑別に重要である（**図 30，31**）．

CT（耳管の走行に合せた MPR）

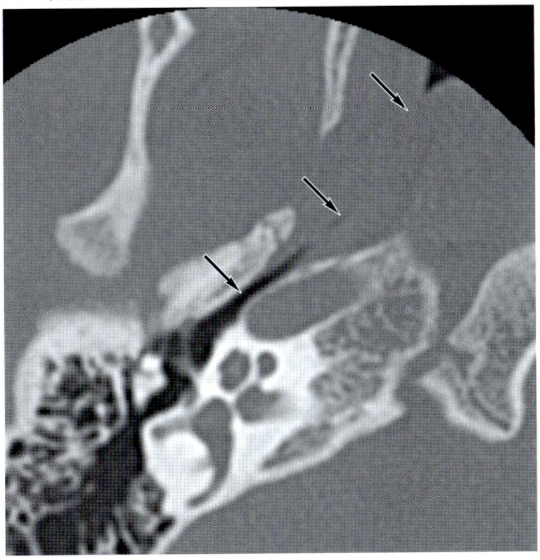

図 28　耳管の走行
→：耳管

CT 軸位断像
（上段：上方のスライス，下段：下方のスライス）

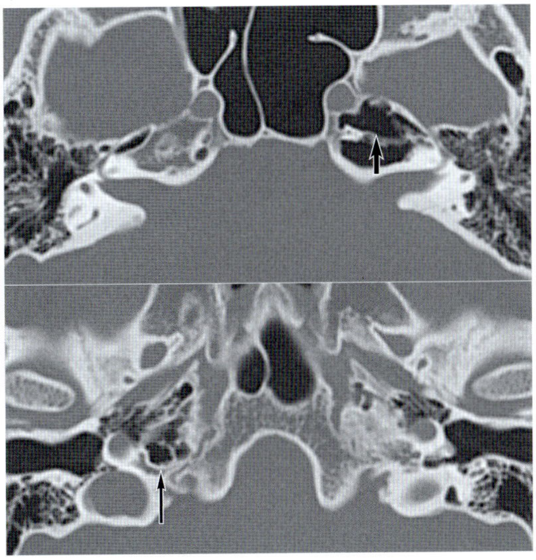

図 29　錐体尖の含気化
下方のスライス（下段）では，右錐体尖の含気蜂巣が発達している（→）．一方，上方のスライス（上段）では，左錐体尖の含気蜂巣が発達している（➡）．

6 側頭骨（鼓室および顔面神経）

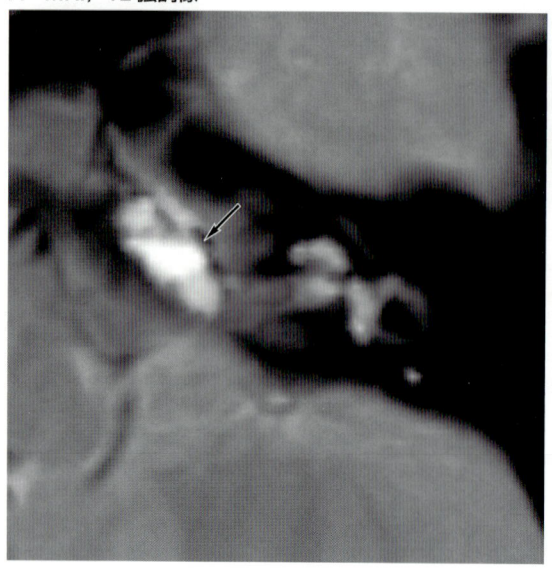

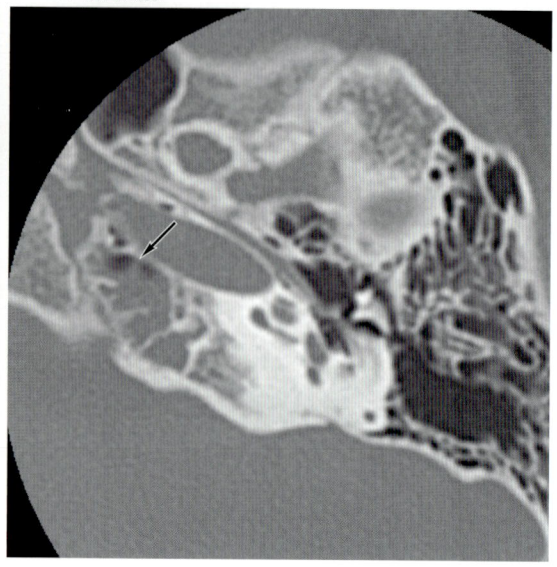

図30 10歳台，男児 錐体尖の液体貯留
A：錐体尖の高信号が認められる（→）．
B：蜂巣構造を示唆する骨性の隔壁が認められ（→），含気腔（蜂巣）内の液体貯留が示唆される．

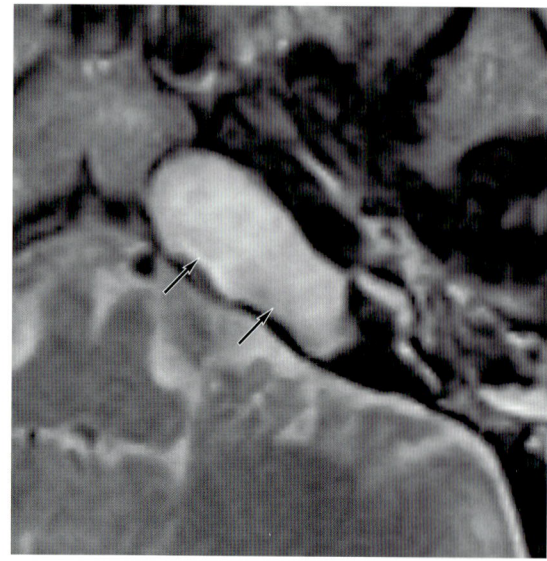

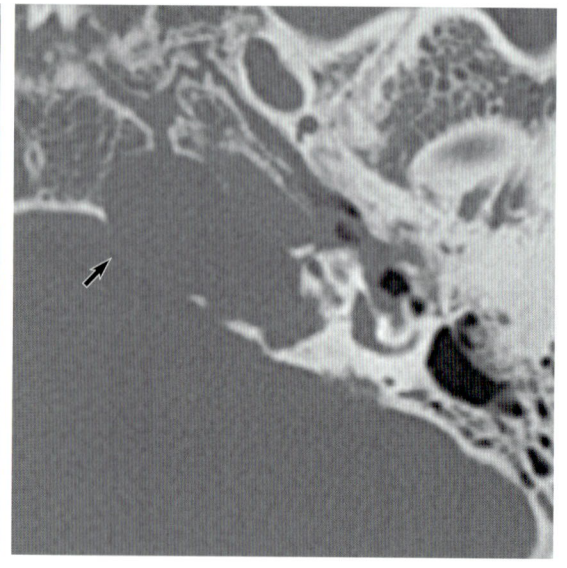

図31 40歳台，男性 錐体尖部真珠腫
A：錐体尖の高信号が認められる（→）．
B：骨質は菲薄化し（→），蜂巣構造を示唆する骨性の隔壁が認められない．

文献

1) Jäger L, Bonell H, Liebl M, et al: CT of the normal temporal bone: comparison of multi- and single-detector row CT. Radiology 235: 133-141, 2005.
2) Lane JI, Lindell EP, Witte RJ, et al: Middle and inner ear: improved depiction with multiplanar reconstruction of volumetric CT data. Radiographics 26: 115–124, 2006.
3) Mafee MF: MRI and CT in the evaluation of acquired and congenital cholesteatomas of the temporal bone. J Otolaryngol 22: 239-248, 1993.
4) Weissman JL, Hirsch BE: Beyond the promontory: the multifocal origin of glomus tympanicum tumors. AJNR 19: 119-122, 1998.
5) Lo WW, Solti-Bohman LG, McElveen JT Jr: Aberrant carotid artery: radiologic diagnosis with emphasis on high-resolution computed tomography. Radiographics 5: 985-993, 1985.
6) Thiers FA, Sakai O, Poe DS, et al: Persistent Stapedial Artery: CT Findings. AJNR 21: 1551–1554, 2000.
7) 藤井直子，片田和廣，吉岡哲志・他：マルチスライスCTによるCT基準面に対する耳小骨の角度計測と高分解能多断面再構成を用いた耳小骨最適断面の作製法. Otol Jpn 15: 625-632, 2005.
8) Fujii N, Inui Y, Katada K: Temporal bone anatomy: correlation of multiplanar reconstruction sections and three-dimensional computed tomography images. Jpn J Radiol 28: 637–648, 2010.
9) 松本 滋，戸崎光宏，宮崎日出海：耳小骨と耳小骨靱帯の Multislice CT：正常解剖の描出と耳小骨奇形の診断. 画像医学誌 20: 133-144, 2001.
10) Martin C, Timoshenko AP, Dumollard JM, et al: Malleus head fixation: histopathology revisited. Acta Otolaryngol 126: 353-357, 2006.
11) Veillon F, Riehm S, Emachescu B, et al: Imaging of the windows of the temporal bone. Semin Ultrasound CT MR 22: 271-280, 2001.
12) Chadwell JB, Halsted MJ, Choo DI, et al: The cochlear cleft. AJNR 25: 21-24, 2004.
13) Weissman JL: Hearing loss. Radiology 199: 593-611, 1996.
14) Vicente Ade O, Yamashita HK, Albernaz PL, et al: Computed tomography in the diagnosis of otosclerosis. Otolaryngol Head Neck Surg 134: 685-692, 2006.
15) Goh JP, Chan LL, Tan TY: MRI of cochlear otosclerosis. Br J Radiol 75: 502-505, 2002.
16) Takahashi H, Sando I: Facial canal dehiscence: histologic study and computer reconstruction. Ann Otol Rhinol Laryngol 101: 925-930, 1992.
17) Gebarski SS, Telian SA, Niparko JK: Enhancement along the normal facial nerve in the facial canal: MR imaging and anatomic correlation. Radiology 183: 391-394, 1992.
18) Sartoretti-Schefer S, Brändle P, Wichmann W, et al: Intensity of MR contrast enhancement does not correspond to clinical and electroneurographic findings in acute infalammatory facial nerve palsy. AJNR 17: 1229-1236, 1996.
19) Kress BP, Griesbeck F, Efinger K, et al: Bell's palsy: what is the prognostic value of measurements of signal intensity increases with contrast enhancement on MRI. Neuroradiology 44: 428-433, 2002.
20) Kinoshita T, Ishii K, Okitsu T, et al: High-intensity facial nerve lesions on T2-weighted images in chronic persistent facial nerve palsy. Neuroradiology 43: 388-392, 2001.
21) Friedman O, Neff BA, Willcox TO, et al: Temporal bone hemangiomas involving the facial nerve. Otol Neurotol 23: 760-766, 2002.
22) Ojiri H: Perineural spread in head and neck malignancies. Radiat Med 24: 1-8, 2006.
23) Licameli GR: The eustachian tube. Update on anatomy, development, and function. Otolaryngol Clin North Am 35: 803-809, 2002.
24) Muckle RP, De la Cruz A, Lo WM: Petrous apex lesions. Am J Otol 19: 219-225, 1998.

7 側頭骨（内耳，内耳道）

長縄慎二

側頭骨（内耳，内耳道）の画像解剖は人体の中でも最も微細，かつ複雑で，画像解釈のみでなく，撮影段階から十分な注意を払って，画像診断にかかわる必要がある．この領域ではMRIが重要であるが，疾患によってはCTで得られる情報が不可欠な場合もあり，両者に精通する必要がある．

はじめに

　側頭骨，特に内耳領域の診断には詳細な画像解剖の知識と慎重な画像観察が必要である．しかし，忘れてならない重要なことは，観察の対象となる画像が十分なクオリティで撮影されているかどうかである．ここでは臨床解剖，画像解剖について述べるとともに，画像の質の評価についても併せて解説する．

　本稿においては，まず全体的な「1. 臨床解剖」を述べ，「2. 画像解剖」については以下のように述べる．
1）CT（横断，冠状断，矢状断）
2）MRI（横断，矢状断）
3）MRI［迷路の最大値輝度投影像（maximum intensity projection；MIP）］

　1）〜3）は基本解剖について正常CT，MRIについて解説する．画像の配列は横断像では尾側から頭側への順とする．

　さらに，内リンパ管，嚢（前庭水管），蝸牛水管，単孔，蝸牛軸，弓下窩動脈管，卵円窓とcochlear cleft，迷路内リンパ腔については，重要な部分に焦点をおいて，臨床解剖，画像解剖，臨床的意義について解説する．

1. 臨床解剖

　側頭骨，特に感音性難聴を来す疾患における内耳，内耳道の診断には，後頭蓋窩の厚い骨によるアーチファクトのため，MRIが主体となることが多いが，最近のMDCT（multidetector-row CT）で0.5mmスライスを連続的に得て，それを重ね合せることによって厚いスライスを得るとアーチファクトが軽減し，小脳橋角槽内の聴神経腫瘍などの病変が造影剤を使用しなくても描出されることがある．また，蝸牛周囲の耳硬化症のプラークは，MRIのみでは見過ごされることもある．迷路炎病巣の骨化の有無（骨化性迷路炎：labyrinthitis ossificans）もCTでしか知りえない情報である．そのため，CT，MRIの両者で，この領域の解剖に慣れ親しんでおく必要がある．

　内耳領域のMR診断にはheavy T2強調でのMR cisternography[1]が用いられることが多いが，ほとんどの軟部組織が低信号となり，軟部組織についての情報がなくなる．また，内耳出血といったT1強調像が有用な病態も存在するということは念頭に置いておくべきである．もちろん，炎症性疾患，腫瘍性疾患のいずれにおいても，ガドリニウム造影剤は有用である．

また最近，単純 3D-FLAIR (fluid attenuated inversion recovery) による迷路リンパ液組成変化の検出と，造影 3D-FLAIR による血液迷路関門透過性亢進の検出がさまざまな内耳疾患で有用であることが報告されており，精密検査では 3D-FLAIR が追加されることが増えてきている．

heavy T2 強調での MR cisternography においても，3D-fast spin echo (turbo spin echo) 系と 3D-CISS[2] や 3D-true FISP (fast imaging with steady state precession) 系では，自由水が高信号を示す点では同じであるが，細かい部分では像がかなり異なり，骨や空気に囲まれた迷路は，3D-CISS や 3D-true FISP 系では，縞状のアーチファクトが出現しやすく，人工内耳の適応決定に用いるには適さない．特に 3T においてはその傾向が強い．

MR cisternography においては，2D-fast spin echo 法では 1.5mm 厚程度が撮影可能な最も薄いスライスであるが，微細な内耳道内の神経や迷路の病変の診断には不十分である．我々は 3D 法で 0.5〜0.8mm 厚をルーチンに使用している．また，2D では 90°パルスを受けた髄液が拍動によって 180°パルスを受ける前に，スライス面から流出 (washout 現象) してしまい，シグナル・ロスを生じる場合がある．

迷路（蝸牛，前庭，三半規管）は内リンパ液，外リンパ液を入れているが，側頭骨内では人体でエナメル質に次いで硬い骨包に囲まれている．外リンパ腔は骨ラセン板と基底膜により前庭階と鼓室階に分かれる．前庭階と鼓室階の間には内リンパ腔である膜迷路（蝸牛管）が存在し，蝸牛管と前庭階の間は細胞 2 層からなる Reissner 膜が分けている．メニエール病による内リンパ水腫の検出にはこの Reissner 膜の検出が必要とされてきたが，大変薄いので臨床用 MRI では描出が困難であった．近年，鼓室内もしくは静脈内にガドリニウム造影剤を注入することで外リンパを増強し，内外リンパに信号差をもたらすことで，内リンパと外リンパを分離描出することが行われるようになってきた．

迷路と迷路外の交通を来す可能性のある経路として，前庭水管（これの閉塞がメニエール病に関係しているといわれている），蝸牛水管（成人では閉塞しているといわれているが，蝸牛血流の導出静脈の通路ともいわれている），卵円窓（アブミ骨底板により覆われているが，先天的，または手術操作などの後天的要素でリンパ液の漏出を来しうる），外側半規管の外側壁（真珠腫性中耳炎などの場合に骨壁破壊により瘻孔を作る），内耳道底部から蝸牛軸（低形成により内耳道の脳脊髄液腔との交通がありうる）などが挙げられる．これらについては特に注意して観察する必要がある．

▶1 MR cisternography

MR cisternography は十分に高分解能の heavy T2 強調像を得ることで，脳脊髄液，リンパ液を高信号に描出し，水以外の組織は欠損像として認識される．そのため，内耳道の外側末端は骨壁の変形なのか腫瘍が存在するのかがわかりにくい場合がある．また，前庭神経炎のように，神経の形態に変化が乏しいものも病変として認識が難しい．そのような場合には，MPR を行って矢状断像，冠状断像を観察するが，それでも確定できないときは積極的に造影を施行する．

▶2 3D-constructive interference in steady state（CISS 法）

主にシーメンス社の装置で用いられる MR cisternography 用のシークエンスである．true FISP よりは RF pulse の phase cycling を行って磁場不均一を補償しているが，fast spin echo (FSE) 系に比べれば磁場不均一性に弱く干渉縞が出やすいこと，spin echo (SE) と gradient echo (GE) の合成像であるため flow が高信号になったり低信号になったり不安定であること，2 つ以上の撮像の合成であるので計算時間がやや長いことが不利な点である．画像コントラストは T2/T1 であるため，造影後に撮像すると聴神経腫瘍が増強されるという特徴がある．FSE 系よりは軟部組織のぼけが少なく，眼窩内などもある程度観察可能である．

高分解能CT軸位断像（0.5mm厚）

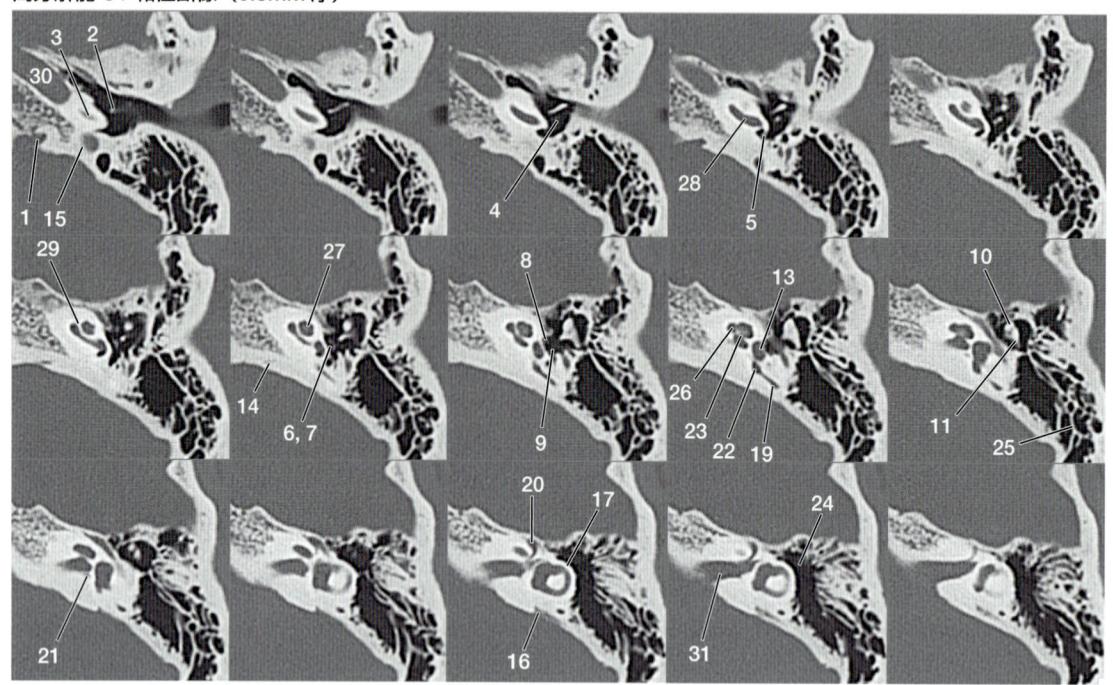

図1　40歳台，健常女性　左耳
4列検出器の装置を使用して，non-helical modeで撮影．

CT冠状断像（左卵円窓レベル）

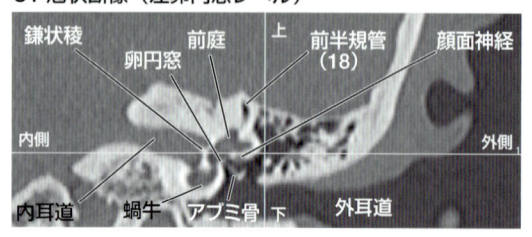

図2　20歳台，健常女性　卵円窓
鎌状稜，アブミ骨，蝸牛，前庭，前半規管が見られる．冠状断像は真珠腫性中耳炎の頭蓋底浸潤や前半規管上骨壁欠損の診断に有用である．0.5mmスライスで横断像が撮影してあれば，あえて直接の冠状断像を得る必要はない．

CT矢状断像

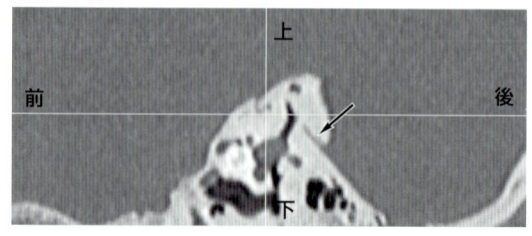

図3　20歳台，健常女性　前庭水管
矢状断像は前庭水管（→）の描出に有効である．他の矢状断のスライスでは顔面神経垂直部の観察や内耳道径の把握に有効である．

2. 画像解剖

1）CT

a. 横断像（図1）

　側頭骨の高分解能CTが評価可能な画質かどうかの評価の際には，アブミ骨の描出がひとつの目安にはなるが，中耳炎などで，この基準を使えない場合も多いので，単孔の描出を目安にするのがよい．この部分の病変は少なく，また十分な高分解能で撮影しないと描出されないので，評価基準としては適当である．前半規管のアーチの下をくぐる弓下窩動脈管を目安とするのもよい．

MRI，heavy T2 強調軸位断像
1.5T，1.8mm スライス，16cm FOV，512×288 マトリックス，撮影時間 5 分 56 秒

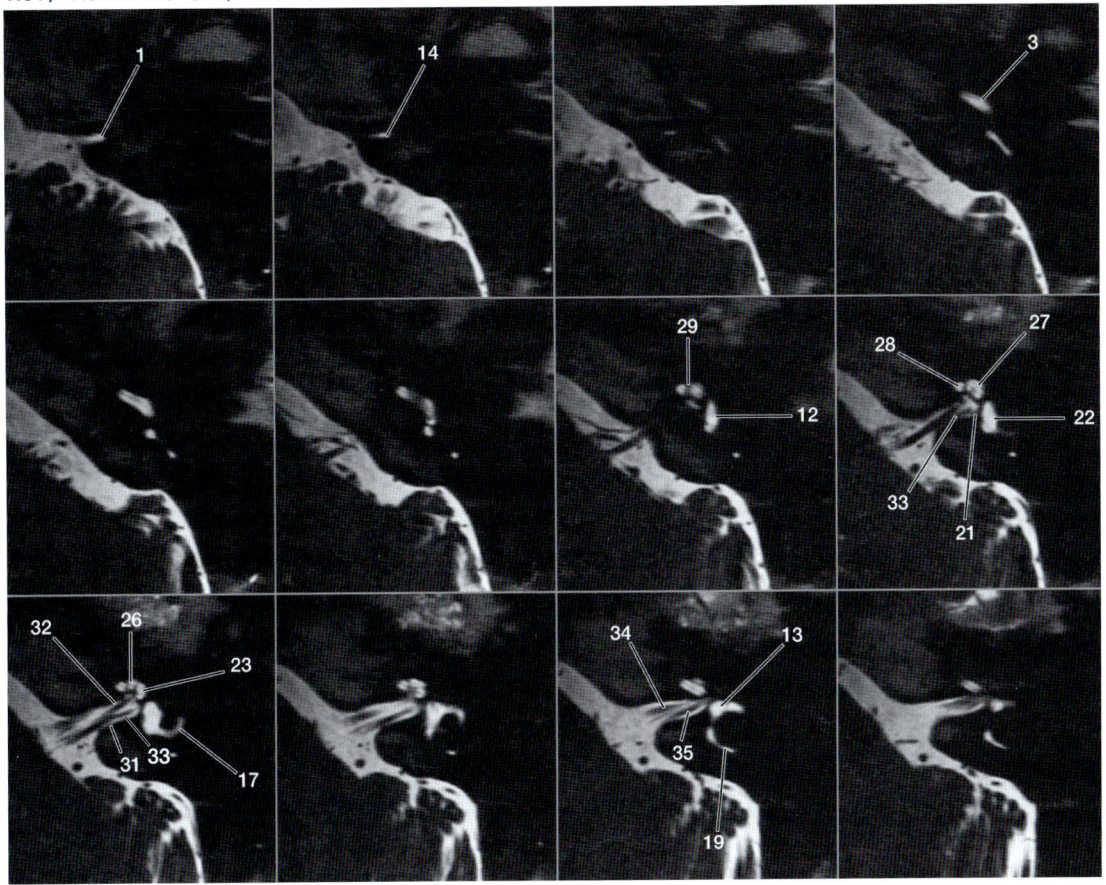

図 4　20 歳台，健常女性　左内耳，内耳道
脳脊髄液，リンパ液が高信号となり，脳実質や脳神経は低信号となっている．

解剖名一覧

1. 第 9～11 脳神経の nerve sleeve
2. ツチ骨柄
3. 蝸牛基底回転
4. キヌタ骨長脚
5. 正円窓
6. 卵円窓
7. アブミ骨底板
8. アブミ骨前脚
9. アブミ骨後脚
10. ツチ骨頭
11. キヌタ骨体
12. 球形嚢
13. 卵形嚢
14. 蝸牛水管
15. 頸静脈球
16. 前庭水管
17. 外側半規管
18. 前半規管
19. 後半規管
20. 顔面神経膝神経節
21. 単孔
22. 後膨大
23. 蝸牛軸
24. 乳突洞口
25. 乳突蜂巣
26. 蝸牛中回転
27. 蝸牛頂回転
28. 骨ラセン板
29. interscalar septa
30. 内頸動脈管
31. 内耳道
32. 蝸牛神経
33. 下前庭神経
34. 顔面神経
35. 上前庭神経

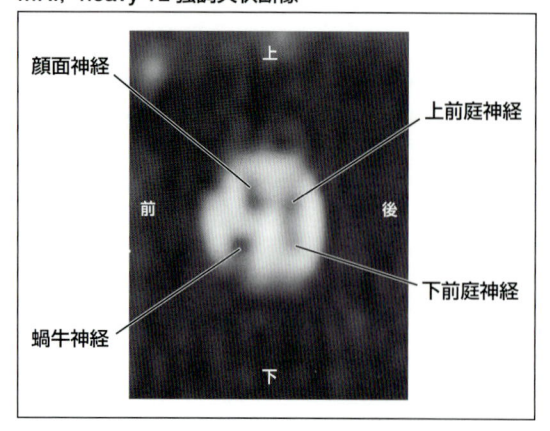

図5 20歳台，健常女性　内耳道内部
内耳道内部の4本の神経束を確認するのに有効で，特に人工内耳適応決定において蝸牛神経の太さを術前に知るのに有用である．直接の矢状断像を得てもいいが，0.8mm以下のthin sliceの横断像からMPRにて再構成してもよい．

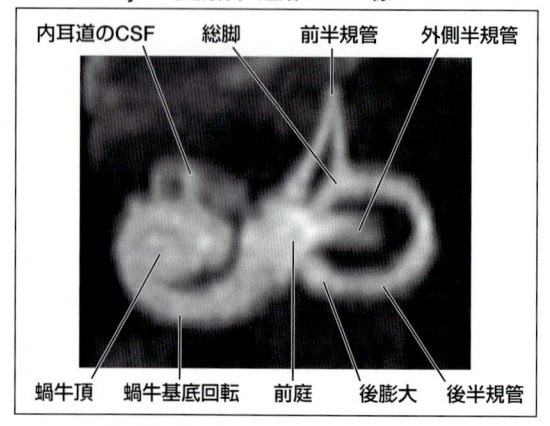

図6 20歳台，健常女性　蝸牛
人工内耳の適応決定前に蝸牛のリンパ液腔が保たれているかを確認するために使用する．3D-CISS法から作成したものは，前述の干渉縞が生じ診断に適さない．
CSF：脳脊髄液

b. 冠状断像（図2）
冠状断像は真珠腫性中耳炎の頭蓋底浸潤や前半規管上骨壁欠損の診断に有用である．0.5mmスライスで横断像が撮影してあれば，あえて直接の冠状断像を得る必要はない．

c. 矢状断像（図3）
矢状断像は前庭水管の描出に有効である．また，顔面神経垂直部の観察や内耳道径の把握にも有効である．

2）MRI
a. 横断像（図4）
小脳橋角部領域のMR cisternographyでは，内耳道内の4本の神経束を同定するのが，読影の第一歩となる．内耳道の上部で平行に走行する2本の前方が顔面神経，後方が上前庭神経，内耳道の下部でV字型に走行する前方の神経束が蝸牛神経，後方が下前庭神経である．さらに後方に単孔（singular canal．後膨大部神経を入れる管）がある．これらの構造が十分認識できないときは，十分な分解能で撮影されているとはいえないので，造影の必要性が増す．また，0.8mm以下のスライスが得られないなら，矢状断での撮影も必要である．前下小脳動脈などの血管がループ状に内耳道に入り込むことは，しばしばあるので，これのみで神経血管圧迫を疑う必要はない．

造影後の3D-SPGR（spoiled gradient echo）などの撮影で，頸静脈球の拍動のアーチファクトが体軸方向へ発生して，内耳道に重なって腫瘤状に見えることがあるが，これはMPRを観察したり，MR cisternographyを観察することで誤診を防げる．

b. 矢状断像（図5）
内耳道内部の4本の神経束を確認するのに有効で，特に人工内耳適応決定において蝸牛神経の太さを術前に知るのに有用である．直接の矢状断像を得てもいいが，thin sliceの横断像からMPRにて再構成してもよい．

3) 迷路のMIP像（図6）

人工内耳の適応決定前に，蝸牛のリンパ液腔が保たれているかを確認するためにMIP像を用いるが，3D-CISS法から作成したものは，前述の干渉縞が生じ診断に適さない．

3. 内リンパ管，嚢（前庭水管）[endolymphatic duct, sac (vestibular aqueduct)]

● 臨床解剖

前庭水管は，膜迷路である内リンパ管，嚢を入れる骨管である．前庭水管は後頭蓋窩の前面に開口し，前上方へ向かって伸び峡部で狭くなり，逆J字型の走行をして，球形嚢と卵形嚢の間の連嚢管に開口する．

● 画像解剖

外口での前後径が1.5mmを超えると拡張と見なすが，それ以下でも管外の内リンパ嚢が拡張していることもあり，内リンパ管，嚢拡張症の診断には原則としてMRIが必要である．正常の前庭水管はCTで描出されるが（図3参照），静脈球が高位の場合には確認が難しい場合がある．正常の内リンパ管，嚢はheavy T2強調像では描出されないことも多いが，プロトン密度強調に近い画像では十分な空間分解能があれば，基本的に外口付近は描出される．

● 臨床的意義

内リンパ管，嚢はMRIにおいて，メニエール病では描出率が低いとの報告がある．内リンパ管は，迷路で産出された内リンパを後頭蓋窩へドレナージして，圧を調整する役目を担っているといわれている．内リンパ管の閉塞により，内リンパ水腫を来して，メニエール病を発症すると推定されている．内リンパ水腫そのものをMRIで描出するには，蝸牛内の蝸牛管の膨隆，すなわちReissner膜が膨隆していることを直接描出する必要がある．しかし，単純MRIで鮮明にReissner膜を描出することは難しく，現在の課題である．突発性難聴患者では，内リンパ嚢が造影MRIで増強される率が，健常者より高いと報告されているが，難聴の程度，発症からの時期と増強効果は関連がないとされる．

内リンパ管，嚢拡張症（図7）は先天奇形であるが，難聴は進行性で後天的であることも多い．甲状腺腫との合併はPendred症候群[1]といわれる．内リンパ管，嚢拡張症は若年性進行性感音性難聴の最も多い原因であるが，従来，多くの例が，画像診断で見逃されてきた．一般に認識が浸透していなかったことと，十分良好な画像が得られていなかったことが原因である．

この疾患の臨床的特徴は，軽微な頭部外傷で難聴が段階的に増悪することである．内リン

MR cisternography

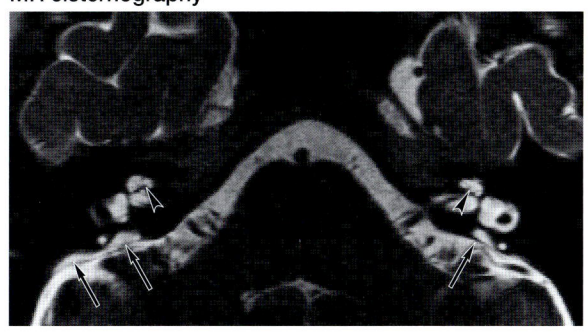

図7 10歳台，女性　内リンパ管，嚢拡張症　若年性進行性感音性難聴
両側の内リンパ管，嚢拡張が見られる（→），蝸牛軸の低形成も見られる（▻）．

A　CT 軸位断像（0.5mm 厚）

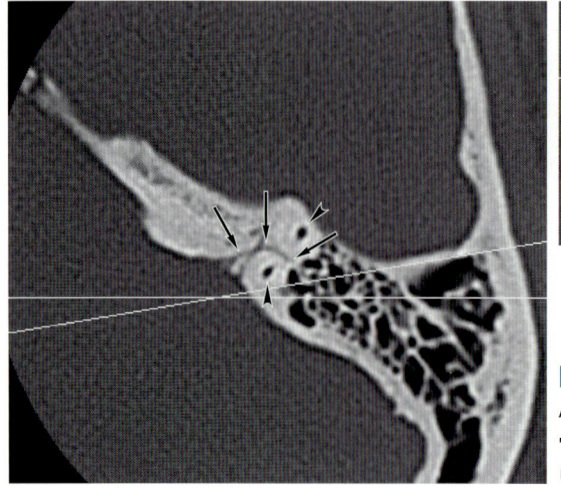

B　CT，弓下窩動脈管に沿った斜位冠状断像（0.5mm 厚）

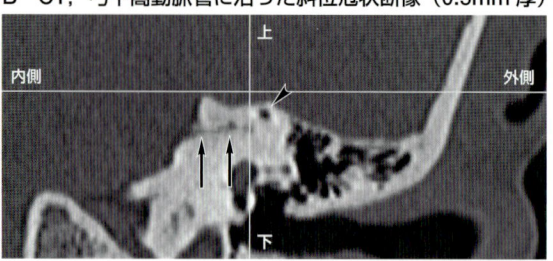

図 10　30 歳台，健常男性　左弓下窩動脈管
A，B：弓下窩動脈管は前半規管（▶）のアーチの下をくぐる骨管である（→）．0.5mm スライス CT ではほぼルーチンに描出される．これも CT において画質の評価に使える．

A　単純 3D-real IR 像

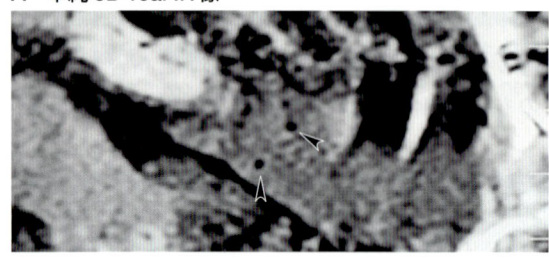

B　造影 3D-real IR 像

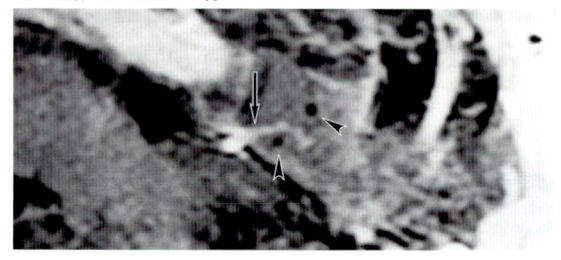

図 11　20 歳台，健常男性　左弓下窩動脈管の MRI での増強効果
A，B：3D-real IR（1800/10，TI＝500）など高分解能で spin echo 系の T1 強調像で，前半規管（▶）のアーチの下をくぐる弓下窩動脈管内の増強効果が描出されやすい（B；→）．

CT 軸位断像（0.5mm 厚）

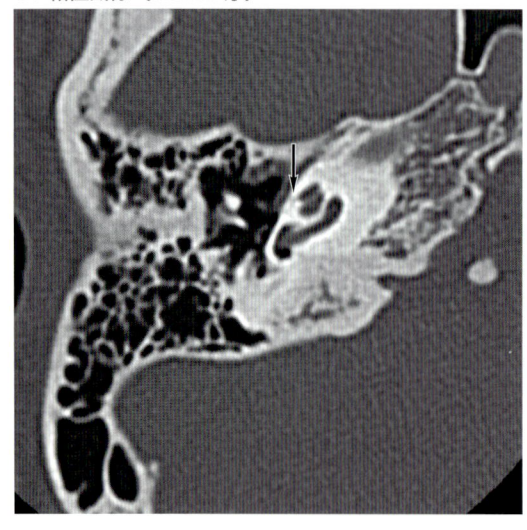

図 12　10 歳台，健常女性　卵円窓と cochlear cleft
卵円窓前方，蝸牛頂部外側に線状の低吸収域（→）が見られる．cochlear cleft といわれる正常構造である．0.5mm スライス CT にて描出されることが増えた．卵円窓の辺縁の形状観察が，耳硬化症との区別に重要と思われる．

● **臨床的意義**

蝸牛軸が低形成だと，内耳道の圧が迷路に波及し，卵円窓や正円窓から中耳操作時にリンパ液が噴出する（gusher）ことがある．Mondini 奇形や内リンパ管，嚢拡張症の際に蝸牛軸が低形成（図 7 参照）であることが多い．

7. 弓下窩動脈管 (canal for subarcuate artery)

● **臨床解剖**

弓下窩動脈管は前半規管のアーチの下をくぐる骨管である．乳突蜂巣の粘膜を栄養する血管が走行する．

● **画像解剖**

0.5mm スライス CT ではほぼルーチンに描出される（図 10）．これも CT において画質の評価に使える．MRI でも造影後に描出されることがある．3D-real IR など高分解能 MRI [4]で spin echo 系の T1 強調像で増強効果が描出されやすい（図 11）．

● **臨床的意義**

耳硬化症のプラークがこの管を侵し，蝸牛岬角のうっ血を見た例を経験している．

8. 卵円窓と cochlear cleft (oval window, cochlear cleft)

● **臨床解剖**

若年者における卵円窓前方，蝸牛頂部外側に線状の低吸収域が見られることがある[5]．加齢とともに見られなくなるといわれる．cochlear cleft といわれる正常構造である．

● **画像解剖，臨床的意義**

卵円窓前方の脱灰の有無が耳硬化症の CT での診断のポイントであるが，0.5mm スライス CT にて描出されることが増えた（図 12）．卵円窓の辺縁の形状観察が，耳硬化症との区別に重要と思われる．

9. 迷路内リンパ腔 (endolymphatic space)

● **臨床解剖**

メニエール病や遅発性内リンパ水腫では内リンパ腔が拡張する．前庭（球形嚢，卵形嚢），蝸牛，半規管膨大部のそれぞれの内リンパの拡張程度により，症状の出方が異なると思われるが，内リンパ水腫があってもめまいのない症例も存在する．重症の内リンパ水腫ではReissner 膜の破綻が起こり，内外リンパ液の交通が起こると考えられている．そうなるとガドリニウム造影剤を注入することで外リンパを増強し，内外リンパに信号差をつける現在の方法では，内リンパ水腫検出ができないと思われる．

● **画像解剖，臨床的意義**

鼓室内ガドリニウム造影剤注入 24 時間後に撮影された 3D-FLAIR か 3D-real IR 上で，水腫の程度について判断する[6)7)]（図 13）．蝸牛の内リンパ水腫の有無は，Reissner 膜の膨隆

8 耳下腺

池田耕士，前原　稔，澤田　敏

> 耳下腺におけるMRI診断の意義は大きく分けて2つある．1つ目は局在と進展度診断であり，2つ目は組織学的診断あるいは良悪性に関する質的診断である．今回は耳下腺領域の局在診断の臨床的意義および解剖学的所見を中心に述べる．

はじめに

　耳下腺腔の画像診断において必要な解剖学的所見について，臨床解剖および画像解剖を解説する．現状では，耳下腺領域の画像診断は，超音波診断とMRI診断が有力な手法となっている．超音波診断は外来におけるスクリーニングおよび質的診断に用いられる．また，細胞診のガイドに用いられることもある．一方，MRI診断は局在診断，質的診断に有用性が認められる．

　今回，局在診断の有用性が高いMRI診断を中心にして，頭蓋外顔面神経，耳下腺管，下顎後静脈，耳下腺被膜，副耳下腺，三叉神経第3枝の耳介側頭枝，耳下腺内リンパ節を取り上げる．

1. 頭蓋外顔面神経（extracranial facial nerve）

● 臨床解剖

　顔面神経は脳幹部から内耳道を通って側頭骨に入り，茎乳突孔から頭蓋底外面に出て耳下腺内に入る．耳下腺内を前方に走り，側頭・顔面枝と頸・顔面枝に二分した後，さらに通常6枝に分かれて扇形に広がり，側頭部から頸部まで広く顔面に分布する．茎乳突孔までを頭蓋内顔面神経，頭蓋底外面に出てからを頭蓋外顔面神経と称する．顔面神経は茎乳突孔を出てすぐに後耳介枝，顎二腹筋後腹枝，茎突舌骨筋枝を分枝した後，主幹として耳下腺後方被膜を貫通し耳下腺内に入り，腺内を前下方へ走行する[1)2)]．この耳下腺内顔面神経の通過する面によって耳下腺は浅葉と深葉とに分けられる．この区分は，臨床的に有用で汎用されているが，実際には解剖学的に耳下腺は2葉に分かれていない．

● 画像解剖

　手術時には顔面神経を傷つけないようにポインターと呼ばれる箇所を指標として，顔面神経主幹を同定する[3)]．ポインターとは，外耳道軟骨前壁の最深部で前下方へ向かう軟骨突起である．しかし，ポインターは画像にて通常描出されない．このため，茎状突起や顎二腹筋後腹が解剖学的指標として重要となる．CTでは茎状突起などの骨組織が明瞭に描出されるので，その後方の茎乳突孔の場所の同定は容易である．顎二腹筋後腹の乳様突起付着部近傍に顔面神経主幹が見られる．MRIでも，耳下腺内の顔面神経は，通常の4～6mm厚のT1およびT2強調像では描出困難である．ただし，高磁場装置で1mm厚程度の3D gradient echo法を用いれば，茎乳突孔周囲の顔面神経主幹の描出は同定されうるが，常に同定され

A　MRI，T1強調像（茎乳突孔レベル）　　B　MRI，傍矢状断再構成像

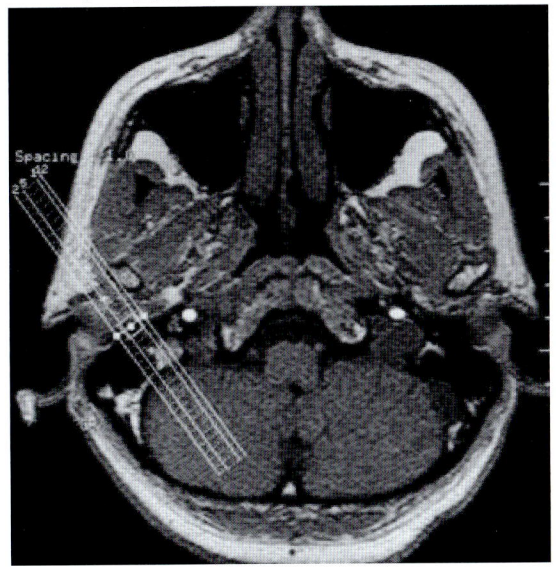

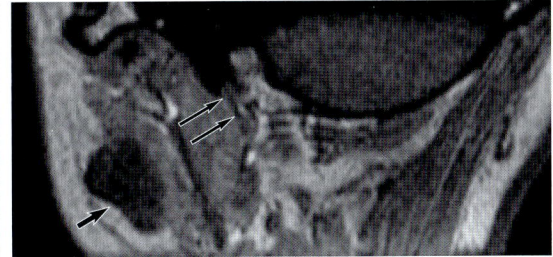

図1　30歳台，女性　多形腺腫
A，B：右耳下腺浅葉に腫瘤（B；➡）が見られる．顔面神経主幹（B；→）が描出され，腫瘤との関係が明瞭である．

A　MRI，T1強調像（茎乳突孔レベル）　　B　MRI，冠状断再構成像

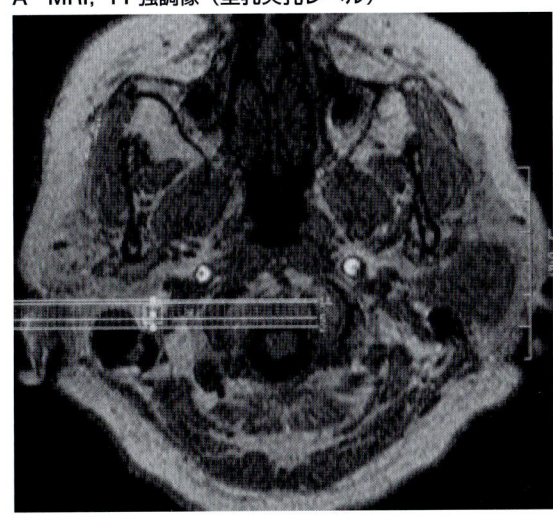

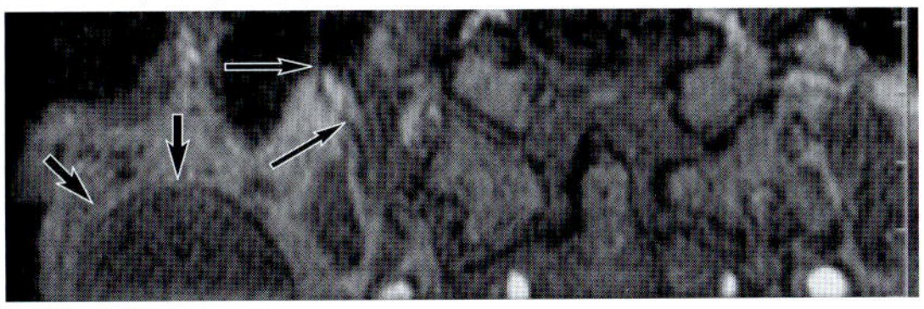

図2　70歳台，男性　Warthin腫瘍
A，B：右耳下腺浅葉に腫瘤（B；➡）が見られる．顔面神経主幹（B；→）が描出されている．

ているとは限らない[4]．Dailiana によれば，ボランティアを対象として1.5T装置を使用した1.5mm厚の3D gradient echo 法で，下顎後静脈のレベルで72％，耳下腺管のレベルで66％，顔面神経が描出される[5]．この耳下腺内顔面神経はMRIで通常は，下顎後静脈の外側を走行し，曲線状の線状影を呈する（図1，2）．

● 臨床的意義

　耳下腺手術による合併症である顔面神経麻痺を避けるために，術前に耳下腺腫瘍と顔面神経との位置関係を調べることは重要である．耳下腺深葉あるいは傍咽頭間隙にまで達する場合は手術が難しくなり，顔面神経損傷を起こす危険性が高い[1]．

　耳下腺腫瘍は 80〜90％が多形腺腫▶1やWarthin 腫瘍などの良性腫瘍である．顔面神経を強く圧迫していても，ほとんどの症例で偏位のみで顔面神経麻痺を示さない．もともと顔

1．頭蓋外顔面神経　　121

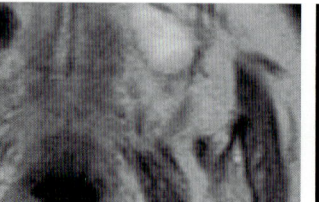

A　MRI, T2強調像　　　　　　　　　　　B　造影MRI, T1強調冠状断像

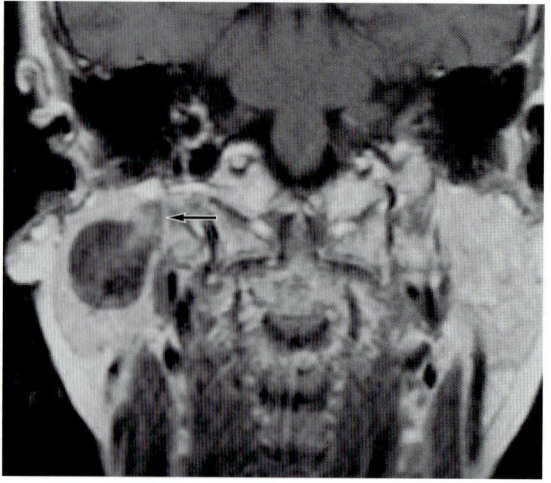

図3　70歳台，男性　耳下腺内神経鞘腫
A：右耳下腺に，低信号の被膜を伴う均一な高信号域の結節が認められる．多形腺腫と鑑別が難しい．
B：顔面神経の中枢側に沿って進展するため，茎乳突孔に向かって腫瘤の一部が突出する像が見られる（→）．腫瘤は囊胞変性が著しく，ほとんど造影されない．

　面神経は1〜2mmと細く，耳下腺組織とコントラストがつかないので描出しにくいが，耳下腺腫瘍のため耳下腺内顔面神経が偏位するのでさらに描出しにくくなる．このように顔面神経が同定されない場合，画像上に種々の補助線を引いて浅葉と深葉を区分する試みがなされている[6〜8]．胸鎖乳突筋，顎二腹筋の中間点と下顎後静脈とを結ぶ線や，茎乳突孔と下顎後静脈のすぐ外側を結んだ線から顔面神経の通る面を推察する．
　臨床的あるいは画像診断的に耳下腺の悪性腫瘍が疑われた場合には，顔面神経の走行に沿っての神経周囲性進展の検索を行う必要がある．腺様囊胞癌や扁平上皮癌に神経周囲性進展の頻度が高い．
　耳下腺内神経鞘腫は，顔面神経主幹から発生した場合は茎乳突孔直下に存在し，顔面神経の中枢側に沿って進展し，側頭骨顔面神経に突出する像を示す（図3）．神経の長軸方向に増殖するので神経走行に沿って突出像を示すためである．これと射撃の標的のような像（target sign）が伴えば，神経鞘腫と診断できる[9]．神経鞘腫は術前に顔面神経麻痺を示すことは20％程度であるが，顔面神経損傷を来せば術後は高率に麻痺を呈するため，術前診断が有用である．

2. 耳下腺管，下顎後静脈（Stensen's duct, retromandibular vein）

● 臨床解剖

　耳下腺の排泄管は耳下腺管（Stensen's duct）であり，耳下腺では顔面神経叢の外側を走行するが，耳下腺前縁近くで神経の内側に位置するようになる．続いて咬筋の外面に沿って走り，第2大臼歯付近の口腔内に開口する．
　下顎後静脈は，下顎関節の後下側で浅側頭静脈と顎静脈とが合流して形成される．外頸静脈に沿って耳下腺に覆われながら下行する．下顎角の後側で顔面静脈に入り，共通の短管となって内頸静脈に開口する．

A　MRI, T1 強調像　　　　　　　　B　MRI, T2 強調像

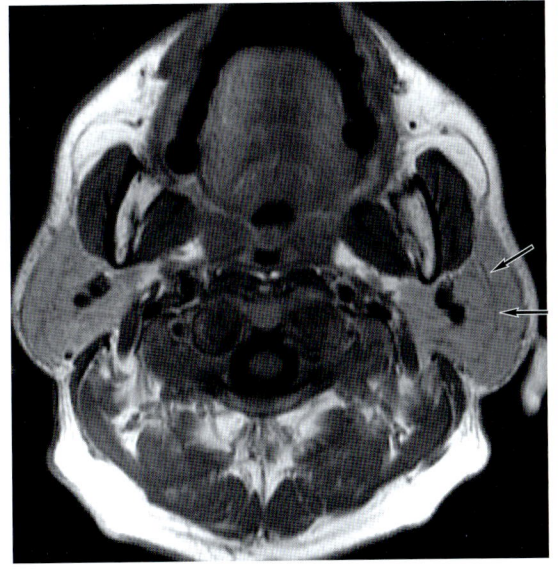

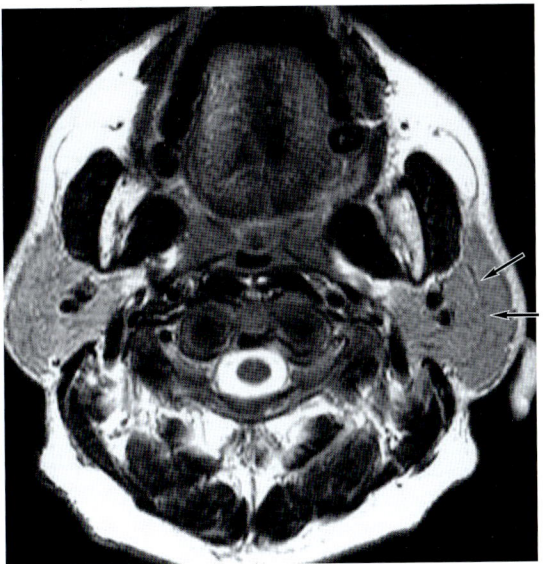

図4　耳下腺管のMRI正常像
A, B：耳下腺管（→）は咬筋周囲および下顎後静脈外側を通過する．T1強調像（A），T2強調像（B）ともに耳下腺よりも低信号の曲線状の線状影として認められる．

● 画像解剖

耳下腺管はT2強調像で高信号あるいは低信号の線状影として描出される（図4）．heavy T2強調像においては高信号の線状影として描出される．MR sialography▶2を撮影することで耳下腺管および分枝の構造を把握できる[10]（図5～8）．

1993年，ThibaultらがT1強調像で耳下腺内の曲線状の低信号域が顔面神経あるいは耳下腺管のどちらであるかcadaver▶3を用いて確認した[11]．cadaverの耳下腺管に希釈した造影剤を注入し，MRIを撮影した後に組織学的所見と比較した．この検討では，T1強調像の曲線状の低信号域は耳下腺管であり，耳下腺内顔面神経は描出されなかったと報告されている．現在でも，4～6mm程度のスライス厚では，T1およびT2強調像で耳下腺管のみ描出されており，耳下腺内顔面神経は描出されていないことが多い．残念なことに多数の論

▶1 **多形腺腫（pleomorphic adenoma）**
耳下腺腫瘍の70～80%を占める良性腫瘍である．腫瘍周囲の線維性被膜が一様ではなく，一部被膜を破るように突出している部分があるため，核出術を行うと細胞播種を引き起こし，多発性の再発を示し難治性となる．そのため，腫瘍との間に周囲健常部分を付けた部分切除が施行されている．

▶2 **MR sialography**
MRCP（MR胆道膵管造影）と同様の手法で撮影している．強いT2強調像を用いた水強調画像を使用して唾液腺管像を描出している．Sjögren症候群，唾石症などに用いられる．我々は3D収集法を用いて高分解能なMR sialographyを作成している．

▶3 **cadaver**
献体によって得られた死体標本である．cadaverをCTあるいはMRIにて撮影した後，撮影された領域をマイクロトームで薄切して比較する検討は多い．この手法で現在までに多くの重要な画像所見が解明されている．

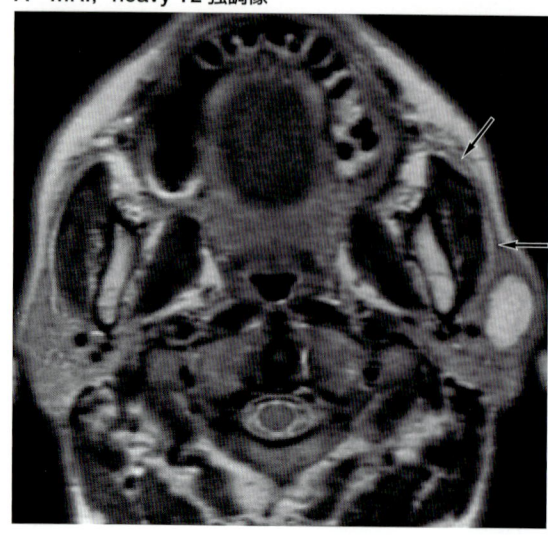

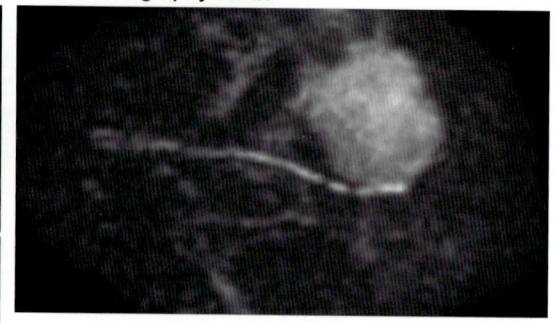

図5　50歳台，男性　多形腺腫
A：左耳下腺浅葉に腫瘤が見られる．咬筋周囲から腫瘤の内側を耳下腺管（→）が通過する．
B：耳下腺管および腫瘤が高信号を示す場合は，両者の関係が明瞭である．

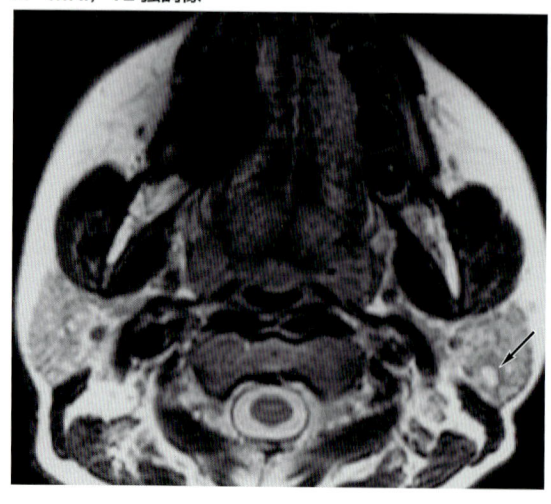

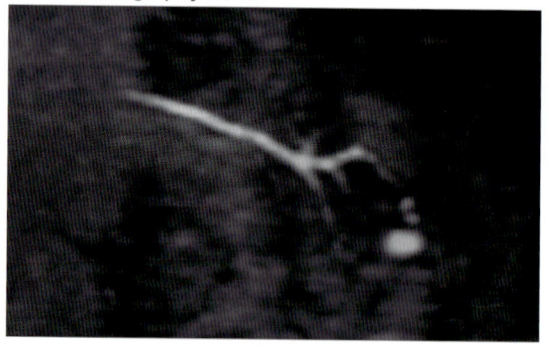

図6　40歳台，女性　耳下腺囊胞
A：左耳下腺浅葉に小囊胞（→）が見られる．
B：耳下腺管と耳下腺内囊胞性病変とは交通が明らかではない．

文や教科書において，耳下腺管を耳下腺内顔面神経と誤記されていた．
　顔面神経主幹は側頭骨の茎乳突孔から耳下腺に入り，耳下腺内顔面神経は下顎後静脈の外側を走行する．このことから下顎後静脈を指標として浅葉と深葉とを区分することが多い．

● 臨床的意義

　耳下腺内顔面神経が描出されなくても，種々の指標により浅葉・深葉のいずれであるかは70〜85%程度で判別可能と報告されている[6)〜8)]．Eracleousらが耳下腺管を基準として69%判別できたとしている[6)]．自験例では耳下腺管の58%に対して，下顎後静脈で87%判別できた[12)]．耳下腺管が下顎後静脈よりも浅葉と深葉を判別する指標として劣った理由は，耳下腺管が耳下腺内顔面神経よりもかなり外側を通過する領域が多いためと考えられる（図9）．下顎後静脈は単純CTにても描出可能であり，非常に簡便な指標として以前から使用されてきた．他の基準線と比較しても，浅葉と深葉との判別に遜色はない．

A　MR sialography 側面像　　　　B　MR sialography 正面像

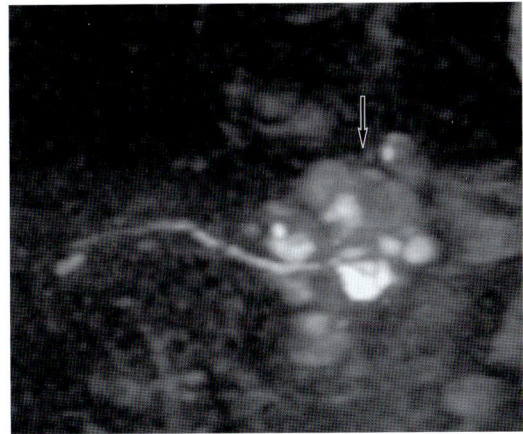

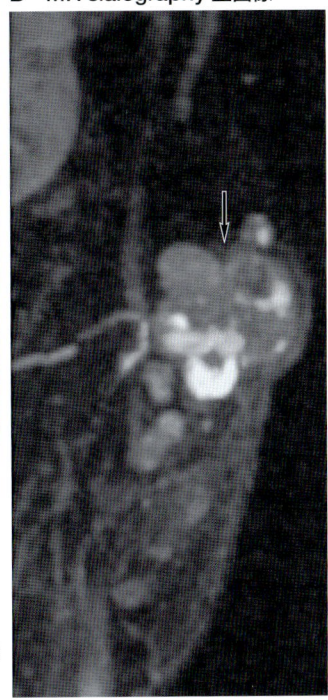

図7　50歳台，男性　多形腺腫
A，B：左耳下腺浅葉に結節影が見られる（→）．耳下腺管に結節による圧迫・狭窄は見られない．

A　MRI，T2強調像　　　　B　MR sialography 側面像

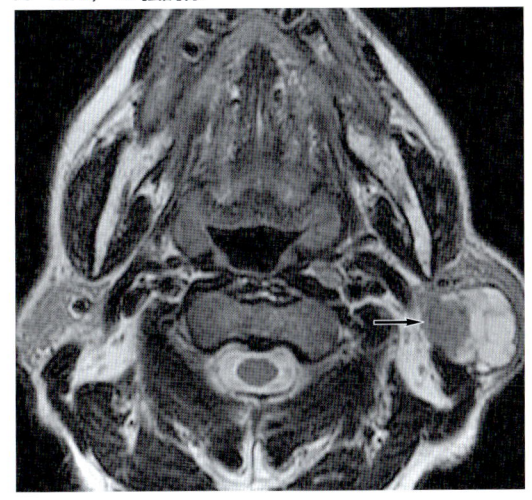

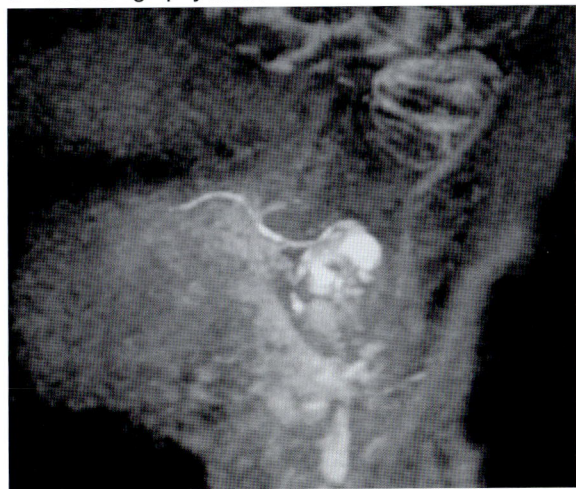

図8　50歳台，男性　多形腺腫内癌
A：耳下腺深葉に高信号の結節影が見られる．内側寄りに被膜を破綻する低信号領域（→）を伴う．耳下腺管は明瞭ではない．
B：耳下腺管の拡張あるいは狭窄は見られない．

2．耳下腺管，下顎後静脈

5. 三叉神経第3枝の耳介側頭枝 (mandibular nerve)

● 臨床解剖
　下顎神経から耳介側頭神経は分枝し，下顎骨の関節突起の内側を通って後方に向かい，次に弓状を描いて外上方に曲がり，耳下腺の内側で浅側頭動脈の後側に達し，多くの枝に分かれて耳介前側および側頭部の皮膚に分布する．この分枝に顔面神経の耳下腺分泌神経との交通枝が見られる．

● 画像解剖
　耳介側頭神経を介して三叉神経第3枝（下顎神経）と顔面神経とが交通する．耳介側頭神経は下顎枝の後方の下顎後部から傍咽頭間隙を通過する．

● 臨床的意義
　耳下腺部に腺様嚢胞癌などの悪性腫瘍が見られたときに，顔面神経と下顎神経の両神経の障害が同時性あるいは異時性に見られることがある．耳介側頭神経の神経周囲性進展が見られる症例は，下顎枝の後方の下顎後部から傍咽頭間隙に沿って軟部陰影が見られる[14]．

6. 耳下腺内リンパ節 (parotid lymph node)

● 臨床解剖
　耳下腺は他の唾液腺と異なり胎生晩期に被包化されるために，腺内にリンパ節が存在する．これに対して顎下腺や舌下腺にはリンパ節が存在しない．

● 画像解剖
　耳下腺内リンパ節は，通常20〜30個存在するが，正常の場合，画像としては描出されないことが多い．

● 臨床的意義
　唾液腺原発のリンパ腫では，顎下腺に比し耳下腺原発例が多いと考えられている．耳下腺では多くのリンパ節組織を含み，これがリンパ腫の発生母地となりうる．

文献

1) Cross RR, Shapiro MD, Som PM: Parotid gland: MRI of the parapharyngeal space. Radiol Clin North Am 27: 364-365, 1989.
2) Som PM, Brandwein MS: Parotid gland, salivary glands: anatomy and pathology. In Som PM, Curtin HD (eds); Head and Neck Imaging. 4th ed, Mosby, St. Louis, p.2007-2010, 2003.
3) Conley JJ: Facial nerve grafting in treatment of parotid gland tumors. AMA Arch Surg 70: 359-366, 1955.
4) Iwai H, Ikeda K, Yoshikawa A, et al: Consecutive imaging of the facial nerve using high-resolution magnetic resonance imaging. Acta Otolaryngol Suppl 542: 39-43, 2000.
5) Dailiana T, Chakeres D, Schmalbrock P, et al: High-resolution MR of the intraparotid facial nerve and parotid duct. AJNR 18: 165-172, 1997.
6) Eracleous E, Kallis S, Tziakouri C, et al: Sonography, CT, CT sialography, MRI and MRI sialography in investigation of the facial nerve and the differentiation between deep and superficial parotid lesions. Neuroradiology 39: 506-511, 1997.
7) Bryan RN, Miller RH, Ferreyro RI, et al: Computed tomography of the major salivary glands. AJR 139: 547-554, 1982.
8) de Ru JA, van Benthem PPG, Hordijk GJ: The location of parotid gland tumors in relation to the facial nerve on magnetic resonance images and computed tomography scans. J Oral Maxillofac Surg 60: 992-994, 2002.
9) Shimizu K, Iwai H, Ikeda K, et al: Intraparotid facial nerve schwannoma: a report of five cases and an analysis of magnetic resonance imaging results. AJNR 26: 1328-1330, 2005.
10) Lomas DJ, Carroll NR, Johnson G, et al: MR sialography. Work in progress. Radiology 200: 129-133, 1996.
11) Thibault F, Halimi P, Bely N, et al: Internal architecture of the parotid gland at MR imaging: facial nerve or ductal system? Radiology 188: 701-704, 1993.
12) Ikeda K, Kuroda M, Komemushi A, et al: The location of parotid gland tumors: evaluation with the main parotid duct on T2-weighted MRI and MR-sialography compared with other anatomical landmarks. 89th annual meeting of RSNA 2003, Chicago.
13) Moon WK, Han MH, Kim IO, et al: Congenital fistula from ectopic accessory parotid gland: diagnosis with CT sialography and CT fistulography. AJNR 16: 997-999, 1995.
14) Hamilton BE, Saltzman KL, Wiggins RH 3rd, et al: Earring lesions of the parotid tail. AJNR 24: 1757-1764, 2003.

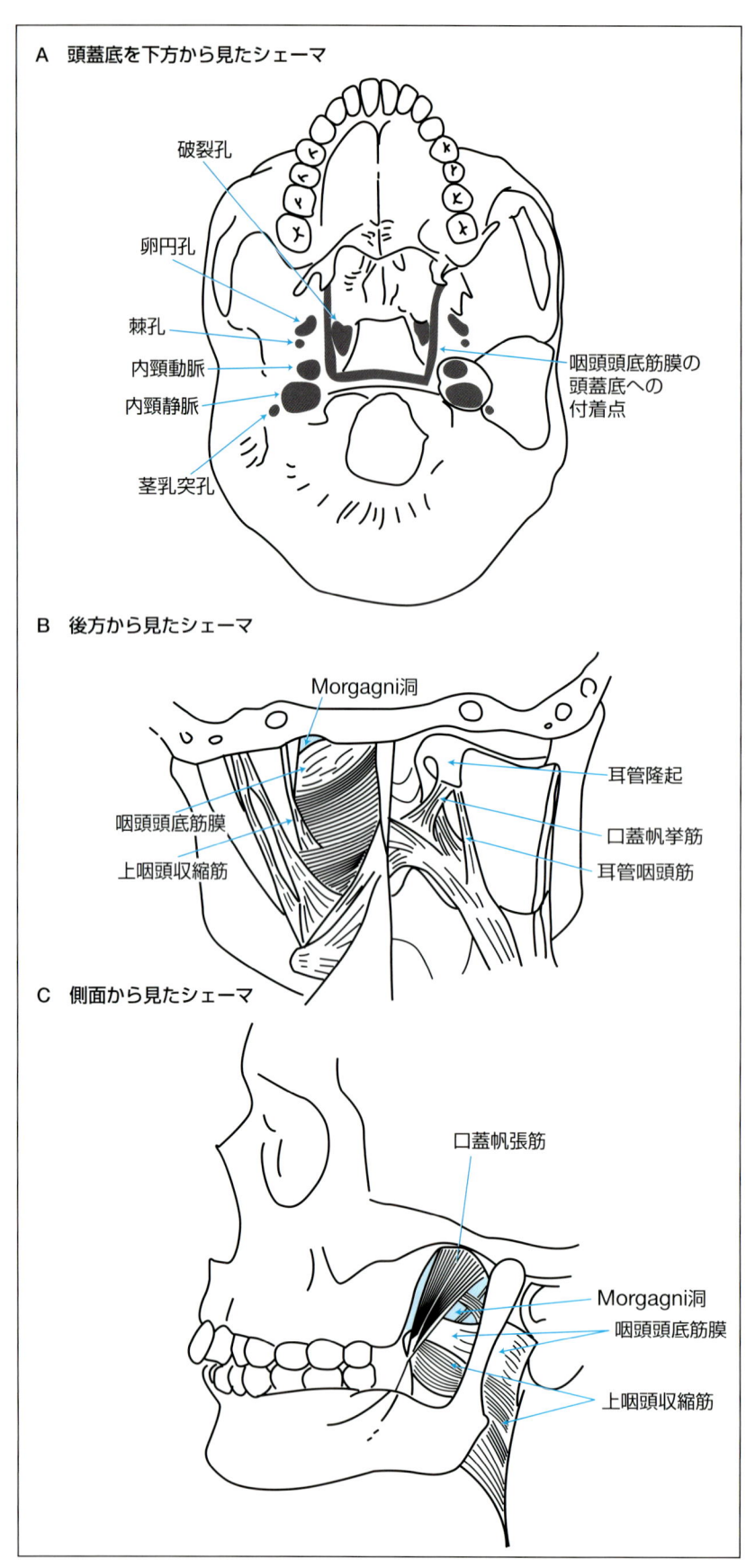

図2 咽頭頭蓋底筋膜とMorgagni洞のシェーマ
（文献3）より改変して転載）

A：神経や血管が通る頭蓋底の孔と咽頭頭蓋底筋膜との関係を示す．

B：咽頭頭蓋底筋膜は上咽頭収縮筋を頭蓋底から吊り下げる強靱な筋膜で，この筋膜の背外側の上縁と頭蓋底の間にある隙間がMorgagni洞であり，口蓋帆挙筋と耳管を通す．右側は咽頭頭蓋底筋膜と上咽頭収縮筋をはがしたもの．咽頭粘膜への耳管の出口を形成する軟骨が耳管隆起で，口蓋帆挙筋と耳管咽頭筋が付着し，耳管の開閉に関与する．

C：側面からMorgagni洞を見たところ．

9章 上咽頭

A 造影 CT

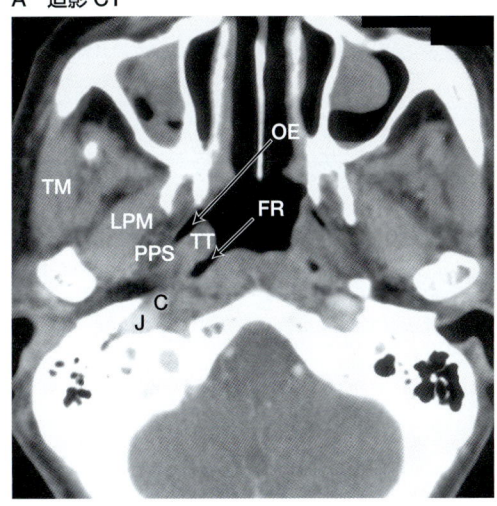

B 造影 CT 冠状断像

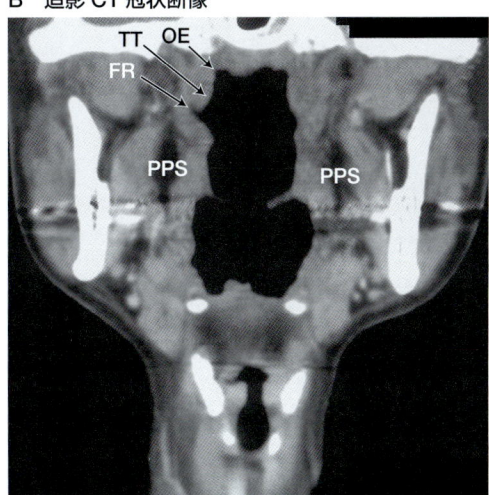

図3 上咽頭の CT 正常像
C：内頸動脈，FR：Rosenmüller 窩，J：内頸静脈，LPM：外側翼突筋，OE：耳管咽頭口，PPS：傍咽頭間隙，TM：側頭筋，TT：耳管隆起

A MRI，T1 強調像

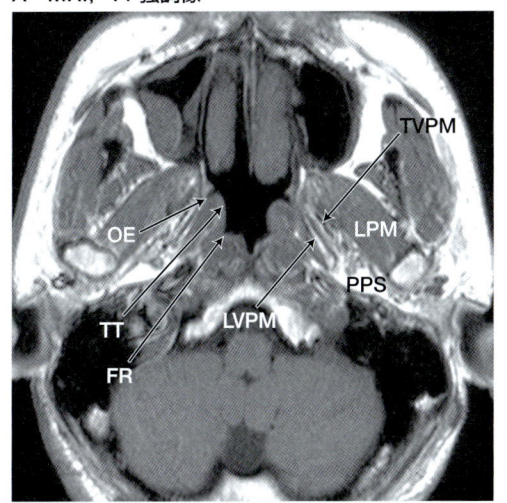

B MRI，T2 強調像

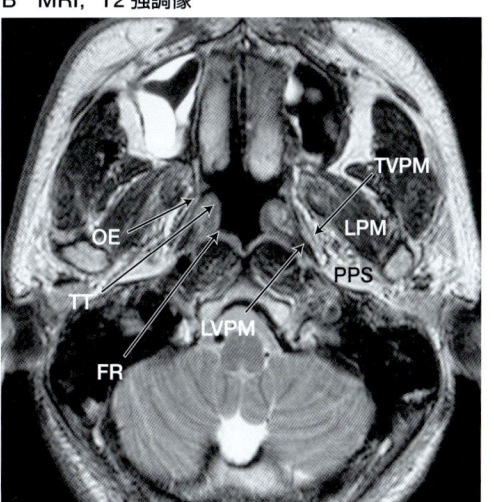

C MRI，T1 強調冠状断像

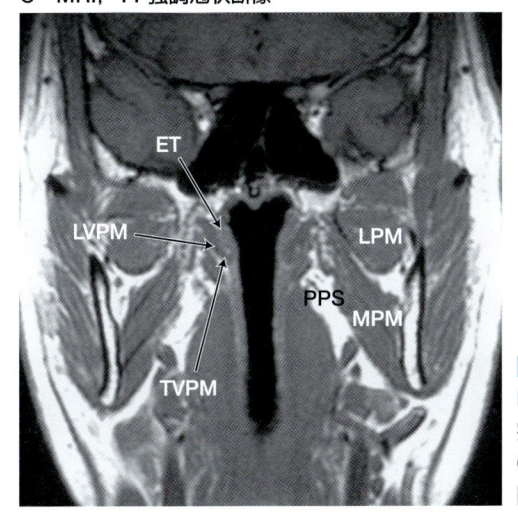

図4 上咽頭の MRI 正常像（3mm/1mm）
ET：耳管，FR：Rosenmüller 窩，LPM：外側翼突筋，LVPM：口蓋帆挙筋，MPM：内側翼突筋，OE：耳管咽頭口，PPS：傍咽頭間隙，TT：耳管隆起，TVPM：口蓋帆張筋

1. Rosenmüller 窩

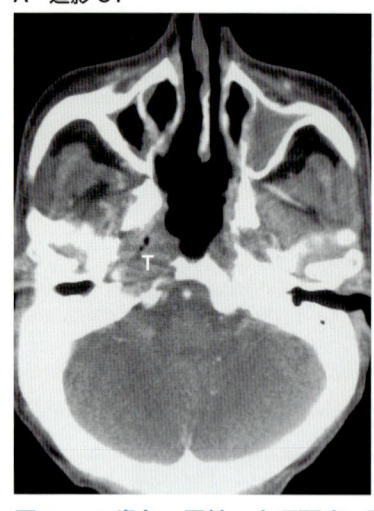

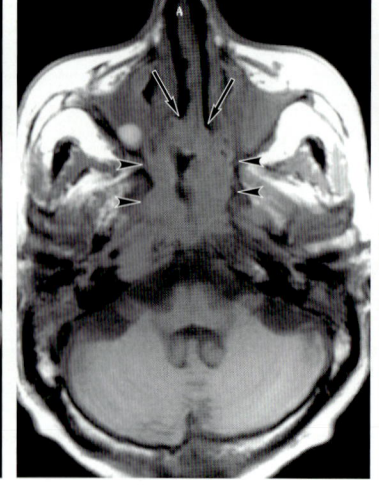

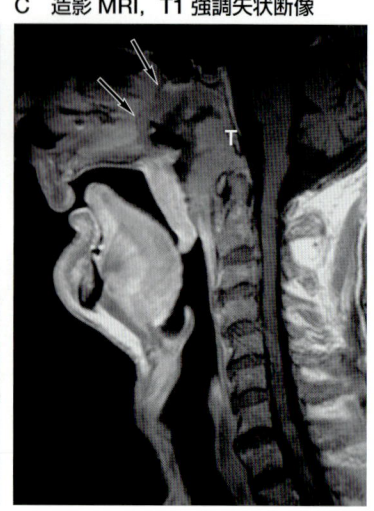

図5　70歳台，男性　上咽頭癌　頭蓋底・鼻腔進展
A：上咽頭の右側壁から後壁にかけて腫瘤（T）を認め，右錐体骨尖への浸潤が疑われる．
B：腫瘤は正常鼻粘膜より若干高信号を示し，右錐体骨尖から蝶形骨洞および左錐体骨尖の一部に進展し（▶），前方は鼻腔背側への浸潤（→）が疑われる．
C：腫瘍（T）は蝶形骨洞および鼻粘膜の一部への前方浸潤（→）が認められる．

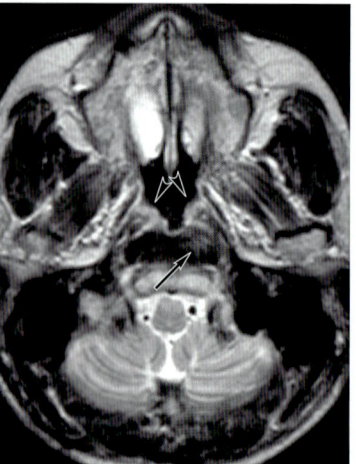

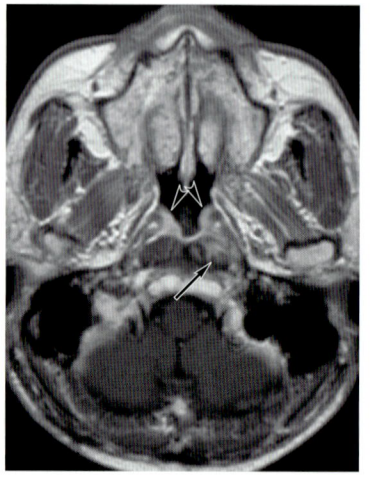

図6　50歳台，男性　上咽頭癌　椎前筋浸潤
A：上咽頭の両側の粘膜の肥厚（▶）を認める．左椎前筋には軽度の高信号域（→）が認められる．
B：肥厚した粘膜（▶）は高信号を示している．左椎前筋に高信号域（→）が認められる．
C：造影後，肥厚した粘膜（▶）は一様に増強されている．A，Bの高信号域に一致して左椎前筋は辺縁不明瞭な増強を受ける（→）．本症例では上咽頭右壁から後壁，左側壁の粘膜に腫瘍が存在し，左椎前筋に直接浸潤が認められた．

space）や咽頭後間隙（retropharyngeal space）の層構造が保たれているかを評価する必要がある．リンパ組織が原因と考えられる場合は，年齢，手術歴，上気道感染の有無が参考になる．

上咽頭癌は最初は粘膜から発生するが，浸潤性に発育する傾向があり，粘膜下を這って深部へ進展することが多く，潰瘍形成をすることは少ない．このため，内視鏡下での粘膜の観察のみでは過小評価されやすい．

2. 耳管咽頭口（orifice of the eustachian tube）

● 臨床解剖

耳管は上咽頭と中耳腔をつなぐ経路で，中耳腔に空気を送り込み，物を飲み込んだときに咽頭腔と鼓室の間の圧の均衡を保つ機能がある．後述する耳管隆起の下にスリット状の開口部がある．これを耳管咽頭口という．耳管咽頭口は飲み込んだりあくびをしたりすると口蓋帆挙筋（levator veli palatini muscle），口蓋帆張筋（tensor veli palatini muscle），耳管咽頭筋（salpingopharyngeus muscle）によって開閉する．これらの3つの筋肉は耳管のほかに口蓋も動かし，三叉神経第3枝に支配されている．耳管の機能障害に陥ると中耳腔は急速に陰圧となり，中耳腔や乳突蜂巣に漿液性の液体が貯留するようになり，滲出性中耳炎を起こす．

● 画像解剖

耳管咽頭口の後方に耳管隆起が存在する．耳管が腫瘍や炎症で狭窄すると中耳腔に空気が交通しなくなり乳突蜂巣の含気が失われ，CTやMRIで乳突蜂巣内に滲出液の貯留を認める．乳突蜂巣はCTで含気が失われ，MRIではT2強調像で高信号を示す．

● 臨床的意義

Rosenmüller窩は左右差が多いのに対して，耳管咽頭口は通常左右対称性であり，非対称な場合には注意を要する[5]．片側性の滲出性中耳炎は上咽頭癌による耳管狭窄が原因の可能性があり，要注意である．

3. 耳管隆起（torus tubarius）

● 臨床解剖

耳管隆起は耳管軟骨部の前下方の端で，口蓋帆挙筋と耳管軟骨部を覆う粘膜が上咽頭外側壁の粘膜下の隆起を形成している．耳管隆起の前後に2つの陥凹が見られ，前方には耳管咽頭口が開口し，後方にはRosenmüller窩が存在する．

● 画像解剖

耳管隆起は上咽頭の外側壁を構成し，その正常形態を形成する重要な構造物である．耳管隆起の存在でRosenmüller窩や耳管咽頭口が同定可能になる．軟骨を含むのでCTでは低吸収域が，MRIでは高信号域が認められる．したがって，耳管軟骨部の低吸収域，高信号域の消失が認められると耳管隆起への浸潤が疑われる．

● **臨床的意義**

耳管隆起の存在により上咽頭の外側壁の2つの陥凹（Rosenmüller窩と耳管咽頭口）が形成されている．前にも述べたが，軟骨から形成される耳管隆起は形状が一定していて左右対称であることが，個体差があるRosenmüller窩と異なる点である．

4. 咽頭頭底筋膜 (pharyngobasilar fascia)

● **臨床解剖**

咽頭頭底筋膜[2]は頭蓋底の咽頭結節外側より起始し，錐体骨下面，頸動脈管内側から翼状突起内側板に付着し，上咽頭収縮筋群を支持する強靭な筋膜である．そのすぐ外側には傍咽頭間隙が，後方には咽頭後間隙がある．咽頭頭底筋膜と頭蓋底の間の隙間に耳管が走行する．この隙間が後に述べるMorgagni洞（sinus of Morgagni）である．

● **画像解剖**

咽頭頭底筋膜自体はCTやMRIでは見えないが，周囲の筋肉，脂肪，血管から類推することは可能である．これらの深部構造は通常，明瞭に描出され左右対称である．したがって，これらの深部構造の乱れ，不整，非対称を捉えることが重要である．MRIはCTに比べて優れた組織分解能を持ち，筋肉の間に脂肪が介在する上咽頭では微小な病変でも描出できる[6]．上咽頭癌の進展を見る頻度が高いが，T1強調像で傍咽頭間隙の脂肪が消失，不明瞭化，変形を認める．また，口蓋帆挙筋や口蓋帆張筋の不明瞭化に注目すれば，微小な進展を検出することが可能である．

● **臨床的意義**

咽頭頭底筋膜はその深部に存在する頰咽頭筋膜（buccopharyngeal fascia）とともに，腫瘍や炎症の進展を防ぐ障壁と考えられている．一方，頰咽頭筋膜は翼突筋群を包む線維性被膜と深頸筋膜（deep cervical fascia）が翻転して耳下腺深葉を包む部分からなる．頰咽頭筋膜は咽頭頭底筋膜の外側に位置し傍咽頭間隙の外側縁を構成しているが，咽頭頭底筋膜とは異なり，薄くて脆弱である．

▶2 **咽頭頭底筋膜（pharyngobasilar fascia）**

咽頭頭底筋膜は頭蓋底の咽頭結節外側から起始し，錐体骨下面，頸動脈管内側から翼状突起内側板に付着し，上咽頭収縮筋群を支持する強靭な筋膜である．咽頭頭底筋膜は腫瘍や炎症の進展を防ぐ障壁と考えられている．

図7 60歳台，男性 上咽頭癌 頭蓋底浸潤，神経周囲性進展（右頁）▶

A：右Rosenmüller窩は不鮮明で，右側壁から背側の頸静脈孔近傍にかけて腫瘤（→）が認められる．
B：腫瘤（→）はCTよりも境界は明瞭に描出され，筋肉よりも軽度高信号を示す．
C：腫瘤（→）は不均一な軽度高信号域として描出され，右椎前筋に浸潤が疑われる．右乳突蜂巣には液体貯留が見られ（▶），滲出性中耳炎を認める．右上咽頭の腫瘤が耳管を狭窄したためと考えられる．
D：腫瘤（→）は一様に増強される．
E：右外側咽頭後リンパ節の腫大（→）を認める．
F：右錐体骨尖（→），右斜台（▶）への浸潤が認められる．
G：腫瘤は右Meckel腔（→）から卵円孔を経て右咀嚼筋間隙への進展（▶）が認められる．
H：右海綿静脈洞（→）に腫瘍が浸潤し，右咀嚼筋間隙に進展している．外側咽頭後リンパ節への転移が認められる（▶）．

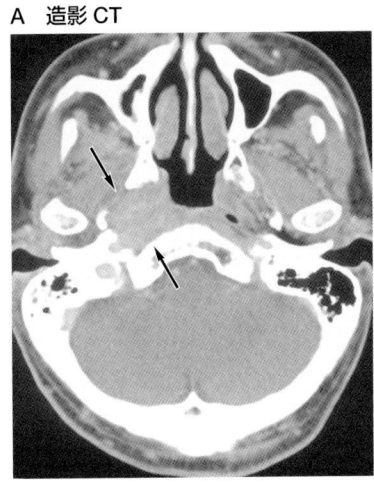

図 7
A 造影 CT
B MRI，T1 強調像
C MRI，T2 強調像
D 造影 MRI，T1 強調像
E MRI，T2 強調像（B より尾側のレベル）
F MRI，T1 強調像（A とほぼ同一のレベル）
G 造影 MRI，T1 強調冠状断像
H 脂肪抑制造影 MRI，T1 強調矢状断像

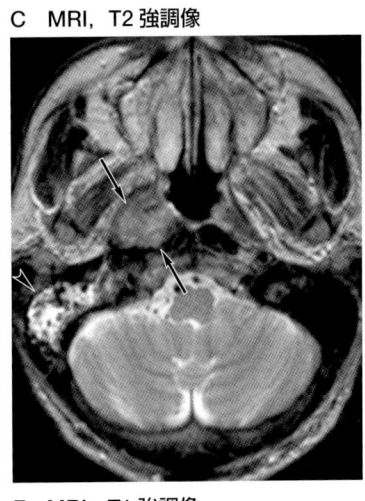

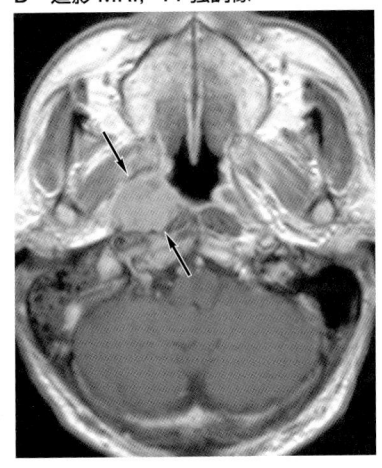

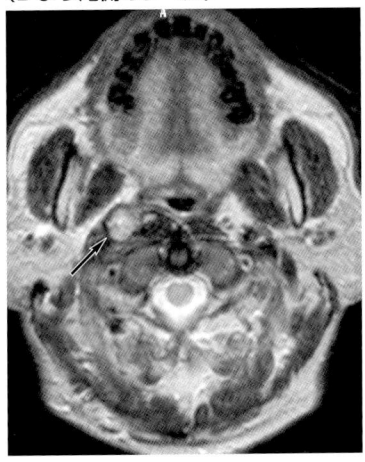

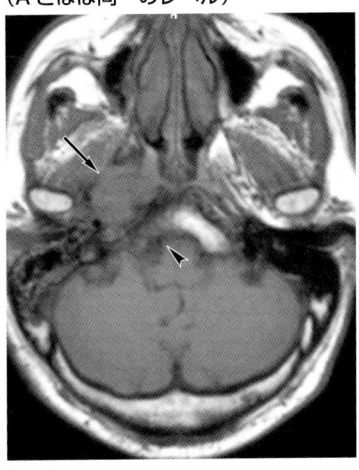

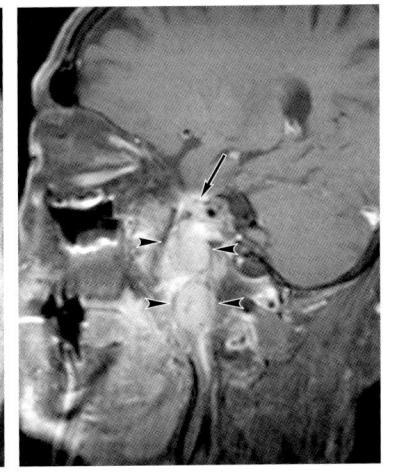

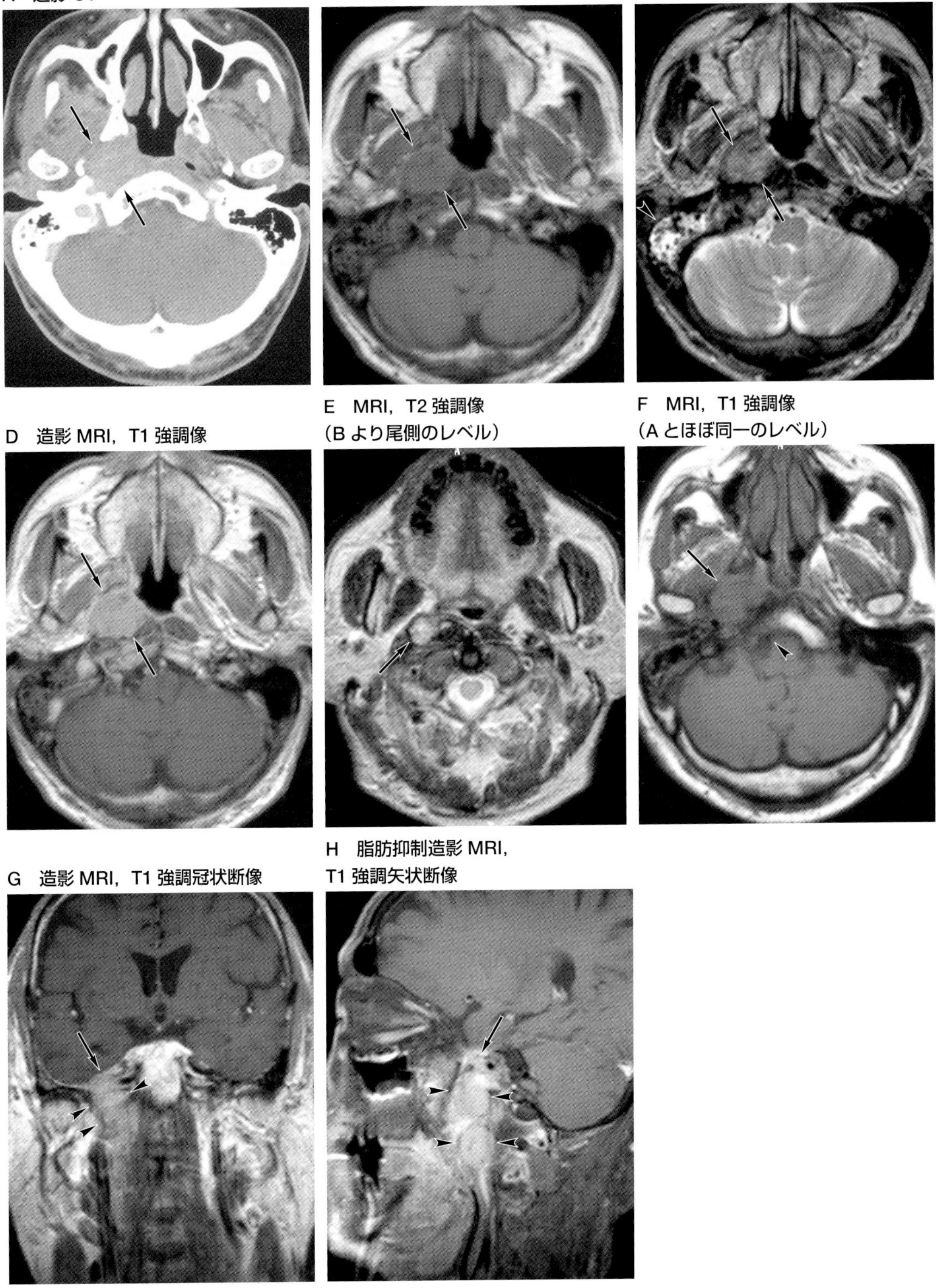

4. 咽頭頭底筋膜　137

5. Morgagni 洞 (sinus of Morgagni)

● 臨床解剖

Morgagni 洞▶3 は頭蓋咽頭頭底筋膜上縁の欠損部をいい，咽頭帆挙筋と耳管軟骨部が Morgagni 洞の中を貫通する．この筋膜の欠損部は咽頭粘膜病変が傍咽頭間隙へ進展する経路になりやすい．

● 画像解剖

Morgagni 洞は画像上は見えないが，その位置と解剖的関係を理解しておくことは重要である．上咽頭癌は初診時で約 25％に頭蓋底骨浸潤があるといわれ，CT，MRI による画像診断の役割は大きい．CT では骨融解像を認めることが多いが，骨硬化像を示すこともある．したがって，骨条件での評価が必要である．MRI は骨髄への進展を評価できる[7]．特に冠状断像や矢状断像は腫瘍の頭尾方向への進展の評価，周囲の解剖構造との関係の把握に優れている．神経周囲性進展は造影 MRI が有用で，脳神経に沿った肥厚，異常増強像として描出される．また，単純 T1 強調像で翼口蓋窩や頭蓋底の孔（卵円孔など）の高信号域（脂肪）が消失することが知られている[8,9]．

● 臨床的意義

Morgagni 洞は，上咽頭癌などの腫瘍や炎症が，咽頭粘膜間隙から傍咽頭間隙，頸動脈間隙，頭蓋底へ進展する経路になる．咽頭頭底筋膜は強靭な膜で，病変を上咽頭外へ進展するのを防ぐ強固な障壁であるが，Morgagni 洞はその弱点と考えられている．頭蓋底浸潤には直接浸潤と神経周囲性進展のパターンがあるが，いずれも Morgagni 洞は最初の進展経路として重要である．腫瘍が Morgagni 洞から傍咽頭間隙に進展すると，頸動脈間隙や咀嚼筋間隙に進展する．直接進展の経路としては蝶形骨洞や破裂孔が多い[10]．さらに三叉神経第 3 枝に沿った神経周囲性進展を来し，Meckel 腔や海綿静脈洞に進展する（図 7）．

6. 咽頭後リンパ節群

● 臨床解剖

内側群と外側群に分けられ，外側咽頭後リンパ節は特に人名を冠して Rouviere のリンパ節と呼ばれる．いずれも上咽頭と中咽頭からのリンパ流を受け，深頸リンパ節（internal jugular nodular chain）を経て後頸三角リンパ節（accessory nerve nodular chains）に注ぐ．咽頭後リンパ節群は舌骨より頭側に存在し，内側群は上中咽頭のレベルでは正中にあり，通常小さいか欠損している．外側群は内頸動脈の内側，椎前筋の外側に位置する．

● 画像解剖

内側群は一般に CT や MRI で描出されないが，外側群は正常若年者でも高い頻度で認められる．1cm 以下が正常とされるが，通常は 3～4mm である．年齢が高くなるにつれ描出される頻度は減少し，特に 40 歳以上で描出された場合は注意を要する[11,12]．

▶3 **Morgagni 洞 (sinus of Morgagni)**
頭蓋咽頭頭底筋膜上縁の欠損部をいい，咽頭帆挙筋と耳管軟骨部が Morgagni 洞内を貫通する．Morgagni 洞は腫瘍や炎症が咽頭粘膜から深部組織や頭蓋底へ進展する経路になる．

A 造影CT

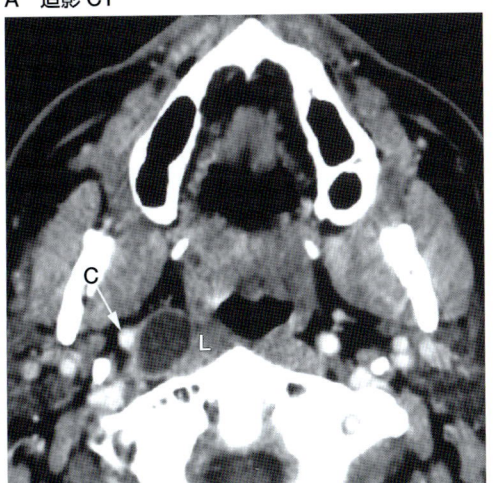

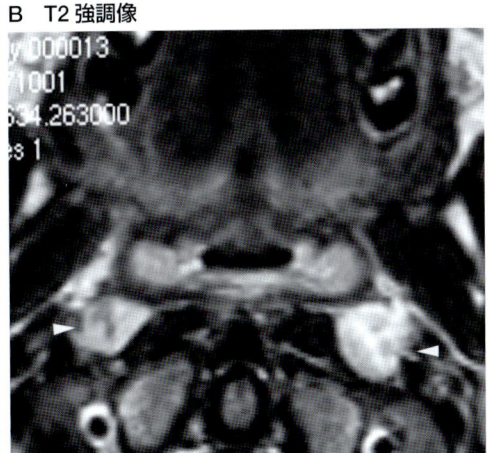

B T2強調像

図8 外側咽頭後リンパ節
(尾尻博也:頭頸部の臨床画像診断学.改訂第2版,南江堂,p.320, 2011より許諾を得て転載)
A:右内頸動脈(C)と頸長筋(L)との間で,その前面,外側咽頭後リンパ節の解剖学的位置に一致して内部低濃度を含む結節を認める.化膿性リンパ節炎に一致する.
B:両側外側咽頭後リンパ節(▸)の軽度腫大を認める.

● **臨床的意義**

咽頭後リンパ節群は上咽頭からのリンパの最初の灌流路で,上咽頭の所属リンパ節である.外側咽頭後リンパ節群は中咽頭,下咽頭,軟口蓋の悪性腫瘍からもしばしば転移を来すので注意を要する.理学的に触知できず,画像診断の役割が大きい(図8)[13].また,上咽頭癌の約90%で初診時よりリンパ節転移が認められ,その半数は両側性である[14].したがって,上咽頭癌は症状が現れるのが遅く,原因不明の頸部リンパ節腫大として発見されることが多い.

7. 上咽頭癌の進展経路

上咽頭癌は一般に最も抵抗性の低い経路で浸潤していくため,筋肉束や神経血管束に沿って進展することが多い[15].このため,初期には筋膜や軟骨組織で囲まれるが,次第にこれらの障壁を侵して周囲の間隙や頭蓋内に進展する.

上咽頭の外側壁のRosenmüller窩が上咽頭癌の好発部位で,粘膜面に膨隆性に発育するとともに,咽頭頭底筋膜を避けるようにして筋膜や神経経路に沿って進展する.粘膜面は視診上にて観察可能であるが,後者の深部進展は画像診断が重要である.進展方向に分けて上咽頭癌の進展経路を理解しておくことは,病期診断,治療法の選択に必要不可欠である[2].

1) 上方進展(図5)

咽頭頭底筋膜の内側に進展すると破裂孔,蝶形骨洞に浸潤する.外側に進展すると卵円孔,頸静脈孔,内頸動脈へ浸潤する.ともに頭蓋底への進展経路になる.

2) 下方進展

上咽頭収縮筋群に沿って下方に進展すると,口蓋扁桃や軟口蓋を浸潤する.

3) 前方進展(図5)

内側翼突筋に沿って進展すると翼突板を侵し,鼻腔や翼口蓋窩を破壊する.

図9 70歳台，女性　悪性リンパ腫

A：左上咽頭に均一な低信号を示す腫瘤（→）を認め，傍咽頭間隙へ浸潤している．左外側後咽頭リンパ節に同様の腫瘤を認める（▶）．
B：左上咽頭，左上顎洞（→），右鼻粘膜（➡）に均一な低信号を示す腫瘤を認める．左乳突蜂巣に液貯留が見られ，浸出性中耳炎を認める（▷）．
C：左上咽頭から左傍咽頭間隙，左上顎洞の腫瘤に一致して異常集積を認める（→）．

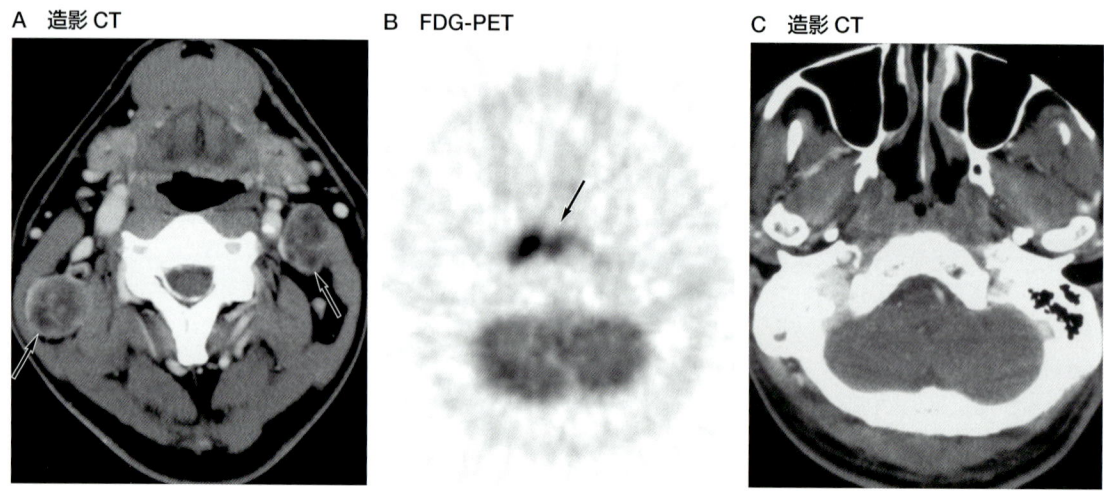

図10 50歳台，男性　上咽頭癌
（文献17）より改変して転載）
A：左内頸静脈近傍および右後頸三角にリンパ節腫大（→）を認める．
B，C：原発巣の検索のため施行されたFDG-PET（B）では上咽頭に高集積（→，SUV10.0）を認めたが，造影CT（C）では上咽頭の腫大は顕著ではない．

4) 後方進展（図6）

咽頭後間隙に沿って斜台や椎前筋に進展する．

5) 側方進展（図7）

傍咽頭間隙を圧排・浸潤するもので，最も頻度が高い．Morgagni洞から傍咽頭間隙，咀嚼筋間隙（側頭下窩），神経（三叉神経第3枝）に浸潤する．

6) 逆行性進展（図7）

いわゆる神経周囲性進展である．三叉神経に沿って進展すると顔面の疼痛・知覚麻痺が起こり，第3枝が侵されると下顎神経が支配する咀嚼筋群（内側・外側翼突筋，咬筋，側頭筋）の萎縮，MRIでの信号変化が認められる．

8. 上咽頭の悪性リンパ腫

上咽頭において扁平上皮癌に次いで悪性リンパ腫が問題になる（図9）．上咽頭を含むWaldeyer輪などの節外病変を示すものは非ホジキンリンパ腫が大部分である．上咽頭の悪性リンパ腫では二次性耳管機能不全に起因した鼻出血や鼻閉が主で，疼痛や脳神経症状の頻度は低い．多くはリンパ節病変が陽性である．

悪性リンパ腫は比較的均一な浸潤性軟部腫瘤として認められ，壊死を認めることは稀である．上咽頭癌は分化度の低い場合が多く，悪性リンパ腫との鑑別が困難なことが多い．腫瘍が大きいのに深部への浸潤が少ない場合は悪性リンパ腫の可能性が高い．頸動脈間隙への浸潤があるのに，脳神経症状に乏しい場合は悪性リンパ腫を疑うべきである[16]．

9. PETの有用性

上咽頭は一般にMRIやCTが有用な領域であるが，治療後の効果判定，再発診断において評価が困難なことも多い．また，粘膜下に浸潤するような症例では粘膜面の肥厚が不明瞭な場合，原発巣の決定に苦慮することも少なくない（図9, 10[17]）．

一般に頭頸部の原発不明癌の場合，上咽頭，中咽頭，下咽頭（梨状陥凹）に原発巣がしばしば発見される．このような原発巣検出においてFDG-PETの検出率は8～53%と報告により幅がある．視診，CTやMRIでも原発巣が不明の場合には，CTを併用したFDG-PETを施行し，高集積が認められた場合，高集積部の生検を行うのがよいと考える（図10）[17]．

FDG-PETによる頭頸部悪性腫瘍の原発巣検出率は高く，87%以上と報告されている．さらに，上咽頭の場合，遠隔転移を来す症例があり，全身検索についてもCTを併用したFDG-PETは有用である[17]．

謝　辞

本稿の執筆に当たり，有用な情報を提供して下さった大阪厚生年金病院放射線科 西多俊幸先生に感謝いたします．

文献

1) 西村龍一：5. 上咽頭．高橋睦正（編著）；頭頸部画像診断学．中外医学社，p.94，1997.
2) Newton TH, Hasso AN, Dillon WP: Computed tomography of the head and neck. Raven, New York, p.10-43, 1988.
3) Hansberger, HR: Handbook of head and neck imaging. 2nd ed, Mosby, St. Louis, 1995.
4) Lentz M: Paranasal sinusitis and nasopharynx. *In* CT and MRI of head and neck tumors: methods, guidelines, differential diagnosis and clinical results. Thieme, New York, p.28-64, 1993.
5) Khoo FY, Kanagasuntheram R, Chia KB: Variations of the lateral recess of the nasopharynx. Arch Otolaryngol 86: 456-462, 1967.
6) Chong VF, Khoo JB, Fan YF: Imaging of nasopharynx and skull base. Magn Reson Imaging Clin N Am 10: 547-571, 2002.
7) Mancuso AA, Hanafee WN: Nasopharynx and parapharyngeal space. *In* Computed tomography and magnetic resonance imaging of the head and neck. 2nd ed, Lippincott Williams & Wilkins, Baltimore, p.428-498, 1985.
8) Ginsberg LE: MR imaging of perineural tumor spread. Magn Reson Imaging Clin N Am 10: 511-525, 2002.
9) Curtin HD: Detection of perinueral spread: fat is a friend. AJNR 19: 1385-1386, 1998.
10) Phelps PD, Beale DJ: Foramen lacerum: a route of access to the cranial cavity for malignant tumors below the skull base. Clin Radiol 46: 179-183, 1992.
11) McLaughlin MP, Mendenhall WM, Mancuso AA, et al: Retropharyngeal adenopathy as a predictor of outcome in squamous carcinoma of the head and neck. Head Neck 17: 190-198, 1995.
12) Lam WW, Chan YL, Leung SF, et al: Retropharyngeal lymphadenopathy in nasopharyngeal carcinoma. Head Neck 19: 176-181, 1997.
13) 尾尻博也：8 章 頸部リンパ節転移．頭頸部の臨床画像診断学．第 2 版，南江堂，p.320，2011.
14) Mancuso AA, Harnsberger HR, Muraki AS, et al: Computed tomography of cervical and retropharyngeal lymph nodes: normal anatomy, variant normal and applications in staging head and neck cancer, Part I and Part II. Radiology 148: 715-723, 1983.
15) Weber AL, al-Arayedh S, Rashid A: Nasopharynx: clinical, pathologic, and radiologic assessment. Neuroimaging Clin N Am 13: 465-483, 2003.
16) 尾尻博也：3 章 上咽頭．頭頸部の臨床画像診断学．第 2 版，南江堂，p.117-137, 2011.
17) 岡村光英，小山孝一：第 4 章 腫瘍．クリニカル PET の最前線．先端医療技術研究所，p.76-82, 2004.

10 中咽頭

米津康一，中村 卓

中咽頭の病変は視診，触診が比較的容易であり，画像診断は病変の進展範囲の診断が中心となる．そのためにはCTやMRIの画像解剖の理解が必要である．本稿では，亜部位別に中咽頭の画像診断において必要となる解剖学的知識について，CTやMRIを用いて説明するとともに，それらの臨床的な意義についても解説する．

はじめに

中咽頭とは，上は硬口蓋・軟口蓋移行部から下は喉頭蓋谷の底部の高さまでの範囲をいう．前後的には筋膜解剖でいうところの深頸筋膜中層より粘膜面の咽頭粘膜間隙（pharyngeal mucosal space）に相当する．粘膜，Waldeyer輪▶1，小唾液腺，咽頭頭底筋膜，上・下咽頭収縮筋，口蓋筋などが含まれる．後方は咽頭収縮筋であり，その後外方には，頭蓋底から舌骨にかけて脂肪組織からなる傍咽頭間隙（parapharyngeal space）や咽頭後間隙（retropharyngeal space）がある．これらの間隙については「13章 頸部軟部組織・深部組織間隙」（p.196-209）の項に譲る．

中咽頭は次の亜部位に分けられる．
1) 側壁：口蓋扁桃，扁桃窩，口蓋弓，および舌扁桃溝
2) 前壁：有郭乳頭より後方の舌（舌根または舌後方1/3）と喉頭蓋谷
3) 上壁：軟口蓋下面と口蓋垂
4) 後壁

中咽頭は重層扁平上皮で覆われ，多数のリンパ組織が存在し，また小唾液腺も数多く存在しているために，この領域に見られる病変はその発生母地によって多彩である．本稿では，前述の亜部位別に中咽頭の画像診断において必要となる重要な解剖構造について，CTやMRIを用いて説明するとともに，それらの臨床的意義についても解説する．

1. 側 壁 (lateral wall of oropharynx)

● 臨床解剖

中咽頭側壁は口蓋扁桃，扁桃窩，口蓋弓，および舌扁桃溝からなる．

a. 前・後口蓋弓（anterior / posterior tonsillar pillar）

口腔と咽頭の間を口峡（fauces）といい，その外側壁をなすのが口蓋弓である．口蓋弓に

> ▶1 **Waldeyer輪（Waldeyer's ring）**
> 扁桃（tonsil）とは口腔ならびに鼻腔が咽頭に移行する部分に存在するリンパ組織である．これらはいくつかの群に分かれて存在し，それぞれ咽頭扁桃（咽頭円蓋，無対），耳管扁桃（耳管咽頭口周囲，対性），口蓋扁桃（前・後口蓋弓の間，対性），舌扁桃（舌根部，無対）と呼ばれる．これらの扁桃と咽頭後壁や軟口蓋のリンパ小節で輪状に囲まれたリンパ組織の集合体を総称してWaldeyer輪と呼ぶ．

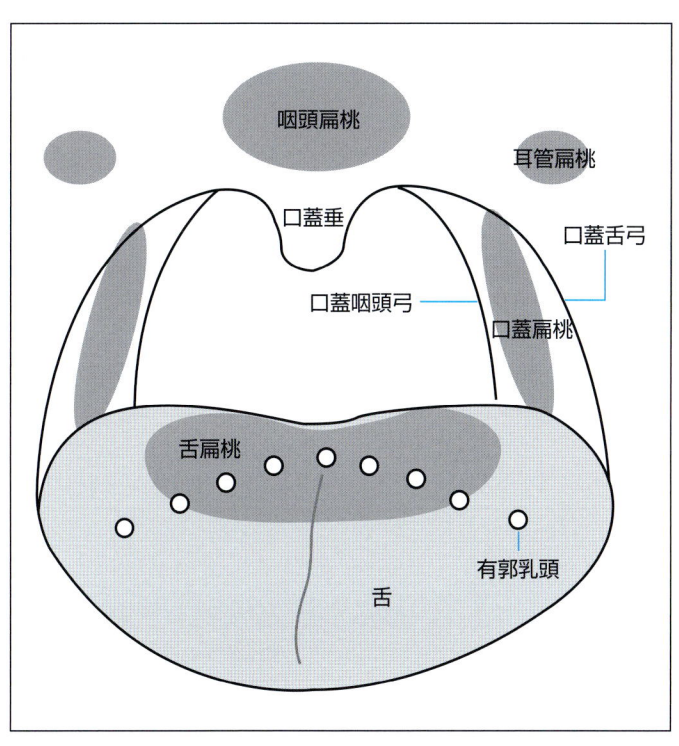

図1 口峡のシェーマ

口峡とは口腔と咽頭の間の狭窄部のことを指す．上壁は軟口蓋，外側は口蓋弓，下壁は舌根からなる．口蓋弓には口蓋舌弓（前口蓋弓）と口蓋咽頭弓（後口蓋弓）があり，その間の陥凹部分を扁桃窩といい，口蓋扁桃がある．口蓋扁桃や舌扁桃は咽頭側索，咽頭扁桃（アデノイド），耳管扁桃と一緒にWaldeyer輪と呼ばれるリンパ組織の集合体を形成する．

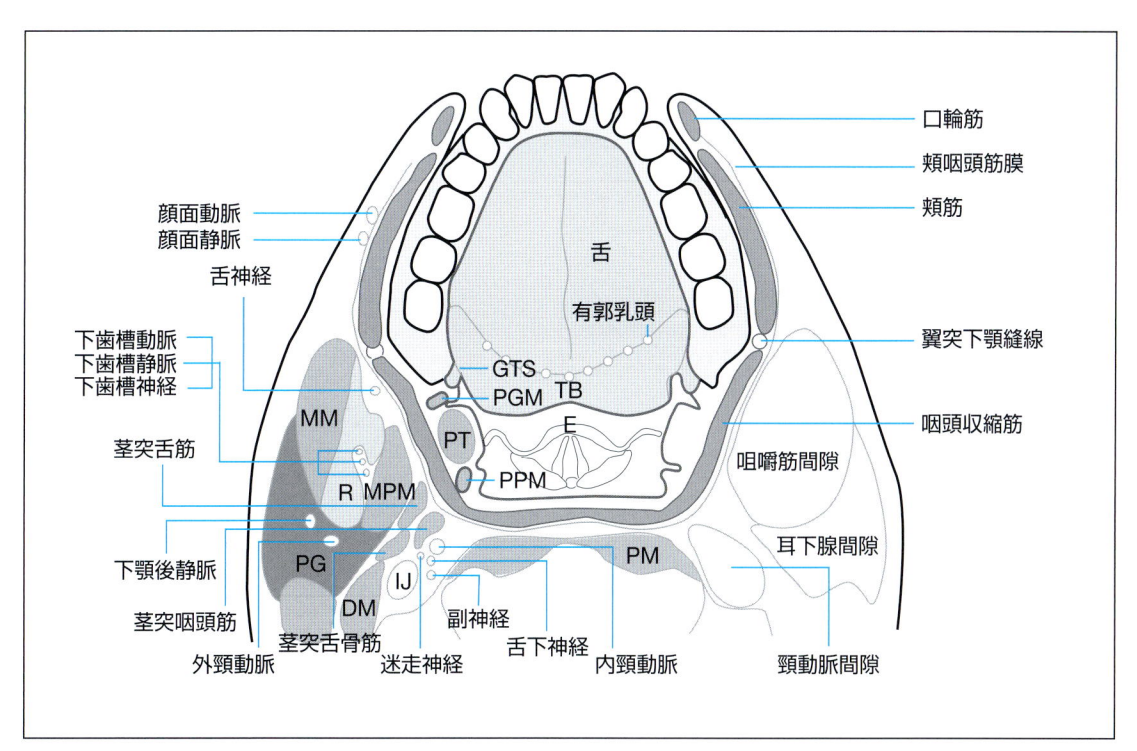

図2 中咽頭断面の正常解剖シェーマ

中咽頭は軸位断で見ると深頸筋膜中層より粘膜面の咽頭粘膜間隙に相当する．後方は咽頭収縮筋で囲まれており，その後外方は頭蓋底から舌骨にかけて脂肪組織からなる傍咽頭間隙や咽頭後間隙である．咽頭収縮筋は中咽頭癌の後方進展の診断に重要となる．

DM：顎二腹筋後腹，E：喉頭蓋，GTS：舌扁桃溝，IJ：内頸静脈，MM：咬筋，MPM：内側翼突筋，PG：耳下腺，PGM：口蓋舌筋，PM：椎前筋，PPM：口蓋咽頭筋，PT：口蓋扁桃，R：下顎骨下顎枝，TB：舌根

は前口蓋弓（口蓋舌弓）と後口蓋弓（口蓋咽頭弓）があり，それぞれ同名の口蓋舌筋，口蓋咽頭筋を持つ．この2つの口蓋弓の間の陥凹を扁桃窩といい，この扁桃窩に口蓋扁桃が存在する（図1，2）．

b. 口蓋扁桃（palatine tonsil）

扁桃のうち前口蓋弓（口蓋舌弓）と後口蓋弓（口蓋咽頭弓）との間の扁桃窩に口蓋扁桃が存在する．非角化重層扁平上皮で覆われた扁桃隆起には十数個の扁桃小窩が見られ，小窩は深い扁桃陰窩に続いている．口蓋扁桃は比較的密な線維性被膜で包まれている．口蓋扁桃を取り囲む被膜と，上咽頭収縮筋との間に存在する疎な結合組織からなる潜在腔を，扁桃周囲間隙と呼ぶ．

c. 舌扁桃溝（glossotonsillar sulci）

舌根と口蓋扁桃の下極に挟まれた部分が舌扁桃溝である．

解剖名一覧

B	頬筋	LPM	外側翼突筋	R	下顎骨下顎枝
BPF	頬咽頭筋膜	LS	舌中隔	RV	下顎後静脈
C	下顎骨骨皮質	LT	舌扁桃	SGM	茎突舌筋
CM	咽頭収縮筋	Ly	リンパ節	SHM	茎突舌骨筋
CS	頸動脈間隙	M	下顎骨	SLG	舌下腺
DM	顎二腹筋後腹	MHM	顎舌骨筋	SLM	上縦舌筋
E	喉頭蓋	MM	咬筋	SMG	顎下腺
EC	外頸動脈	MPM	内側翼突筋	SP	軟口蓋
FA	顔面動脈	MS	咀嚼筋間隙	SPM	茎突咽頭筋
FV	顔面静脈	OM	口輪筋	t	歯
GGM	オトガイ舌筋	P	傍咽頭間隙	T	舌
GHM	オトガイ舌骨筋	PG	耳下腺	TB	舌根
GTS	舌扁桃溝	PGA	口蓋舌弓	TLM	横舌筋
HB	舌骨	PGM	口蓋舌筋	TT	耳管扁桃
HGM	舌骨舌筋	PhT	咽頭扁桃	TVPM	口蓋帆張筋
HP	硬口蓋	PI	広頸筋	U	口蓋垂
IAA	下歯槽動脈	PM	椎前筋	V	喉頭蓋谷
IAN	下歯槽神経	PMR	翼突下顎縫線	VP	有郭乳頭
IAV	下歯槽静脈	PPA	口蓋咽頭弓	X	迷走神経
IC	内頸動脈	PPM	口蓋咽頭筋	XI	副神経
IJ	内頸静脈	PS	耳下腺間隙	XII	舌下神経
LN	舌神経	PT	口蓋扁桃		

A MRI, T1強調像

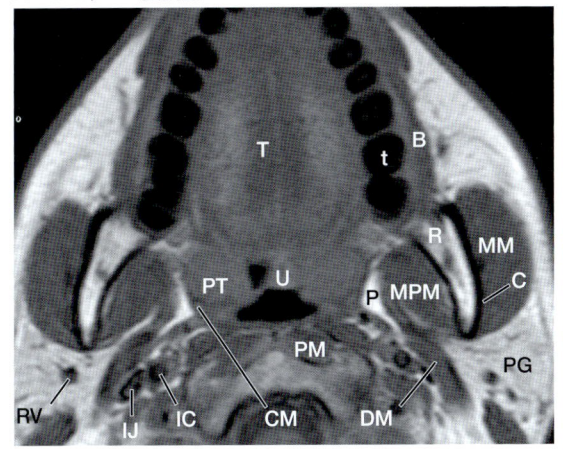

B MRI, 脂肪抑制T2強調像

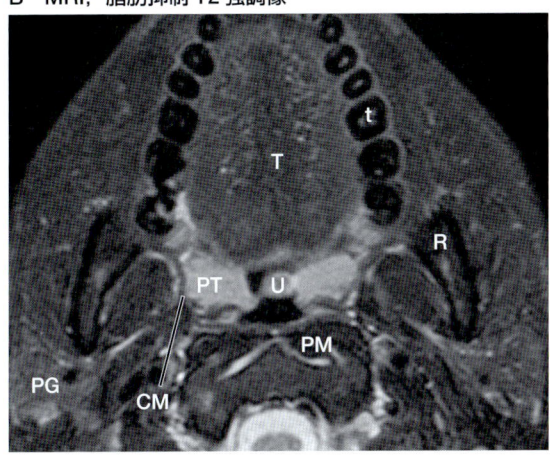

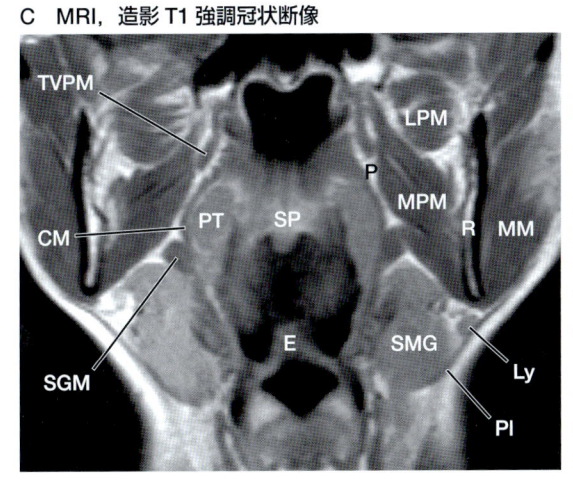

C MRI, 造影T1強調冠状断像

D MRI, T1強調矢状断像

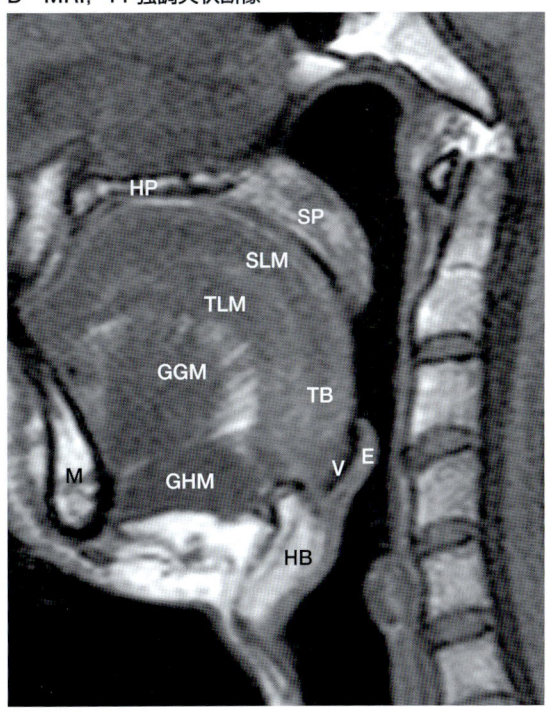

図3 中咽頭断面のMRI正常像

A：咽頭収縮筋（CM）が口蓋扁桃（PT）よりわずかに低信号を，その後方の傍咽頭間隙（P）は脂肪の信号として描出される．

B：口蓋扁桃（PT）が口蓋垂（U）とほぼ同程度の高信号を示す．その後方は低信号の咽頭収縮筋（CM）によって縁取られたように描出される．

C：口蓋扁桃（PT）は造影されることで，咽頭収縮筋（CM）と区別がつきやすくなる．そのすぐ外方の傍咽頭間隙（P）は顎下間隙から頭蓋底まで高信号として観察できる．

D：前壁（舌根部：TB）や後壁の病変の場合は腫瘍進展の診断に非常に有効である．

● 画像解剖

　中咽頭側壁領域では筋肉，リンパ組織が主な臓器であり，そのすぐ後方には傍咽頭間隙の脂肪がある（図3, 4）．CTでは扁桃と口蓋弓は同じくらいの濃度を呈し，左右対称の軟組織濃度として描出される．脂肪は特徴的な低濃度（fat density）を呈するので，区別は容易である．

1．側壁

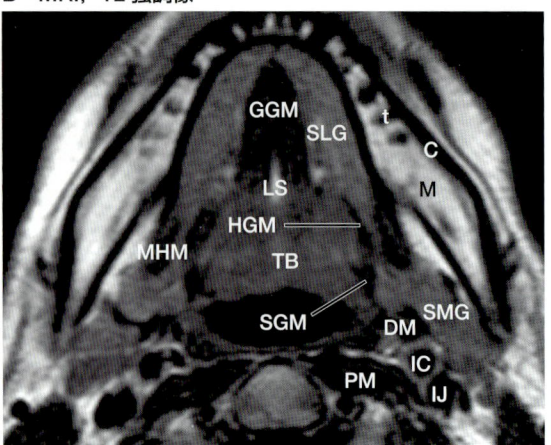

図4 中咽頭舌根レベル断面の正常像

A：舌扁桃（LT）と口蓋扁桃（PT）が同程度のCT値で描出されている．舌根（TB）は筋肉に比べると濃度が低い．
B：舌根（TB）は筋肉と比べると高信号を呈している．
C：下顎骨骨皮質，DM：顎二腹筋後腹，GGM：オトガイ舌筋，HGM：舌骨舌筋，IC：内頸動脈，IJ：内頸静脈，LS：舌中隔，M：下顎骨，MHM：顎舌骨筋，MM：咬筋，MPM：内側翼突筋，PM：椎前筋，SGM：茎突舌筋，SLG：舌下腺，SMG：顎下腺，t：歯

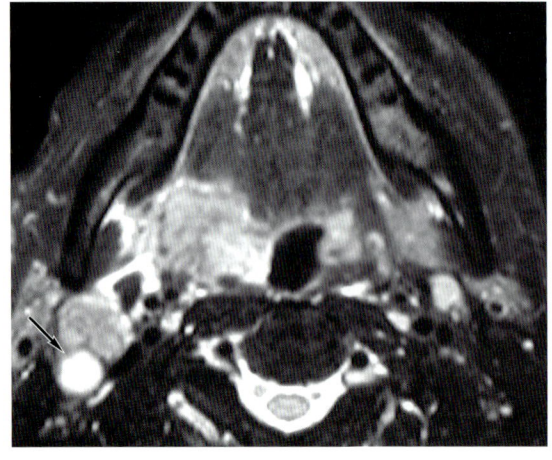

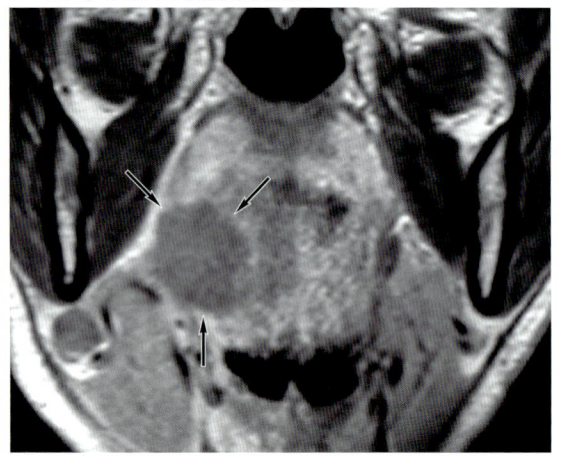

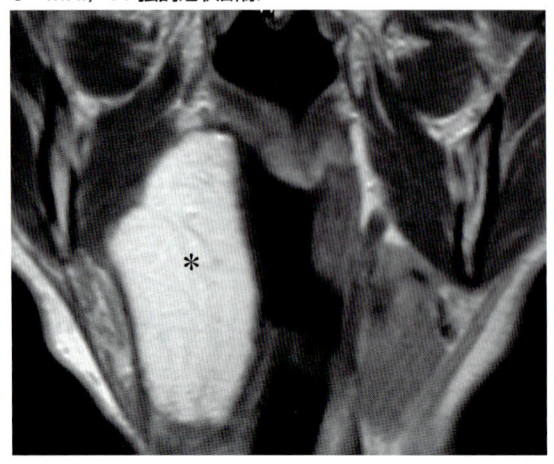

図5 60歳台，男性 右上内深頸リンパ節転移を伴った右側壁扁平上皮癌

A：右側扁桃に高信号領域を認める．前方は前口蓋弓を越えて顎舌骨筋まで達している．右上内深頸リンパ節は高信号を呈し，中心壊死を示唆する非常に高信号を示す領域が観察される（→）．
B：腫瘍部分はわずかに造影されている（→）が，周囲に比べると相対的に低信号である．咽頭収縮筋に浸潤しているが傍咽頭間隙の脂肪層は保たれており，咀嚼筋間隙への浸潤は見られない．
C：腹直筋による再建後．筋皮弁（＊）が脂肪と同じ信号を示している．術後の経過観察の画像診断では，どのような再建手術がなされたか理解してから読影することが大切である．

筋肉は MRI，T1・T2 強調像で比較的低い信号強度を示す．それに比べ，腫瘍は T1 強調像では同様であるが，T2 強調像で比較的高い信号強度を示し，区別は可能な場合が多い．リンパ組織は口蓋扁桃に見られるが，T1 強調像では筋肉と同程度の信号強度を有するが，T2 強調像では筋肉より高い信号強度を呈する．したがって脂肪と筋肉，リンパ組織とは T1 強調像において，筋肉とリンパ組織は T2 強調像において容易に区別できる．また，造影 T1 強調像では，扁桃が増強されるために筋肉が相対的に低い信号を示し，両者の区別が可能となる．深部臓器への浸潤は傍咽頭間隙の脂肪層（T1 強調像で高信号に描出される）の状態を観察することが大切である（図 5）．

● **臨床的意義**

中咽頭癌は亜部位別に側壁型（口蓋扁桃，扁桃窩，口蓋弓，舌扁桃溝），前壁型（舌根，喉頭蓋谷），上壁型（軟口蓋，口蓋垂），後壁型に細分類され，側壁型が最も多い．おおよその発生頻度はそれぞれ 55％，25％，15％，5％程度である[1]．

側壁では悪性リンパ腫と扁平上皮癌の出現頻度がほぼ同程度であることが特徴である．悪性リンパ腫と扁平上皮癌はともに造影される腫瘤として観察されるために，両者の鑑別は画像上なかなか困難である．もし頸部に均一に造影され，中心壊死（central necrosis）の見られないリンパ節を伴っていれば，悪性リンパ腫と診断されるが，未分化扁平上皮癌でも全く同様の所見を呈する場合が多い．

腫瘍進展は口蓋舌筋，口蓋咽頭筋に沿って軟口蓋へ進展しやすい．軟口蓋まで進展すると，さらに口蓋帆張筋，口蓋帆挙筋あるいは内側・外側翼突筋に沿ってさらに上方へ進展し，場合によっては頭蓋底へ浸潤する．このような大きな腫瘍になると中咽頭腫瘍か上咽頭腫瘍かの区別が難しい．また，前内方進展した場合は，上咽頭収縮筋に沿って翼突下顎縫線，さらには頰筋へ進展する．その場合には臼後三角に発生した腫瘍に類似した進展様式をとる[2,3]．また，下方へは口蓋舌筋に沿って舌扁桃溝を経由して舌根まで進展する▶2．

前口蓋弓部の扁平上皮癌は顎下リンパ節，上内深頸リンパ節へ，後口蓋弓部では上内深頸リンパ節へ転移する．後壁へ進展すると咽頭後リンパ節や副神経リンパ節へ転移する危険性が高まる．約 70％に臨床的に転移リンパ節が見られる．この頻度は T（腫瘍の大きさ）にはよらず，T1 から T3 まではほぼ 70％前後であり，T4 になると 85％程度となる[4]▶3．小さ

▶2 **口蓋筋（palatine muscles）**

口峡の筋群を総称して口蓋筋といい，5 種類の筋肉（口蓋舌筋，口蓋咽頭筋，口蓋帆挙筋，口蓋帆張筋，口蓋垂筋）があり，いずれも口蓋帆に付く．口蓋舌筋，口蓋咽頭筋は協調し，舌と軟口蓋を近づけ口峡を閉じる．口蓋帆挙筋は口蓋帆を挙上し，嚥下時に鼻腔をふさぐ．口蓋帆張筋は緊張して耳管を開く．口蓋垂筋は口蓋帆を挙上し，口蓋帆挙筋とともに嚥下時に鼻腔をふさぐ．

▶3 **中咽頭癌の T 分類**

T1：最大径が 2cm 以下の腫瘍
T2：最大径が 2cm を超え，4cm 以下の腫瘍
T3：最大径が 4cm を超える腫瘍
T4：隣接組織すなわち骨髄質，頸部軟部組織，舌深層の筋肉に浸潤する腫瘍

T 分類評価の診断法は理学的診断（視・触診），内視鏡検査，画像診断である．視・触診で十分に広がりを把握できる場合は内視鏡検査，画像診断は不要とされるが，実際上は深部進展，特に T4 は隣接臓器への浸潤の有無によって決定されるので，画像診断法は不可欠である．

造影 CT

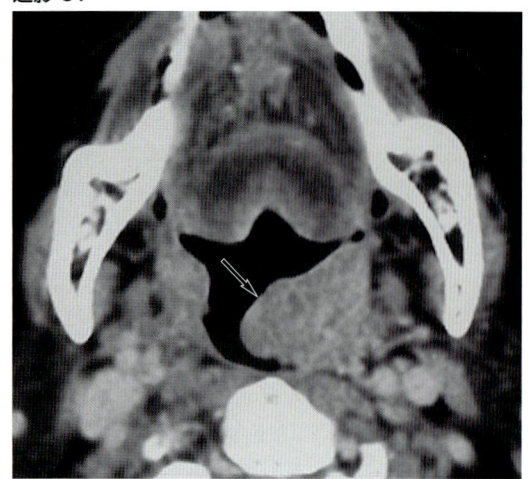

図6 70歳台，女性　扁桃肥大
左側口蓋扁桃は均一に造影されている（→）．内部に壊死巣は見られない．咽頭収縮筋との境界は不明瞭であるが，深部の傍咽頭間隙の脂肪層は保たれている．

造影 CT

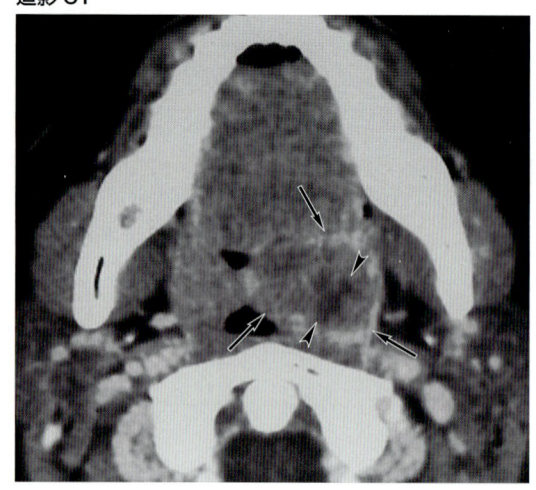

図7 10歳台，女性　扁桃周囲膿瘍
左側扁桃周囲間隙は周囲が一層造影され（→），内部に膿瘍（壊死巣）と思われる water density area を認める（▶）．深部の傍咽頭間隙の脂肪層は保たれている．中咽頭から深部臓器への炎症や腫瘍の波及状態を観察する際に，傍咽頭間隙は非常に有用な解剖構造である．

い腫瘍の場合は，しばしば頸部リンパ節転移が先に見つかる場合がある．上内深頸リンパ節あるいは副神経リンパ節が腫大していた場合には，この部分に腫瘍が隠れていることがあるので，注意深い検索が望まれる．

　一方，非浸潤性で，比較的均一に造影される場合は，リンパ組織の肥大（扁桃炎，扁桃肥大）であることが多い（図6）．口蓋扁桃の化膿性炎症（急性扁桃炎）が起こると，この部分に膿瘍が形成される（図7）．中咽頭癌や炎症が上咽頭収縮筋を破って後外方へ進展し，傍咽頭間

▶4　中咽頭癌の進展範囲の診断

　画像情報としては大きく2つあり，原発巣の進展範囲と頸部リンパ節転移の有無である．特に前者は staging や手術適応あるいは手術範囲の決定に大切である．具体的には中咽頭癌の進展として，
1) 咽頭収縮筋を越えて傍咽頭間隙への進展（外側あるいは後方進展），
2) さらに後・外側の咀嚼筋間隙，頸動脈間隙，耳下腺間隙，咽頭後間隙への進展，
3) 外舌筋（オトガイ舌筋，舌骨舌筋，茎突舌筋）への進展，
4) 軟口蓋を越えて硬口蓋，上顎骨，翼状突起，翼口蓋窩への進展，

を詳細に観察する．主治医，術者側との密なコミュニケーションが重要であり，どのような画像情報を提供するか常に考えながら診断したい．

▶5　茎状突起過長症（elongated styloid process．Eagle 症候群）

　茎状突起は側頭骨の錐体後下面の後外側端で，頸静脈窩の外側から下方に向かって突出する細長い突起である．茎状突起からは茎突舌骨筋，茎突舌筋および茎突咽頭筋などの筋と茎突下顎靱帯と茎突舌骨靱帯が起こっている．茎状突起過長症では，茎状突起と舌骨小角を結ぶ茎突舌骨靱帯が骨化し，併走する舌咽神経の機械的圧迫や頸動脈周囲の交感神経叢の刺激により，咽頭痛，咽喉頭違和感，耳痛，顔面痛，頭痛，頭重感，肩こりなどの症状が引き起される．症状は必ずしも茎状突起の大きさに比例するのではなく，全く症状がない場合も少なくない．

単純CT

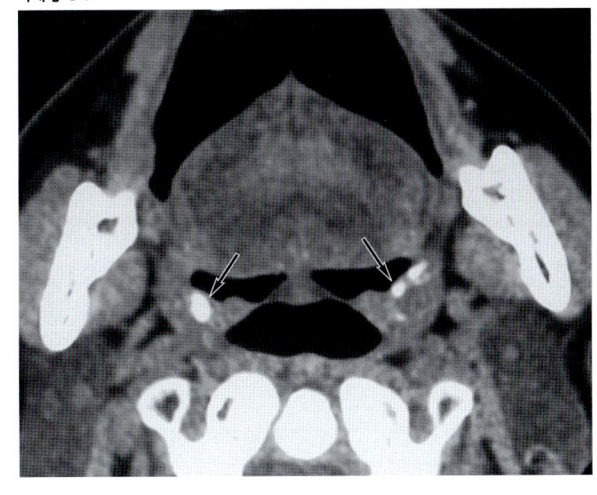

図8 50歳台，女性 扁桃結石
両側の口蓋扁桃に小さな石灰化を示す点状の高吸収域を認める（→）．インプラントのCT検査の際に偶然見つけられた．

A 単純CT　　　B 3D-CT

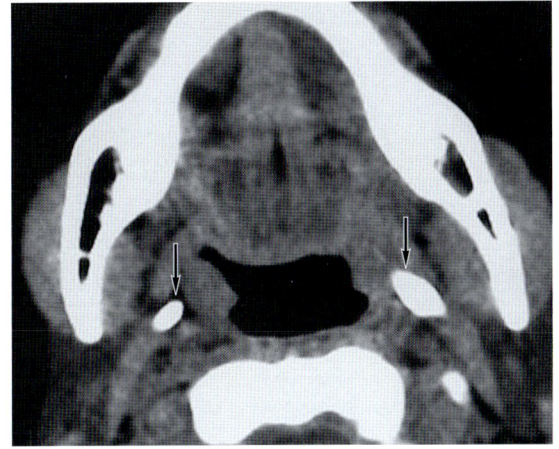

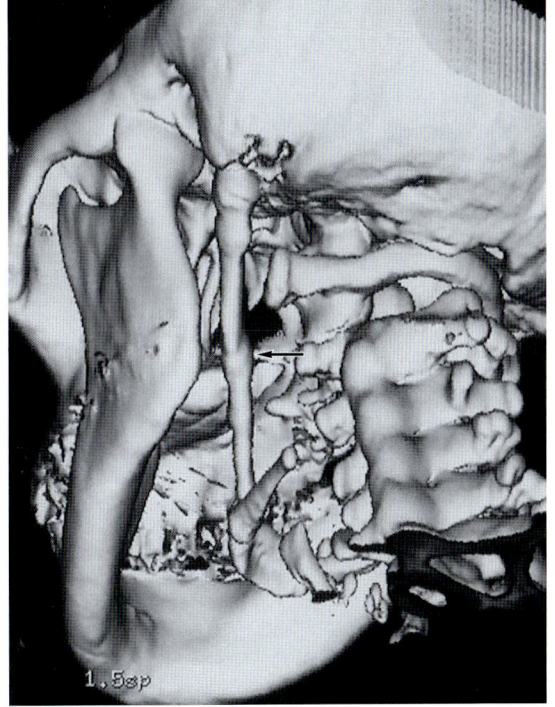

図9 50歳台，女性 茎状突起過長症
A：両側の口蓋扁桃やや外側に石灰化を示す高吸収域が認められる（→）．口底部ガマ腫のCT検査の際に偶然見つけられた．
B：茎状突起から舌骨小角に連続して石灰化が認められる（→）．

　隙や咽頭後間隙へ波及すると傍咽頭間隙膿瘍や咽頭後間隙膿瘍となる[4]．膿瘍の有無や炎症波及の状態を観察する際にも，傍咽頭間隙の脂肪層は非常に有用な解剖構造である[5]．
　咽頭粘膜間隙に小さな石灰化像が見られることがある（図8）．口蓋扁桃部に最も多いが，舌扁桃や鼻咽頭扁桃にも見られる．これは扁桃結石といわれ，偶然発見されることがほとんどである．重篤な咽頭炎の既往がある場合が多い．また口蓋扁桃より下内方に石灰化像が観察されることがある．これは茎突舌骨靱帯の石灰化（茎状突起過長症；Eagle症候群）[5]であり，3D-CT画像において石灰化の状態を観察しやすい（図9）．

2. 前　壁（anterior wall of oropharynx）

● 臨床解剖
口峡の下方すなわち舌根と喉頭蓋谷が中咽頭の前壁である．喉頭蓋はすべて（舌面を含めて）喉頭に分類される．

a. 舌根（tongue base）
舌は舌尖，舌体，舌根に区別する．舌尖，舌体については「11章 口腔，口腔底」（p.158-175）に譲る．舌根とは舌後方1/3をいい，有郭乳頭が舌体と舌根の境界となる．有郭乳頭のすぐ後方にV字状の浅い溝である舌分界溝があり，その中央に盲孔（foramen cecum）という陥凹が見られる．これは胎生期の甲状腺の遺物である．舌根は外側部では口蓋舌弓によって軟口蓋に連なる．舌根は重層扁平上皮で覆われ，粘膜面には乳頭はなく，比較的なめらかである．その下に芽中心を有する多数のリンパ小節の集まり，舌扁桃（lingual tonsil）が発達しているので，多数の疣状の隆起が見られる．

b. 喉頭蓋谷（vallecula）
舌根の後方では，正中舌喉頭蓋ヒダ（無対）と外側舌喉頭蓋ヒダ（1対）によって喉頭蓋に付着している．正中舌喉頭蓋ヒダと咽頭喉頭蓋ヒダで囲まれたくぼみを喉頭蓋谷といい，ここまでが中咽頭に属する．喉頭蓋自体は上面（舌面）含めてすべて喉頭に分類される．

● 画像解剖
舌根はCT，MRIともに舌体との区別が可能である（図4参照）．しかし，舌根の小さい腫瘍はMRI上は舌扁桃や筋肉などさまざまな信号強度が観察され，診断が難しいことが少なくない．T2強調像が腫瘍の描出に最も優れている．

● 臨床的意義
舌根癌は中咽頭のなかでは視・触診が困難な部位であり，あらゆる方向への進展が疑われる．したがって，手術適応や術式，切除範囲の決定には画像診断による深部臓器への浸潤範

A　MRI，T2強調矢状断像

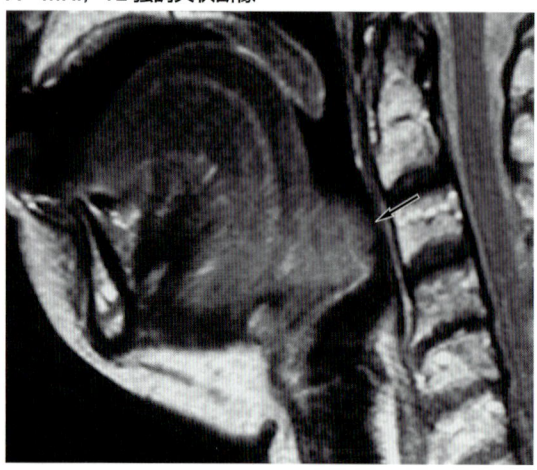

B　MRI，脂肪抑制造影T1強調像

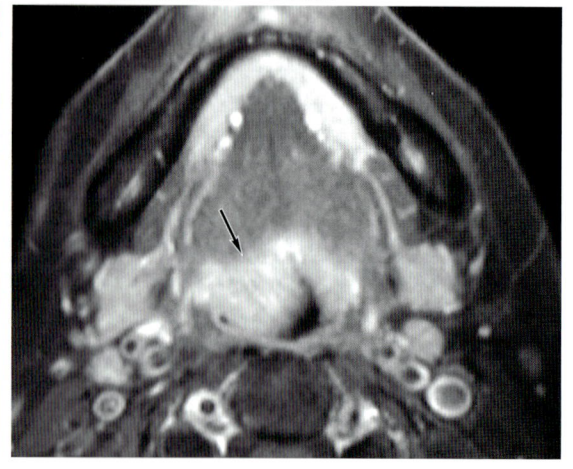

図10　70歳台，女性　舌根部扁平上皮癌
A：舌根部の腫瘍は高信号を呈している（→）が，舌体部の脂肪と同程度の信号強度であり，その境界が不明瞭である．
B：脂肪抑制をかけることで舌体部の脂肪が低信号となり，腫瘍（→）の進展範囲がわかりやすくなる．

単純 CT

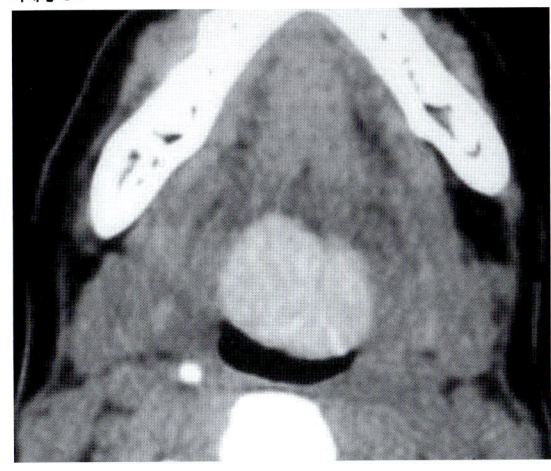

図11　50歳台，女性　舌甲状腺
舌根部に高吸収域を認める．濃度は甲状腺と同程度である．CT検査の際に偶然見つけられた．甲状腺原基の下降経路である甲状舌管は，舌根部（舌盲孔）から舌骨，甲状軟骨の正中前面を経て甲状腺まで至る上皮性の導管である．通常は胎生期に閉鎖するが稀に残存し，甲状舌管嚢胞が生ずることがある．

囲の評価が大切であり，横断像，矢状断像，冠状断像を組み合せて診断することが大切である[6)〜8)]．腫瘍自体はT1強調像で筋肉と同程度の信号を持ち，造影によって増強されるために舌体との境界が不明瞭になることが多い．このような場合はT2強調像や脂肪抑制造影T1強調像が進展範囲の診断に有効となる（図10）．

舌根癌は大部分が片側に存在し，大きくなって正中を越えて進展する．外側へは舌扁桃溝あるいは顎下間隙へ，下方へは喉頭蓋谷から前喉頭蓋間隙へと浸潤する．前方へは舌下間隙の後方深部へ浸潤し，舌神経血管束（舌動脈，舌咽神経，舌下神経など）へ進展する可能性がある[6)]．

舌根癌ではまず上内深頸リンパ節に転移し，副神経リンパ節へ転移する例は少ない．舌体や口腔底へ浸潤すると当然，顎下リンパ節への転移が増える．約70％は初診時に転移しており，特に舌根癌では両側性のリンパ節転移が比較的多いのが特徴で，約30％程度に両側性リンパ節転移が見られるといわれている[4)]．

この部で観察される正常変異としては，舌盲孔から甲状腺の下降が何らかの原因で起こらず，舌根部で甲状腺が発達する舌甲状腺（lingual thyroid tissue）がある[9)]．固有甲状腺を欠く場合と，原基の下降が不完全で固有甲状腺以外に甲状腺が存在する場合がある．CTでは境界明瞭な高濃度腫瘤として，MRIではT1・T2強調像ともに，舌筋と同程度か高信号の腫瘤として描出される（図11）．甲状腺シンチグラフィにおいては腫瘍の部位が高集積像を呈する．また，この甲状舌管の遺残に由来する嚢胞として甲状舌管嚢胞がある．これは舌盲孔と甲状腺の間の頸部正中部，多くは舌骨の高さに見られる．画像的にはCTやMRIの嚢胞性腫瘤として見られる．

3.　上　壁 (superior wall of oropharynx)

● 臨床解剖

上壁は前半部分では軟口蓋の下面（口腔面）であるが，後半部分は上咽頭に開いている．軟口蓋後端は遊離して口峡上縁となり，正中部で筋性ヒダの口蓋垂を形成する．嚥下時にはその先端は咽頭後壁に接して，食物の鼻腔への流入を防ぐ．上咽頭との境界は上咽頭峡と呼ばれ，口蓋咽頭筋が咽頭腔を輪状に取り巻いている．左右の口蓋咽頭筋と上咽頭収縮筋の一部とで水平の隆起（Passavant隆起）を形成する．これは軟口蓋が挙上し，上咽頭が閉鎖す

る際に見られる．特に口蓋裂患者で発達している．
　軟口蓋は硬口蓋と異なり，内部は口蓋筋によって構成されており，粘膜下には硬口蓋から連続して口蓋腺が存在している．

● 画像解剖

　CTでは軟口蓋は筋肉と同程度の濃度を持ち，区別が難しい．しかし，MRIでは前述のように小唾液腺があるためにT1・T2強調像で比較的高信号を呈し，その高信号の間に口蓋筋が低信号として描出される（図12）．
　軟口蓋癌は小さいとCTで描出することはなかなか困難である．MRIではT1強調像において描出可能な場合が多い．これは軟口蓋が小唾液腺や脂肪のためにT1強調像でやや高信号に描出され，腫瘍本体はそれよりやや低い信号強度を呈するからである．また冠状断像や矢状断像が有効なこともある．

● 臨床的意義

　軟口蓋の悪性腫瘍は扁平上皮癌が最も多いが，小唾液腺悪性腫瘍も高頻度で見られる．大きくなるとまず口蓋弓や硬口蓋が破壊される．上方進展については前述の「1. 側壁」（p.144-151）の項に記載しているとおりである．

A　造影CT

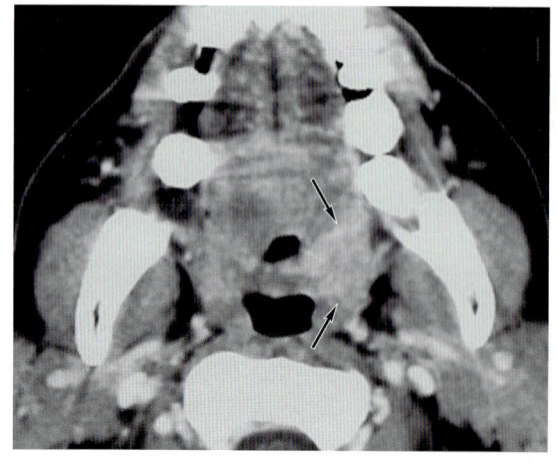

B　MRI，T1強調像

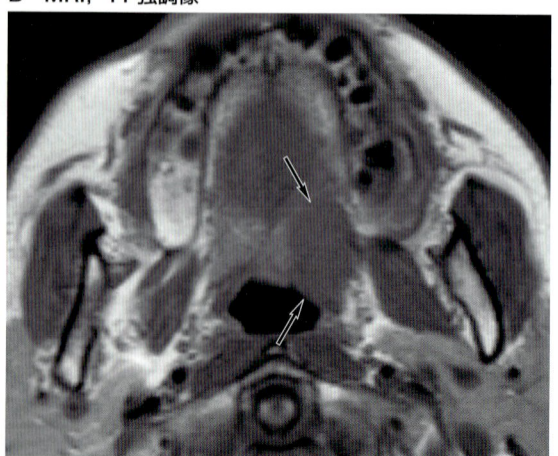

C　MRI，造影T1強調冠状断像

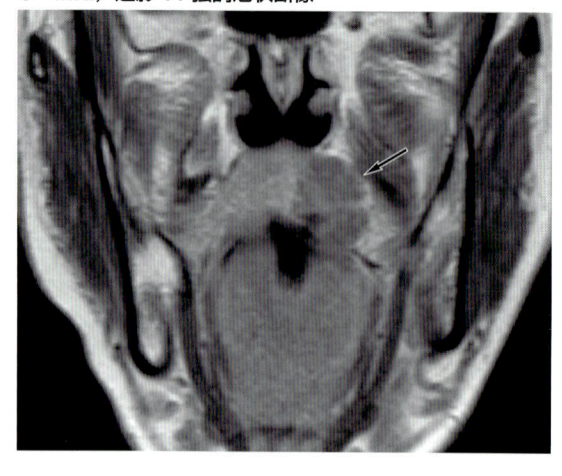

図12　60歳台，男性　軟口蓋扁平上皮癌
A：腫瘍は左側軟口蓋に造影されているが，境界が不明瞭である（→）．
B：腫瘍は左側軟口蓋に比較的境界明瞭な低信号として描出されている（→）．
C：腫瘍は不均一に造影され，上方では傍咽頭間隙の脂肪層が消失し，内側翼突筋に接している（→）．このような場合は咀嚼筋間隙への浸潤があるかどうか，多方向からの観察が必要である．

この部の悪性腫瘍は上内深頸リンパ節に最も転移しやすい．ついで中内深頸リンパ節や咽頭後リンパ節に転移する．頻度は原発巣の大きさによる．T1では10％弱であるが，T4になると約70％にリンパ節転移が見られる[4]．

4. 後壁 (posterior wall of oropharynx)

● 臨床解剖

中咽頭後壁は第1～3頸椎の高さに相当する．後壁の粘膜下は上および中咽頭収縮筋である．

a. 咽頭収縮筋 (pharyngeal constrictor muscle)

咽頭壁は内から外へ，粘膜，筋層，外膜の3層からなる．筋層はすべて横紋筋からなり，内層の輪走する咽頭収縮筋群と縦走する咽頭挙筋群とに分けられ，前者がよく発達している．咽頭収縮筋は咽頭の側壁と後壁を取り巻く輪走筋であり，上から翼状突起，翼突下顎縫線，下顎骨，舌骨，喉頭軟骨などから起こり，その起始部によって上・中・下咽頭収縮筋に分けられる．また上咽頭収縮筋は起こる部位によって，以下の4部に分けられる．

1) 翼突咽頭部：翼状突起内側板および翼突鈎から起こる最上部の筋．
2) 頬咽頭部：翼突下顎縫線から起こる最も幅の広い筋．
3) 顎咽頭部：下顎骨の顎舌骨筋線から起こる．
4) 舌咽頭部：舌外側部ならびに粘膜から起こる．

b. 翼突下顎縫線 (pterygomandibular raphe)

蝶形骨翼状突起内側板先端の翼突鈎と下顎骨内側面との間に張る腱である．この部分から上咽頭収縮筋の頬咽頭部の線維が後方に向けて走る．前方へは頬筋線維の大部分が起こる．これを覆う粘膜のヒダが翼突下顎ヒダ (pterygomandibular fold) であり，前口蓋弓と臼後三角「11章 口腔，口腔底」(p.158-175 参照) を分ける．

A　MRI, 脂肪抑制T2強調像　　B　MRI, 造影T1強調矢状断像

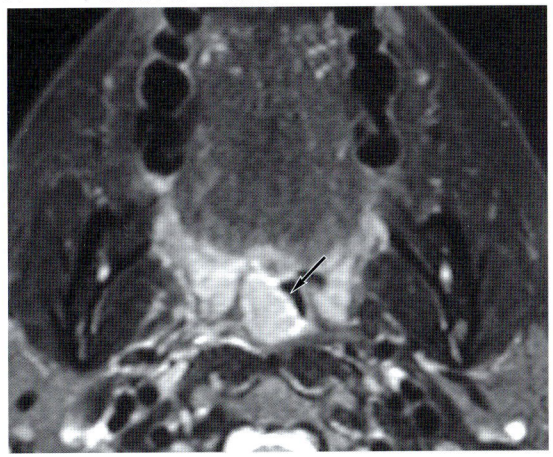

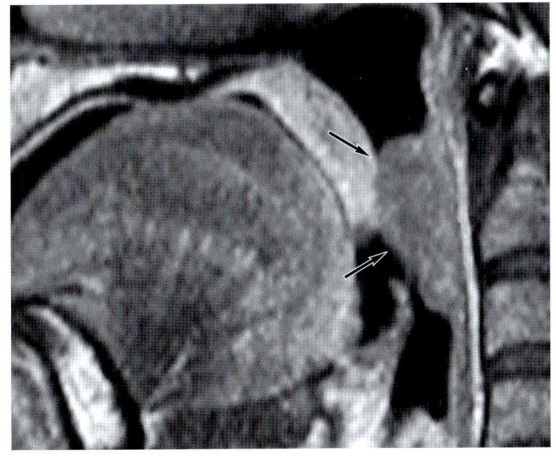

図13　40歳台，女性　後壁扁平上皮癌
A：腫瘍は高信号として描出されている（→）．咽頭収縮筋や口蓋咽頭筋が低信号で認められ，深部臓器への浸潤は否定的である．
B：咽頭後壁に腫瘍が認められる（→）．咽頭収縮筋より深部への浸潤は見られない．

単純CT（骨モード）

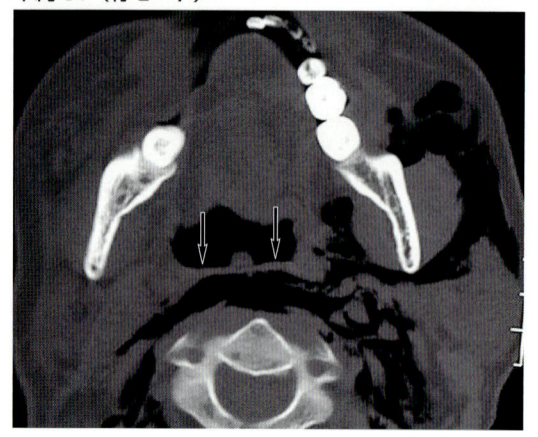

図14　60歳台，男性　顎顔面部皮下気腫
上顎嚢胞摘出術後に顎顔面部に気腫を生じた．左頬隙，傍咽頭間隙，頸動脈間隙，咽頭後間隙に air density を認める．咽頭後間隙に空気が入り込んだために通常では観察することが困難な咽頭後壁が明瞭に描出されている（→）．このような空気の進展範囲を観察する場合はウインドウ幅を広げ，ウインドウ中心を高くする，いわゆる骨モード画像が優れている．

造影CT

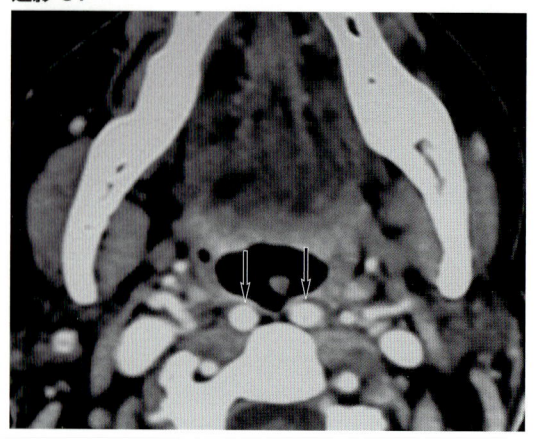

図15　50歳台，女性　異所性内頸動脈
両側の内頸動脈が通常より内方へ偏位しており，咽頭後壁のすぐ後方を走行している（→）．他の疾患のためのCT検査の際に偶然見つけられた．症状は全くない．

● 画像解剖

　咽頭後壁の深部は順に深頸筋膜中層，咽頭後間隙，深頸筋膜深層，椎周囲間隙，椎前筋となる．CTでは後壁は粘膜，咽頭収縮筋，外膜が薄い軟部組織濃度を示し，咽頭後間隙や後方の椎前筋群と区別がつきにくい．MRIではT1・T2強調像ともに粘膜がわずかに高信号を示し，咽頭収縮筋が低信号を示す（図13）．一般に正常状態では後壁を区別することは難しく，病的な状態（咽頭後間隙膿瘍，気腫）で後壁が明瞭に描出されることがある（図14）．

● 臨床的意義

　後壁癌は中咽頭癌のなかでは頻度が最も少なく，5％未満である．大きくなると後壁原発か側壁原発か迷うことも少なくない．比較的早期に後方の咽頭後間隙，さらに深部の椎周囲間隙，椎前筋に進展する．後壁癌のリンパ節転移は側壁癌の後口蓋弓の場合とほぼ同様と考えられ，特に副神経リンパ節への転移に注意する[4]．

　正常変異としては内頸動脈が通常より内方に位置し，中咽頭の高さにおいて咽頭後壁のすぐ後方を走行する場合がある（図15）．これは異所性内頸動脈（carotid transposition）と呼ばれ，両側性の場合は kissing carotids といわれる[10]．偶然に画像検査で発見される場合が多いが，時に咽頭後壁の腫瘤（腫瘍）疑いで検査を依頼されることもある．

文献

1) 岸本誠司：頭頸部扁平上皮癌画像診断に必要な臨床的知識．画像診断 22: 1124-1132, 2002.
2) Yousem DM, Chalian AA: Oral cavity and pharynx. Radiol Clin North Am 36: 967-981, 1998.
3) Kimura Y, Sumi M, Sumi T, et al: Deep extension from carcinoma arising from the gingiva: CT and MR imaging features. AJNR 23: 468-472, 2002.
4) Mukherji SK, Holliday RA: Pharynx. *In* Som PM, Curtin HD (eds) ; Head and neck imaging. 3rd ed, Mosby, St. Louis, p.437-472, 1996.
5) Yonetsu K, Izumi M, Nakamura T: Deep facial infections of odontogenic origin: CT assessment of pathways of space involvement. AJNR 19: 123-128, 1998.
6) Loevner LA, Yousem DM, Montone KT, et al: Can radiologists accurately predict preepiglottic space invasion with MR imaging? AJR 169: 1681-1687, 1997.
7) Lenz M, Greess H, Baum U, et al: Oropharynx, oral cavity, floor of the mouth: CT and MRI. Eur J Radiol 33: 203-215, 2000.
8) Mukherji SK, Castelijns J, Castillo M: Squamous cell carcinoma of the oropharynx and oral cavity: how imaging makes a difference. Semin Ultrasound CT MR 19: 463-475, 1998.
9) Takashima S, Ueda M, Shibata A, et al: MR imaging of the lingual thyroid. Comparison to other submucosal lesions. Acta Radiol 42: 376-382, 2001.
10) Fix TJ, Daffner RH, Deeb ZL: Carotid transposition: another cause of wide retropharyngeal soft tissues. AJR 167: 1305-1307, 1996.

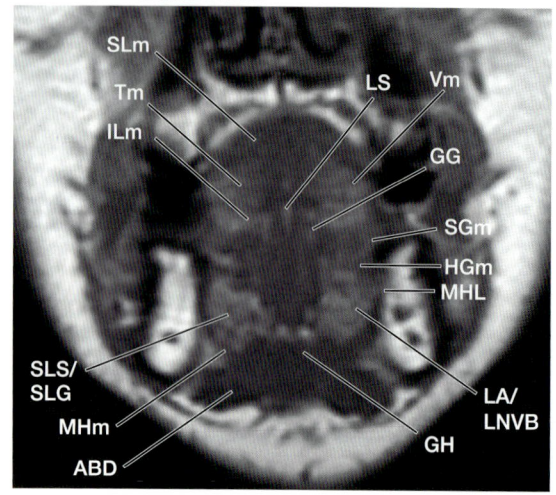

A　MRI，T1強調冠状断像
B　造影CT冠状断像
C　冠状断シェーマ

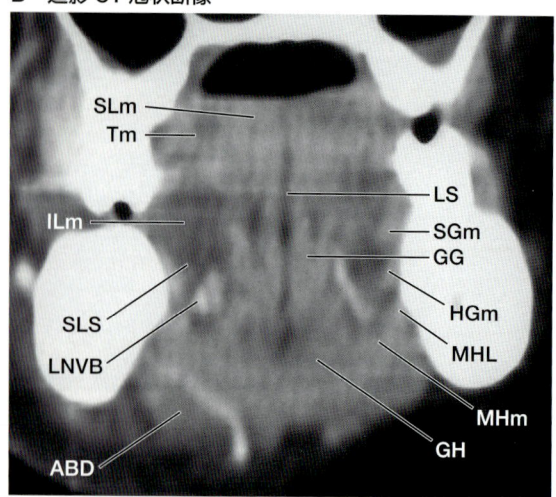

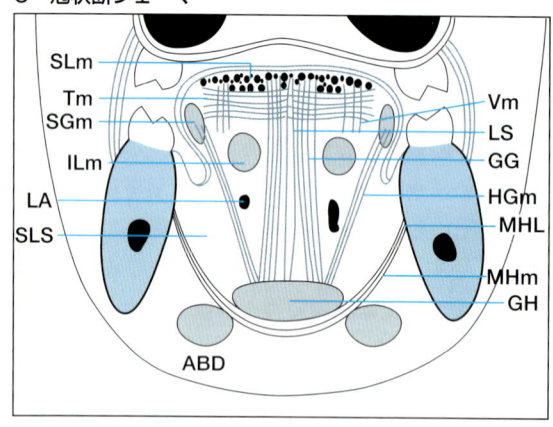

図2　内舌筋・外舌筋の冠状断像

A：左右の舌縁に向かって直線的に伸びる横舌筋（Tm）が比較的良好に描出されている．他の内舌筋の上縦舌筋（SLm），下縦舌筋（ILm）や垂直舌筋（Vm）は不明瞭である．内舌筋よりも低信号を呈する外舌筋の左右オトガイ舌筋（GG）とオトガイ舌骨筋（GH）が下方に見られ，さらに下方には顎舌骨筋（MHm）と顎二腹筋前腹（ABD）が明瞭に描出されている．
B：横舌筋（Tm）とオトガイ舌筋（GG）の走行が描出され，舌正中部には上下に伸びる低吸収域を呈した舌中隔（LS）が描出されている．
HGm：舌骨舌筋，LA：舌動脈，LNVB：舌神経血管束，MHL：顎舌骨筋線，SGm：茎突舌筋，SLG：舌下腺，SLS：舌下間隙

b. 外舌筋

　オトガイ舌筋は，下顎骨正中の内面下部にあるオトガイ棘より起こり，舌体部内で舌尖から舌根まで扇状に広がり舌背に達する[1]．後方では，脂肪織によって構成される舌中隔によって左右に分けられる[2)4)]．舌骨舌筋は，方形の筋で舌骨大角と体部の一部から起こって前上方に進み，オトガイ舌筋の外側を通って舌背粘膜下に終る[1]．茎突舌筋は，側頭骨の茎状突起の下方1/3の前外面と茎突下顎靱帯から腱として起こり円柱形の筋となって，内頸動脈と外頸動脈の間を前下方に進み[2]，後方部は舌骨舌筋に編み込まれ，前方部は舌骨舌筋の外側で舌縁に沿って下前方に向かい舌尖に達する．口蓋舌筋は，口蓋腱膜の口腔面と軟口蓋より生じ，側方へ広がって前下方へ口蓋扁桃に向かい，舌背や舌縁に入り込んで茎突舌筋や横舌筋の筋線維と混ざる[2]．同筋が口蓋舌弓（前口蓋弓）を形成する．

▶1　舌下間隙（sublingual space）

　上方は口腔底粘膜，下方は顎舌骨筋，前方から外側にかけては下顎骨舌側骨膜，内側は舌骨舌筋・オトガイ舌筋・オトガイ舌骨筋および茎突舌筋によって形成される潜在的な間隙．内容物として，舌下腺，顎下腺の一部と唾液排出管であるWharton管，舌動静脈とその分枝，舌神経，舌下神経および舌咽神経などが線維脂肪性組織に包まれている．左右の舌下間隙や後方では顎下間隙と交通しており，病変の波及が見られる．

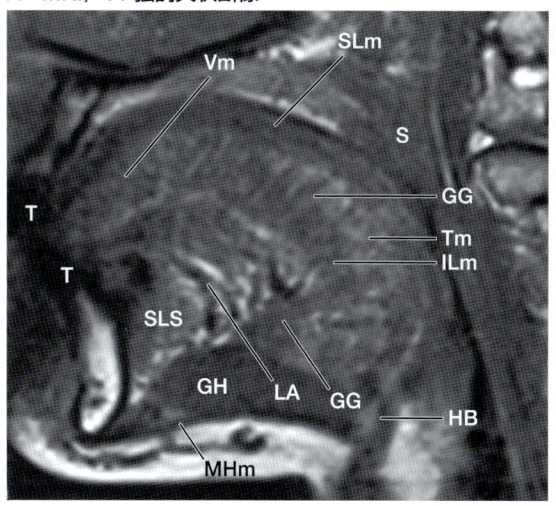

A MRI，T1強調矢状断像
B 造影CT矢状断像
C 矢状断シェーマ

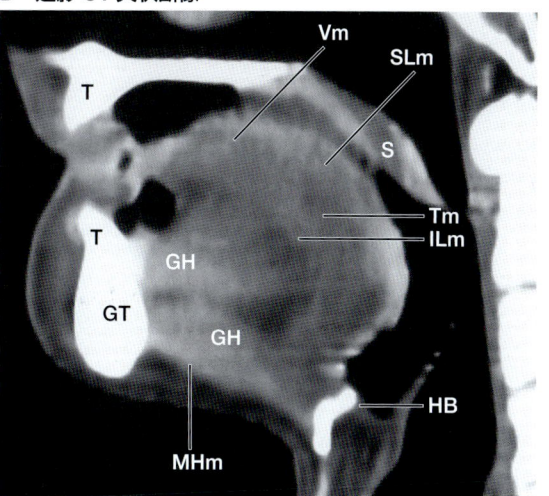

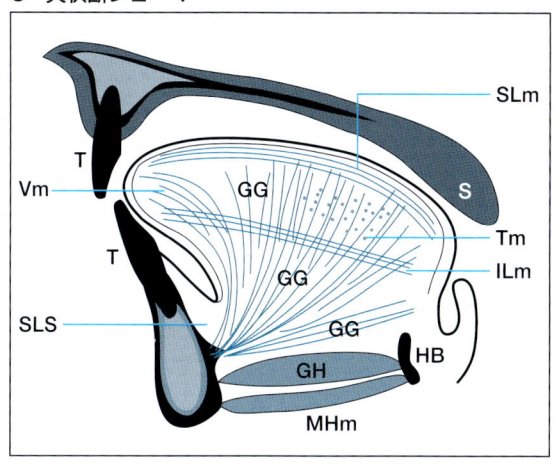

図3　内舌筋・外舌筋の矢状断像

A, B：下顎骨内面のオトガイ棘（GT）から舌背に向かって放射状に伸びるオトガイ舌筋（GG）が比較的良好に描出されている．舌体内を舌根から舌尖方向へ走行する内舌筋の上縦舌筋（SLm），下縦舌筋（ILm）も比較的明瞭に描出されている．横舌筋（Tm）や垂直舌筋（Vm）は不明瞭である．オトガイ舌骨筋の下方には，下顎骨内面から舌骨（HB）に向かうオトガイ舌骨筋（GH）と顎舌骨筋（MHm）が描出されている．

LA：舌動脈，S：軟口蓋，SLS：舌下間隙，T：歯

● 画像解剖

a. 内舌筋

　MR画像では，内舌筋は，より高信号の脂肪性支持組織に包まれた低信号の線維束として明瞭に描出される[2]．横断像と冠状断像では，横舌筋と上縦舌筋の走行が良好に描出される（図1-A，2-A）．また，矢状断像では上縦舌筋と下縦舌筋の全体の走行が描出される（図3-A）．内舌筋のすべてをCT画像で同定するのは困難であるが，横舌筋は横断像や冠状断像で比較的良好に描出される（図1-B，2-B）．また，上縦舌筋は横断像では斜めに断層され腫瘍と誤認されうる[2)5)]．矢状断像では，上縦舌筋は舌背直下を舌根から舌尖に向かう帯状構造として，下縦舌筋は低吸収域を挟んで下方に平行する帯状構造として描出される（図3-B）．

　CT画像では脂肪層は-100HUであるのに対して筋肉は70HU，病変例えば扁平上皮癌は80～90HUを呈する[5]．よって，コントラストに差がないため，CT画像では小さな病変は造影剤でエンハンスされなければ発見しにくい（図4-A）．また，下顎骨の緻密骨・歯・金属充填物によるビームハードニング・アーチファクトによって，著しくCT画像が障害される[6]．一方，MRIのT1強調像では，舌内の高信号を呈する脂肪性の線状構造の走行に変形があったときに癌が同定できる（図4-B）．T2強調像では，扁平上皮癌ではやや弱いが[5]，腫瘍はさまざまな高信号を呈するため，正常な筋との鑑別を容易にする（図4-C）．

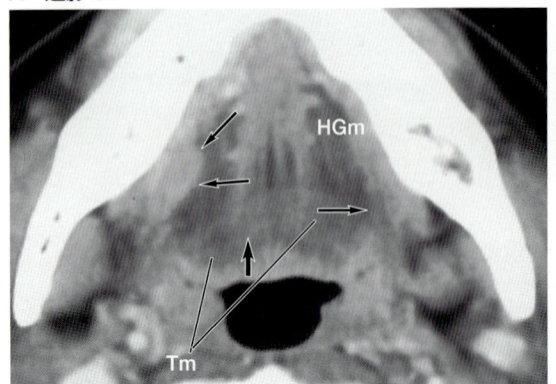

A 造影CT　　　　　　　　　　　　B MRI, T1強調冠状断像

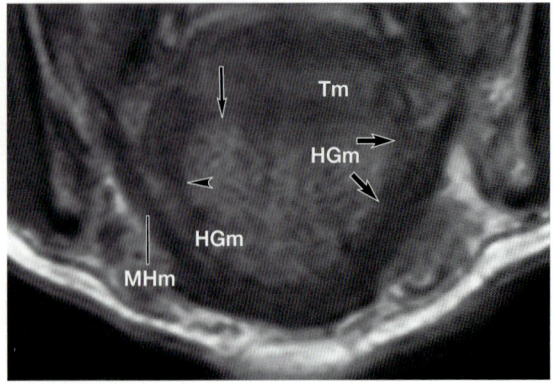

C MRI, T2強調冠状断像

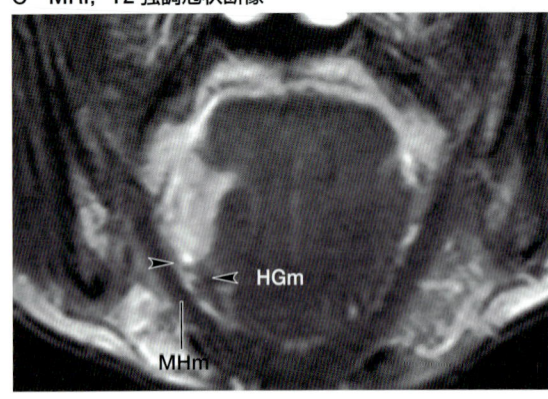

図4　60歳台，女性　右側舌癌
A：右側舌縁部には軽度に造影された腫瘤を認める（→）．横舌筋（Tm）の走行が左側と比較すると強く彎曲している（→）．また，左側では描出されている舌骨舌筋（HGm）が右側では不明瞭である．
B：横舌筋（Tm）の筋束に沿って正中側へ浸潤している（→）．その下方では，舌骨舌筋（HGm）に接触し同筋への浸潤が疑われる（▶）．対側の舌骨舌筋は舌縁付近まで描出されている（→）．
C：病変の描出が明瞭となり，上記の所見に加えて，舌骨舌筋（HGm）と顎舌骨筋（MHm）との間の舌下間隙への進展が明らかである（▶）．

b. 外舌筋

　外舌筋はMR画像では内舌筋よりも低信号を呈する[5]．オトガイ舌筋はCT画像，MR画像ともに横断像，冠状断像ともに明確に描出される．左右対称性で舌骨舌筋を横断する部位では幅9～11mmである[2]．前方は左右の線維が混ざるため，やや両者の境界は不明瞭になるが[2]，脂肪性成分を含むためCT画像で低吸収域，MR画像で高信号域を示す線状ないし帯状の舌中隔によって，左右のオトガイ舌筋は同定可能である．横断像では下顎骨正中から舌体内を前後方向へ比較的直線的に走行する広い帯状構造として，冠状断像では口腔底の底部から舌背方向へ縦走する帯状構造として描出される（図1，2）．矢状断像では，下顎骨内側から舌体内を広範囲に放射状に広がる構造として描出され，特に起始付近は塊状を呈している（図3）．

　舌骨舌筋は，CT画像，MR画像ともに横断像で良好に描出され，幅5～7mmである[2]．横断像では，舌の後方寄りで舌縁の深部に前後方向に走行する帯状の構造として描出される（図1）．冠状断像では，舌根に近い部位では特に明瞭で，口腔底の底部から舌体部と脂肪織の舌下間隙の間を舌縁付近へ斜走または縦走する帯状の構造として描出される（図2）．茎突舌筋は，横断像で，舌骨舌筋の後方で前後的に連続する帯状の構造として描出される（図1）．口蓋舌筋は，同筋を含む口蓋舌弓の同定は比較的可能であるが，筋自体が薄いため同定は困難である．

● **臨床的意義**

　内舌筋の画像所見は，特に舌癌の診断で重要となる．舌癌で最も頻繁に見られる進展形式は，内舌筋に沿った深部進展である．触診による判定が困難で，surgical marginが甘くなりがちな下内方や後内方への進展範囲を読影することは重要である．また，舌切除が患側に

A 造影 CT 冠状断像

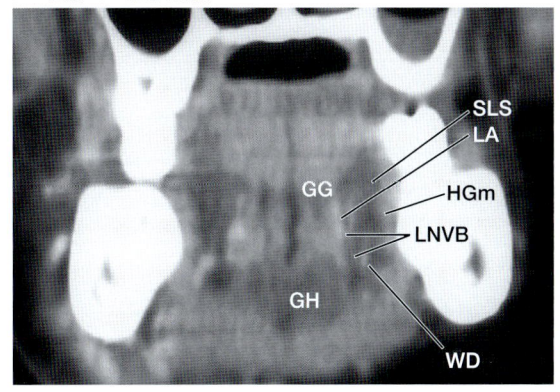

B 造影 CT

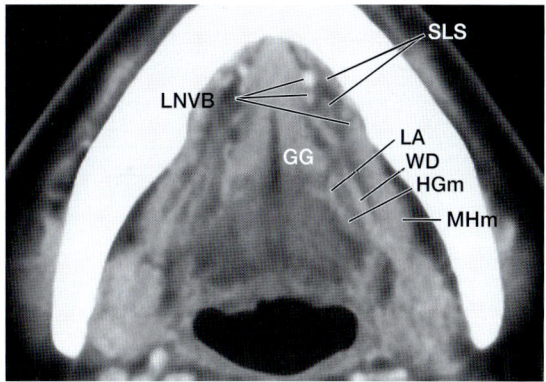

C MRI, T1 強調像

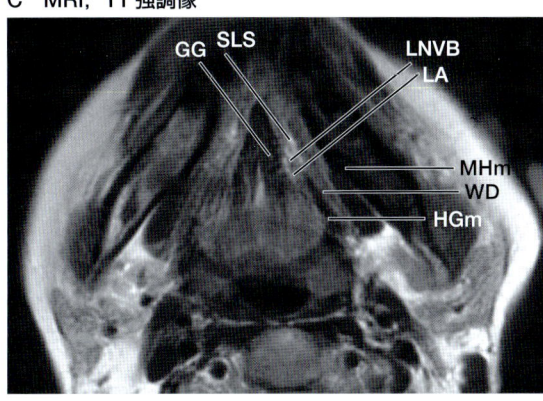

図5 舌神経血管束
A：オトガイ舌筋（GG）の外側の低吸収域が舌下間隙（SLS）であり，舌骨舌筋（HGm）との間で内上方に走行する造影された曲線状構造が舌動脈（LA）である．周囲に複数の索状構造が描出されており，舌神経を含む舌神経血管束（LNVB）と考えられる．
B：オトガイ舌筋（GG）と顎舌骨筋（MHm）との間の低吸収域が舌下間隙（SLS）で，舌神経血管束（LNVB）を含んでいる．
C：オトガイ舌筋（GG）と顎舌骨筋（MHm）との間の高信号域が舌下間隙（SLS）で，舌神経血管束（LNVB）を含んでいる．
GH：オトガイ舌骨筋，WD：Wharton 管

留まるか否かについて，舌中隔の健側への偏位や消失はそのメルクマールとなる．対側の舌神経血管束（後述）への進展があれば舌全摘出が求められる[7]．

舌癌は小さくて内舌筋層への浸潤が浅くとも頸部リンパ節転移を好発する[8]．したがって，内舌筋浸潤の有無に関する読影が重要である．ただし，生検後の場合には，傷に由来した浮腫によって正常の筋線維の陰影が不明瞭となり，原発巣の舌下間隙進展の正確な読影を妨げる可能性があり注意を要する[9]．一方，外舌筋の画像所見は，進行舌癌の診断において重要となる．頭頸部癌取扱い規約では，外舌筋浸潤が見られる場合はT4aに分類される[10]．すなわち，予後不良を示唆する所見であるため，読影の対象として重要である．

内舌筋の脱神経性萎縮では，慢性期ではCT画像は低吸収，MR画像ではT1・T2強調像ともに低信号を呈するが[9) 11)]，早期ではMR画像ではT1強調像で低信号，T2強調像では高信号で増強効果もあるため，他の疾患との鑑別を要する[3]．舌下神経の障害によるものであり，腫瘍性あるいは手術に起因するものかなど，原因の追求においては頭蓋底まで画像検査しなければならない．

2. 舌神経血管束（lingual neurovascular bundle）

● 臨床解剖

a. 舌動脈（lingual artery）

舌動脈は，下位の上甲状腺動脈と上位の顔面動脈との間で外頸動脈から分岐し，舌骨大角後端の直上で舌骨舌筋後縁に達し舌内に入る．舌骨舌筋の内側を前走して同筋のほぼ中央で

造影 CT

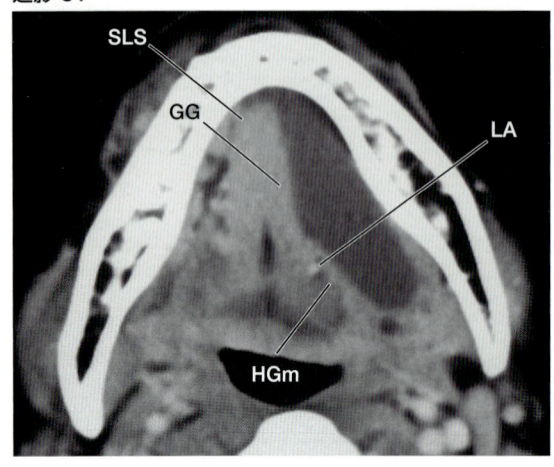

図6 20歳台，女性　左側ガマ腫
左側舌下間隙（SLS）は中等度の低吸収域で満たされ，舌骨舌筋（HGm）やオトガイ舌筋（GG）の右側への偏位が見られる．舌動脈（LA）の偏位も生じており，舌神経を含む神経血管束の偏位を示唆する．

前上方に向きを変え，同筋前縁付近で舌下部に向かう舌下動脈を分枝して終末枝の舌深動脈となり，舌下面を蛇行し舌内に分枝しながら舌尖に向かう．舌静脈の走行は舌動脈とほぼ同様である[12]．

b. 舌神経（lingual nerve）

舌神経は，下顎神経から下歯槽神経とに分かれ，内側翼突筋の外面に沿って下外側に経過し顎舌骨筋の後端付近に達する．その後，前方に向かい，前上方に彎曲して顎下腺上端を通過し顎舌骨筋上面に入り，顎下腺管と交叉して舌下腺後縁に沿って舌骨舌筋外面上を前走する．さらに，オトガイ舌筋外面に達して分枝し舌筋内に入り分布する[13]．

なお，舌動静脈や舌神経に近接する舌下神経は，舌骨大角後端のやや上方で，舌動脈が舌骨舌筋後縁から舌深部へ入る付近から舌骨舌筋の外面を前走，次いで顎舌骨筋に覆われて，舌骨舌筋の前方では，オトガイ舌骨筋外面を終末枝の舌筋枝を分枝しながらオトガイ舌骨筋の中を前上走する．舌筋枝は，内舌筋と外舌筋の両方に分布する[13]．

● 画像解剖

舌動脈とその分枝は通常，舌骨舌筋や顎舌骨筋（後述）とオトガイ舌筋・舌骨筋（の複合体）[2]との間に描出される．すなわち，造影 CT 画像では，この動脈は通常，舌下腺や隣接する脂肪織によって形成された低吸収域を呈する舌下間隙の組織に囲まれている．上下的にも蛇行しているため，横断像では複数の造影された点状構造（図5-B），あるいは断層面によっては蛇行する線状構造として描出される．冠状断像でも造影された点状あるいは線状構造として描出される（図5-A）．MR 画像では，高信号を呈した舌下間隙の中に浮いたように flow void を呈した低信号域として描出される（図5-C）．口腔底に発生した病変による血管の偏位はよく描出される（図6）．

舌神経や舌下神経は，正常な場合はCT画像，MR画像ともに明瞭には描出されないが，これらと隣接する構造物との解剖学的関係の理解を基に，おおよその位置を知ることはできる[9]．すなわち，舌動脈は舌骨舌筋の内側にあり，舌下神経と舌神経は舌骨舌筋の外側にあるが，舌神経の方がより上方を走行する．しかし，舌骨舌筋の前方では，これらの舌神経血管束は舌や口腔底を栄養・支配するために，舌下間隙を通過する際には近接している[9]．

● **臨床的意義**

　癌の脈管侵襲や神経周囲浸潤は局所や領域の制御に，そして結局は生存率に悪影響をもたらす．脈管侵襲は頸部リンパ節転移の可能性を増大させ，神経周囲浸潤は，術者の予想を超えた切除断端陽性となりがちな腫瘍の拡大傾向に関連している[9]．舌下間隙に発生した腺様嚢胞癌では特に注意が必要である．また，舌動静脈近傍では舌リンパ節▶2 転移も発生するため[14]，脈管なのか腫大リンパ節かの読影も重要である．

　舌の疼痛や麻痺は，舌神経に対する悪性腫瘍の神経周囲浸潤や手術などによる神経損傷を示唆する．また，舌の運動不全や萎縮は，舌下神経への神経周囲浸潤や手術などによる神経損傷を示唆する．これらでは，単に舌下間隙付近での侵襲だけではなく，中枢側での病変による場合もあるため，頭蓋底部まで画像を見る必要がある．

　また，腫瘍径と神経周囲浸潤や脈管侵襲との関係は，CT 画像上で腫瘍の大きさが 20mm を超えると，これらを有意に生じやすくなる[9]．したがって，画像上で腫瘍径を測ることは重要である．造影 CT 画像上でアグレッシブな辺縁を持ち，舌下間隙に浸潤し，脈管構造に近接した腫瘍では，脈管侵襲や神経周囲浸潤が強く示唆される[9]．なお，CT 画像における冠状断像が，神経血管束への浸潤の評価に有用か否かは確立されていないが[9]，MR 画像では期待できる．

3. 顎舌骨筋 (mylohyoid muscle)

● **臨床解剖**

　顎舌骨筋は，下顎骨の内側面を斜走する顎舌骨筋線の全長にわたって起始し，前方は下顎骨正中縫合から後方は最後臼歯まで，薄い三角形の筋肉として口腔底に横隔膜のごとく広がる[2)15)]．しかし，顎舌骨筋線は単一な線ではなく，第 2 小臼歯から後方は比較的明瞭な稜線をなすが，それより前方は痕跡程度となっている．これに一致して，顎舌骨筋自体も前方部は薄く後方部は厚い．さらに，筋束の方向も異なる．前・中部の線維は，下顎骨オトガイ棘直下から舌骨に連なる線維性の正中（顎舌骨筋縫線）に付着して反対側の線維と結合し，後方の線維は下降して舌骨体に停止する[2]．したがって，舌骨の運動によっては両者の筋束間に隙が生じる．また，両者の間に欠損があったり筋束が断裂していることもある[15]．口腔底・顎下部領域には，臨床的に重要である舌下間隙と顎下間隙▶3 が存在するが，この顎舌骨筋がランドマーク（指標）である．これら 2 つの間隙を上下的に分離している顎舌骨筋は，舌下間隙の下外面を形成し，舌下間隙と外舌筋は上方に存在する．

▶2 **舌リンパ節 (lingual lymph nodes)**

　舌下間隙に不定に存在する小さなリンパ節．舌動静脈の近傍に位置する．通常では，大きさ的には画像では見られないため，画像で見られる場合には病的腫脹を生じたことを意味する．頻度は少ないが舌癌の転移が見られることもあり，臨床的には知る価値がある．外側群と正中群があり，後者は舌中隔内に存在する．

▶3 **顎下間隙 (submandibular space)**

　上方は顎舌骨筋，下方は顎下およびオトガイ下部の広頸筋，前方から外側にかけては下顎骨下縁の骨膜，内側は顎二腹筋前腹によって形成される潜在的な間隙．内容物として，顎下腺，顎下リンパ節，顔面動静脈とその分枝，顔面神経，舌下神経および顎舌骨筋神経などが線維脂肪性組織に包まれている．左右の顎下間隙はオトガイ下間隙を介して交通し，後上方では舌下間隙後方と，後内方では傍咽頭間隙下方と交通しており，病変の波及が見られる．

図 8

A MRI, T1 強調像

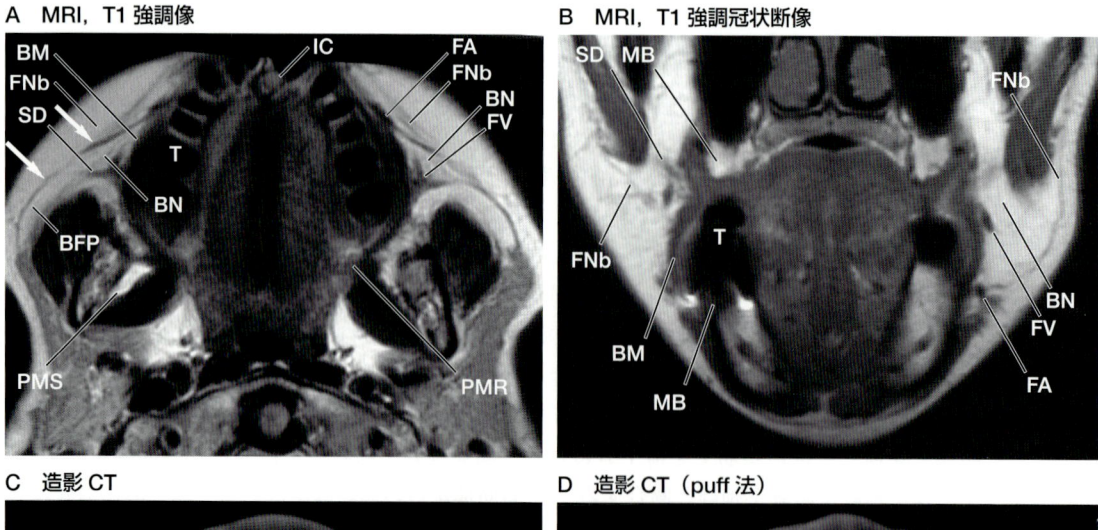

B MRI, T1 強調冠状断像

C 造影 CT

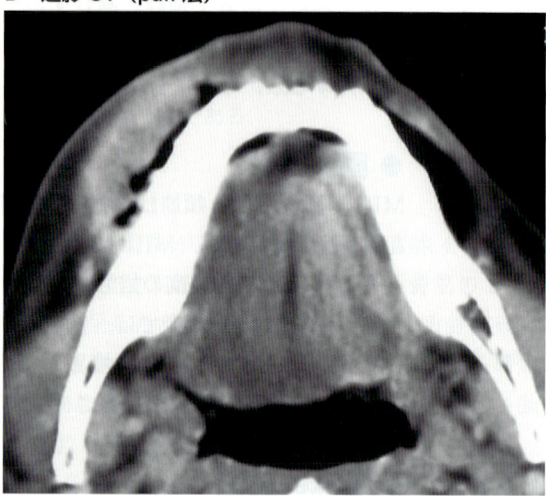

D 造影 CT（puff 法）

E 横断シェーマ

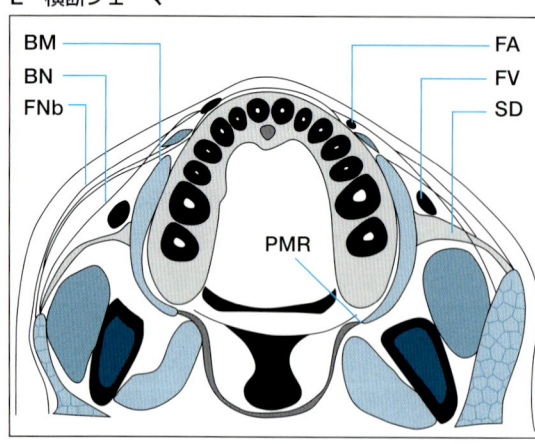

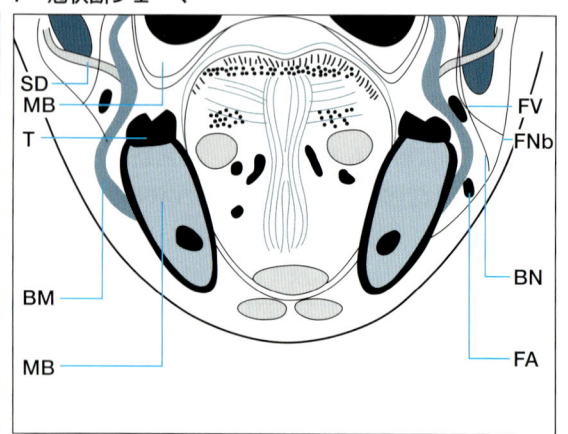

F 冠状断シェーマ

を要する．また，頰粘膜部の癌でも，頰神経と顔面神経の分枝との吻合があり，神経周囲浸潤にて拡大進展も起こりうる．

◀図8 頰筋（左頁）

A：低信号の上顎の歯と歯槽部皮質骨の外側に，弧を描くように描出された中等度低信号域が頰筋（BM）である．そのやや外側の点状の低信号は flow void を呈した顔面静脈（FV）であり，前方には顔面動脈（FA）が見られる．さらに外側で浅頸筋膜（⇨）との間に広がるやや高信号を呈した領域は頰脂肪体（BFP）である．同部内を Stenon 管（SD）が走行し頰筋に及んでいる．また，顔面神経の分枝（FNb）や頰神経（BN）の走行も描出されている．
B：歯の外側で上下顎にわたるやや高信号を呈した領域は頰粘膜下組織で，その外側に接する中等度低信号域が頰筋（BM）である．頰筋に達するさらに低信号を呈した曲線的構造は Stenon 管（SD）である．顔面神経の分枝（FNb）や頰神経（BN）の走行も描出され，吻合している様子もわかる．
C：病変が歯肉や歯と接触し局在が不明である（→）．
D：吸気させ頰を膨らませて撮像．病変が頰粘膜由来であることが確認できる．
IC：切歯管，MB：顎骨，PMR：翼突下顎縫線，PMS：翼突下顎間隙，T：歯

A　MRI，T1 強調像　　　　　　　　　　B　造影 CT

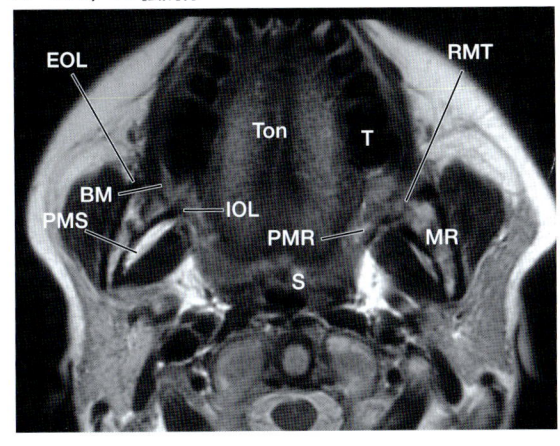

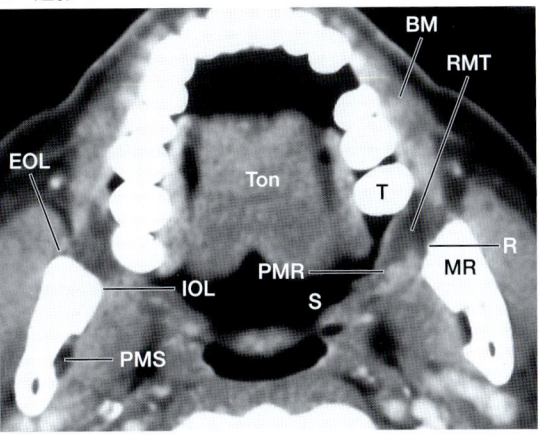

図9　臼後三角

A：無信号を呈した歯（T）の後方で，比較的高信号の下顎枝骨髄部（MR）との間に見られる中等度高信号域が臼後三角（RMT）である．深部に描出されている線状の低信号域は，頰筋（BM）と上咽頭収縮筋が移行し合う翼突下顎縫線（PMR）に相当する．
B：高吸収域を呈した歯（T）と下顎枝前縁（R）との間に挟まれたやや低吸収の領域が臼後三角（RMT）である．前方は頰筋（BM）と後方では軟口蓋（S）と移行的である．また，深部には頰筋と上咽頭収縮筋が移行し合う翼突下顎縫線（PMR）が見られる．
EOL：外斜線，IOL：内斜線，PMS：翼突下顎間隙，Ton：舌

5. 臼後三角 [retromolar triangle (trigone)]

● 臨床解剖

　臼後三角とは，下顎智歯部後方の小さな三角形（底辺は最後臼歯の遠心面，頂点は咽頭方向）を呈する粘膜が隆起した領域を指す．前外方は頰粘膜，上方は口峡上部や軟口蓋，後方は中咽頭側壁粘膜と直接的に移行している．粘膜直下の層には，小唾液腺の臼歯腺が存在する．さらに深部には，下顎骨上行枝の内斜線と外斜線▶6が存在する．内後方には翼突下顎縫線が存在する．

▶6　**内斜線と外斜線（internal oblique line, external oblique line）**
　下顎骨上行枝の前縁に見られる骨稜線．側頭筋の停止は内外の2脚に分かれて内斜線と外斜線に沿って下顎骨に付着するためにできた構造．特に内斜線の異常吸収の有無は，臼後三角部で浸潤増殖した癌による骨破壊の評価に有用である．

● 画像解剖

臼後三角は，MRI 横断像では，無信号の下顎の歯や歯槽骨と後方の下顎枝前縁との間に存在する，狭い中等度高信号領域である（図 9-A）．CT 横断像では，臼歯の後方に描出される軟組織の領域で，軟口蓋と移行的に描出される（図 9-B）．冠状断像では，前後的にも狭い領域であるため，正常な場合には明瞭に描出される可能性は少ない．

● 臨床的意義

臼後三角部の内下方に存在する翼突下顎縫線には，頬筋や上咽頭収縮筋などが付着し，翼突下顎縫線自体は翼状突起内側板の翼突鉤から起こり，臼後三角外側の頬筋稜に付着する．よって，臼後三角部に生じた腫瘍は，粘膜表面や粘膜下で頬粘膜部，上咽頭領域，下顎枝前縁から筋突起や下顎枝内部へ，上顎結節あるいは口腔底などに波及する可能性がある[19]．また，内斜線や側頭筋付着部から深部や上方への進展が起こりうる．翼突下顎縫線の内方では，下顎枝と内側翼突筋との間に翼突下顎間隙▶7 が存在し[20]，腫瘍や歯性炎症の波及が好発する．

6. 切歯管，鼻口蓋管 (incisive canal, nasopalatine canal)

● 臨床解剖

上顎中切歯の口蓋側正中部に切歯乳頭と呼ばれる粘膜の小隆起が見られ，その直下の骨口蓋には三角形の切歯窩あるいは類円形の切歯孔が見られる．切歯孔から長さは 10 mm 程度で，歯槽突起の傾斜と近い角度で切歯管（鼻口蓋管）が走行する．切歯管（鼻口蓋管）は，鼻口蓋神経が鼻中隔後上端から前下走して，鼻腔下壁前端の左右 1 対の骨小孔から骨内に入り，切歯孔から口腔粘膜へと出ていく通路である[21]．切歯管（鼻口蓋管）の中には，前述の神経終末枝と脈管系は中隔後鼻枝（動脈），切歯乳頭付近からのリンパ管が上行する[12]．

● 画像解剖

骨条件表示の CT 横断像では，切歯孔は硬口蓋の切歯骨縫合の前方に厚い皮質骨の辺縁を持ち，類円形を呈する低吸収領域として描出される（図 10-A）．CT 冠状断像では，正中部の歯槽骨の中で切歯孔から切歯管（鼻口蓋管）となって，皮質骨の辺縁を持つ低吸収域を形成し，鼻腔底に向かって走行し，左右の鼻口蓋管に分かれて鼻中隔基部の両側で開口するのが描出される（図 10-B）．CT 矢状断像では，歯槽部の内側から斜め後上方に走行する低吸収値を呈した管状構造として描出される（図 10-C）．MRI 横断像では，無信号の類円形の骨に囲まれ，内部に T1 強調像では中間信号（図 8-A），T2 強調像では高信号を呈した構造物が見られる．

● 臨床的意義

切歯管（鼻口蓋管）には切歯管囊胞（鼻口蓋管囊胞）が発生するが，画像学的には拡大した切歯管（鼻口蓋管）か判断は困難である．従来は，切歯孔が長径 6 mm 以上であれば囊胞

▶7 **翼突下顎間隙 (pterygomandibular space)**

下顎枝内側面と内外側翼突筋の間に存在する潜在的な間隙．最近では，下顎枝外側の咬筋や，上方に存在する側頭筋も含めた咀嚼筋間隙の一部として扱われているが，口腔後方部の炎症や癌においては，咽頭側など深部進展の門戸として重要である．

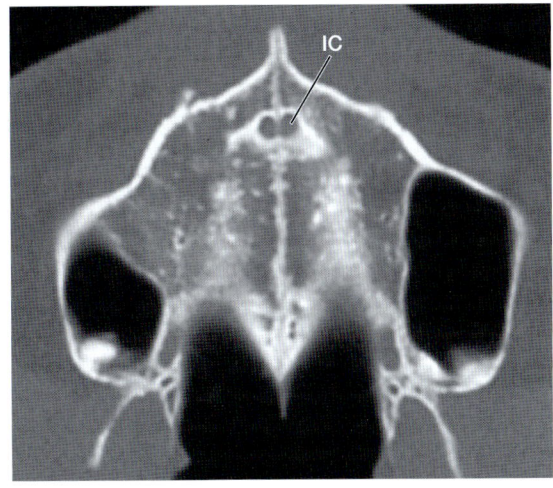

A 単純CT（骨条件） B 単純CT冠状断像（骨条件）

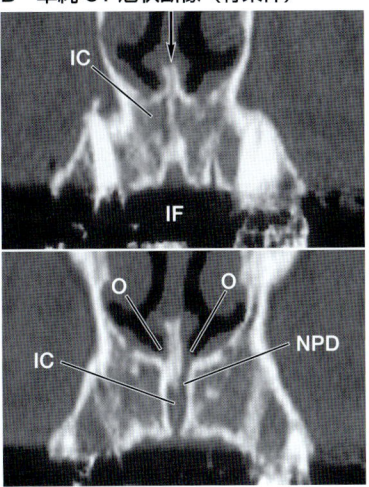

C 単純CT矢状断像（骨条件）

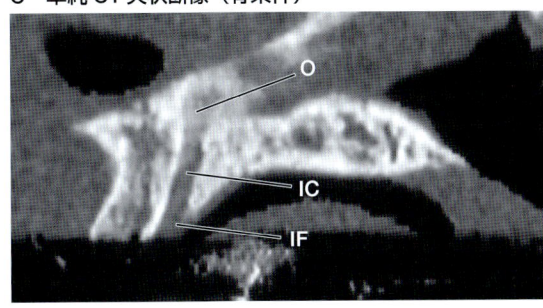

図10 切歯管
A：上顎骨前方部に見られる低吸収の類円形構造が切歯管（IC）（鼻口蓋管）である．
B：口蓋骨の正中部の骨欠損部が切歯孔（IF）であり，上方に向かう皮質骨の壁を有する管状の低吸収域が切歯管（IC）（鼻口蓋管）である．鼻中隔（→）の両脇に向かう低吸収の小さな管状構造が鼻口蓋管（NPC）で，鼻腔底に開口部（O）が描出されている．
C：上顎骨の口腔側に見られる骨欠損部が切歯孔（IF）で，同部より切歯の軸と平行して鼻腔底に向かう，皮質骨の壁を有する管状の低吸収域が切歯管（IC）（鼻口蓋管）である．鼻腔底には開口部（O）が描出されている．

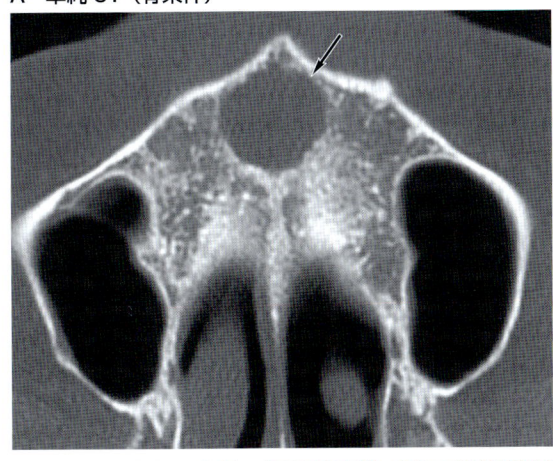

A 単純CT（骨条件） B 単純CT矢状断像（骨条件）

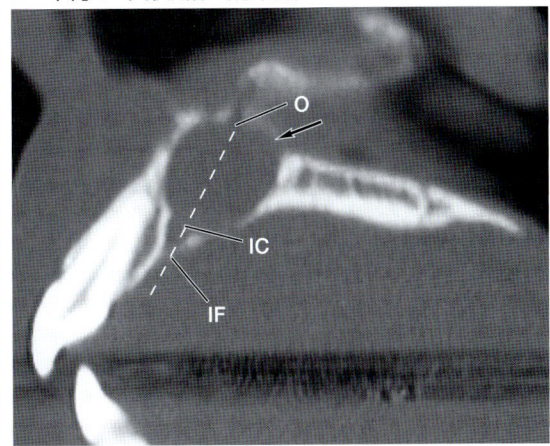

図11 30歳台，女性　切歯管嚢胞（鼻口蓋管嚢胞）
A：硬口蓋正中の前方部に大きな骨吸収を生じた病変が描出されている（→）．その周囲には切歯管（鼻口蓋管）を示唆する低吸収域が存在しない．
B：本病変（→）の口腔側には切歯孔（IF）と切歯管（IC）（鼻口蓋管）の一部が残存し，鼻腔側に切歯管（鼻口蓋管）開口部（O）が残存している．これらには特に変形や偏位も生じておらず，これらを結ぶ仮想線（点線）は切歯管（鼻口蓋管）本来の角度を保ったまま想定できる．よって，本病変は切歯管（鼻口蓋管）から生じたと診断できる．

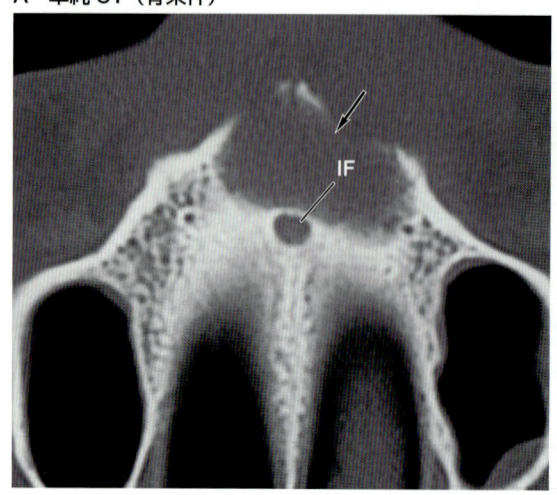

A 単純CT（骨条件）　　　　　　　　B 単純CT 矢状断像（骨条件）

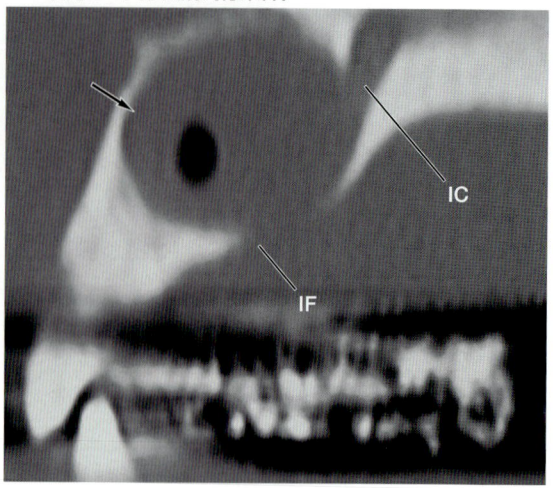

図12　30歳台，男性　上顎切歯歯根嚢胞
A：口蓋骨の前縁に骨吸収を伴った大きな低吸収域（→）が描出されているが，その後方に類円形の低吸収領域である切歯孔（IF）が見られ，さらに両者の間には骨が介在している．
B：大きな骨吸収像（→）は後方の切歯管（IC）（鼻口蓋管）と連続しているが，やや後方へ圧排されており，また病変の中心は切歯管（鼻口蓋管）より前方の歯槽骨内であることから，切歯管（鼻口蓋管）から生じたものではないと診断できる．

を疑った[22]．切歯管嚢胞（鼻口蓋管嚢胞）は，正中線上か，わずかに正中から外れて位置することもあり，円形・卵円形，洋梨型やハート型であることもある（図11）．また，病変によって左右中切歯の歯根に離開が生じる．臨床上，最も問題になるのは歯性の感染性嚢胞（歯根嚢胞）との鑑別である（図12）．また，切歯管嚢胞（鼻口蓋管嚢胞）には感染例や癌化が報告されていることから，辺縁の評価が重要である．神経周囲浸潤による鼻腔底進展も起こりうる．また，切歯管（鼻口蓋管）内のリンパ管を経由し，口腔から離れた部位への転移も起こる[23]．

7. 大口蓋孔，小口蓋孔 (greater palatine foramen, lesser palatine foramen)

● 臨床解剖

大口蓋孔は，上顎第2大臼歯のすぐ後方の歯槽突起基底部で，硬軟口蓋移行部のすぐ前方に位置する．小口蓋孔は，大口蓋孔のすぐ後方で同部より後外方へ突出する翼状突起の基底部付近で2～3個が開口している[21]．両者の上方には，翼口蓋窩から長さ12mmの口蓋管が連続し，下降する途中で中鼻甲介の高さで大口蓋管と小口蓋管に分かれる．翼口蓋窩で翼口蓋神経から分枝した大口蓋神経が，動静脈とともに大口蓋管内を下降し，大口蓋孔から骨口蓋を前走して切歯孔付近まで達して吻合する．この経過中に分枝して，口蓋粘膜や口蓋側歯肉に分布する．また，小口蓋神経は同名動脈とともに下行して，軟口蓋や口蓋扁桃に分布する[12]．

● 画像解剖

骨条件表示のCT横断像では，大口蓋孔は，口蓋骨水平板の外側縁後方部にある半円状の切れ込みと上顎骨歯槽突起との接合で形成され，長円形で低吸収の骨欠損である．小口蓋孔

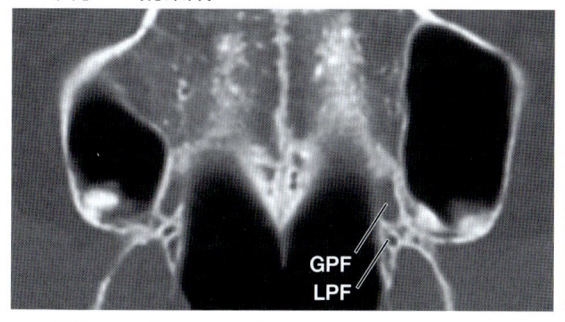

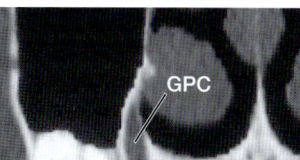

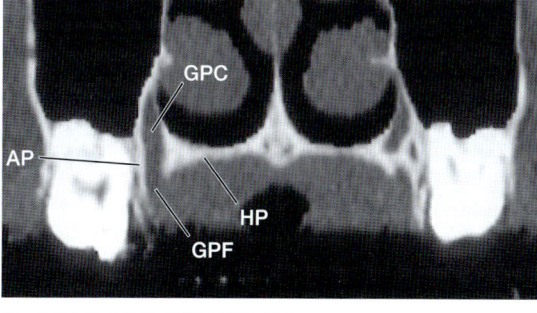

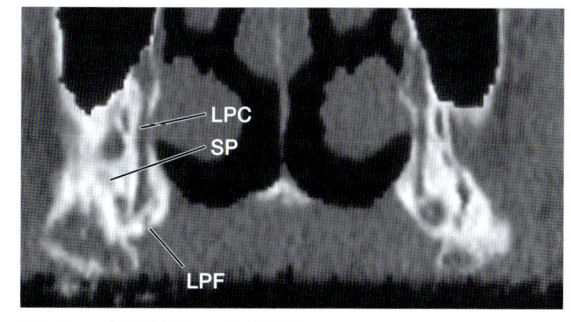

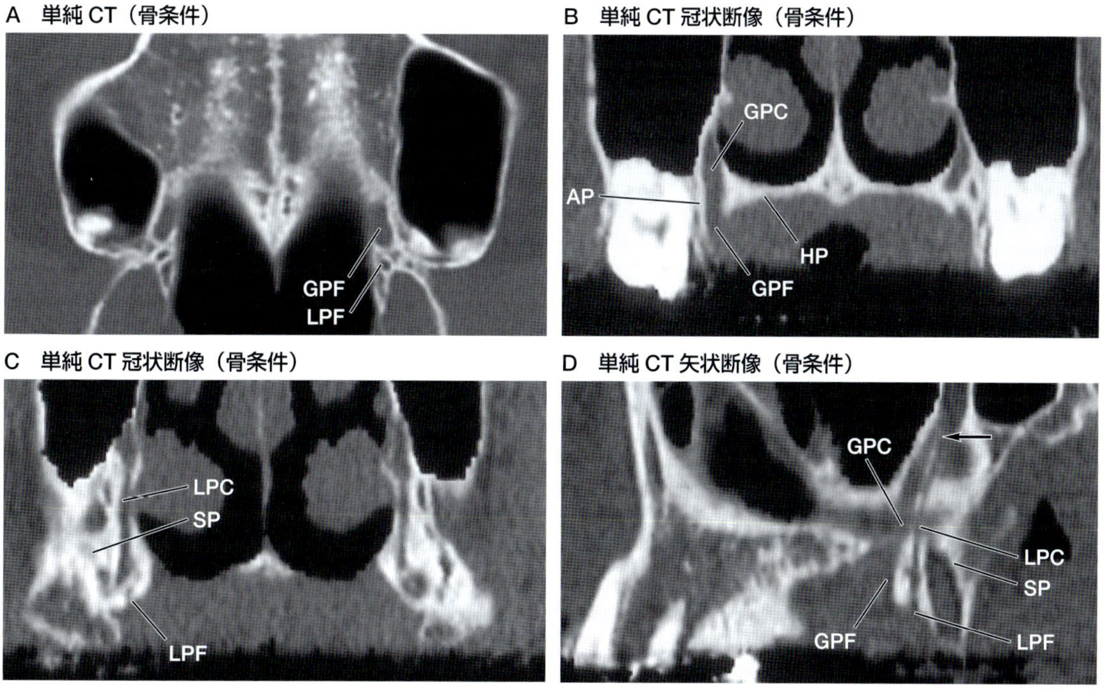

図13 大口蓋孔，小口蓋孔

A：硬口蓋後方部で左右に見られる低吸収の半円形構造が大口蓋孔（GPF），その後方に見られる低吸収の小さな類円形構造が小口蓋孔（LPF）である．

B：口蓋骨水平板（HP）と上顎骨歯槽突起（AP）の基部とが接合せず，骨欠損したところが大口蓋孔（GPF）である．同部から上方に走行する管状の低吸収域が大口蓋管（GPC）である．大口蓋管を走行する大口蓋神経血管束が描出されている．

C：口蓋骨錐体突起（SP）の下端に見られる骨欠損部が小口蓋孔（LPF）である．同部から口蓋骨錐体突起内を上方に走行する皮質骨の壁を有した細長い管状の低吸収域が小口蓋管（LPC）である．

D：上顎骨後部の下端の骨欠損部が大口蓋孔（GPF），その後方の口蓋骨錐体突起（SP）の下端の骨欠損部が小口蓋孔（LPF）である．両者から上方に向かう皮質骨の壁を有する管状構造が大口蓋管（GPC）と小口蓋管（LPC）であり，その経過中に両者が合流している（→）．さらに上方の翼口蓋窩へと向かう．

は，大口蓋孔のすぐ後方に見られる小円形の低吸収領域である（図13-A）．骨条件CT冠状断像では，口蓋棘が硬口蓋の口腔面に見られ，その外側に口蓋動静脈・神経が走行して陥凹する口蓋溝が位置する．大口蓋管は，この口蓋溝の最後端で上顎歯槽と硬口蓋外側との移行部の後方に見られる管状の低吸収領域である（図13-B）．小口蓋管は大口蓋管のすぐ後方に見られる管状の低吸収領域である（図13-C）．骨条件CT矢状断像では，大口蓋管の前面は上顎骨によって形成され，後面は口蓋骨によって形成されているのが明瞭に描出される．大・小口蓋孔から上方に翼口蓋窩に向かう低吸収域の管状構造が，大・小口蓋管である（図13-D）．両者の中を通る脈管や神経は，MR画像で描出される．

● 臨床的意義

硬口蓋に発生した癌においては，骨破壊と神経周囲浸潤とが評価されなければならない．大・小口蓋孔や管の異常な拡大を来した口蓋腫瘍は，神経原性の可能性も示唆する（図14）．また，大口蓋孔の拡大や消失，信号強度の増加あるいは大・小口蓋神経の太さの増大や過度な増強効果は，神経周囲浸潤を示唆する[24]．特に硬口蓋に好発する腺様嚢胞癌では，大口蓋

12 下咽頭・喉頭領域

尾尻博也

下咽頭癌，喉頭癌に関しては，特定の解剖領域への進展やその程度が治療選択，局所制御率・予後に大きく影響する．結果，治療後の経過観察や QOL に対しても影響を示す．したがって，治療前の画像情報にはこれら特定解剖領域に関する情報を含める必要があり，本稿では同領域の重要な解剖構造に関して概説する．

はじめに

下咽頭・喉頭領域の画像診断において必要となる解剖学的知識につき，重要な構造の臨床解剖，画像解剖とともに臨床的意義を概説する．

1. 喉頭内粘膜下組織間隙（laryngeal submucosal space）

● 臨床解剖

喉頭は軟骨と靱帯，間膜よりなる骨格に支持されるが，喉頭粘膜との間に粘膜下組織間隙が介在する（図1）．以下に，その代表である前喉頭蓋間隙と傍声帯間隙の臨床解剖につき，概説する．

a. 前喉頭蓋間隙（あるいは space of Boyer）（preepiglottic space）

上方を喉頭蓋谷底部の粘膜を裏打ちする舌骨喉頭蓋靱帯，前方を甲状舌骨間膜および甲状軟骨上部，後下方を喉頭蓋軟骨，甲状喉頭蓋靱帯および方形膜[▶1]に境界される脂肪に満ちた間隙で，正中矢状断像では三角形，横断像では逆 V 字をなす．両側方では次に述べる傍声帯間隙へと交通しており，同間隙を傍声帯間隙の一部として扱う場合もある．舌骨喉頭蓋靱帯は薄く喉頭癌進展の障壁とはならず，前喉頭蓋間隙は実質上，舌根へと連続していると考えられる[1)]．

b. 傍声帯間隙（paraglottic space）

前側方を甲状軟骨，下内方を弾性円錐[▶2]，内側を喉頭粘膜および喉頭室，後方を梨状窩粘

> [▶1] 方形膜（quadrangular membrane）
> 喉頭粘膜下の薄い結合織の膜様構造で喉頭蓋軟骨外側と披裂軟骨外側面および角状軟骨との間に張る．上方の自由縁は披裂喉頭蓋ヒダ，下方の自由縁は仮声帯ヒダを形成する．ただし，方形膜は画像上では確認されず，喉頭癌の進展にとって障壁としての意義には乏しい．

> [▶2] 弾性円錐（elastic cone）
> 方形膜よりも厚く，より明瞭な喉頭粘膜下のもう一つの結合織膜様構造である．声帯靱帯より下方に連続し，側方は輪状軟骨上縁，一部の線維はさらに下方の輪状軟骨内側面に移行，付着する．前方では，より強靱で輪状甲状間膜へ付着，輪状甲状靱帯を形成する．弾性円錐の外側には外側輪状甲状筋，甲状披裂筋が位置し，内側面は粘膜面が直接覆う．喉頭癌進展に対してある程度の障壁となる．

図1 喉頭断面シェーマ

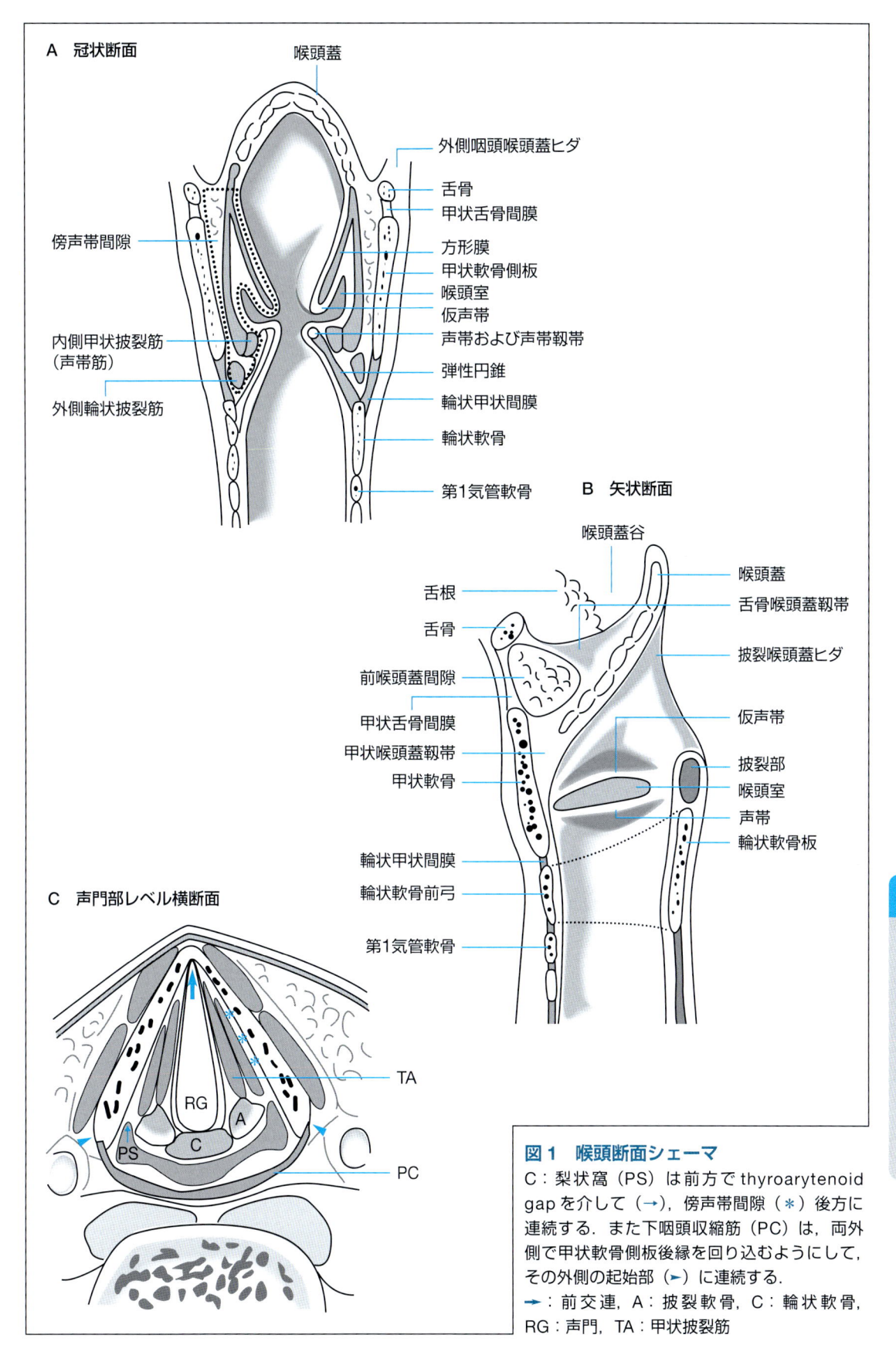

C：梨状窩（PS）は前方で thyroarytenoid gap を介して（→），傍声帯間隙（＊）後方に連続する．また下咽頭収縮筋（PC）は，両外側で甲状軟骨側板後縁を回り込むようにして，その外側の起始部（▶）に連続する．
➡：前交連，A：披裂軟骨，C：輪状軟骨，RG：声門，TA：甲状披裂筋

1．喉頭内粘膜下組織間隙　177

A〜C　造影CT
A　舌骨レベル　　　　　　　　　　　B　仮声帯レベル

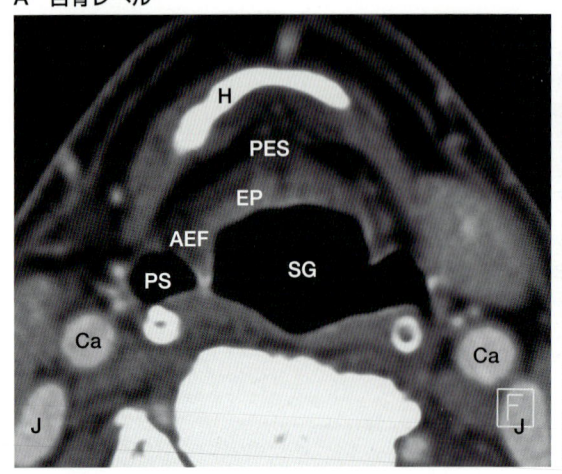

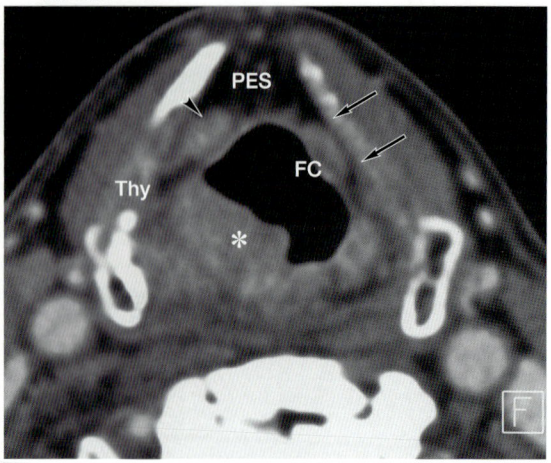

C　声帯レベル

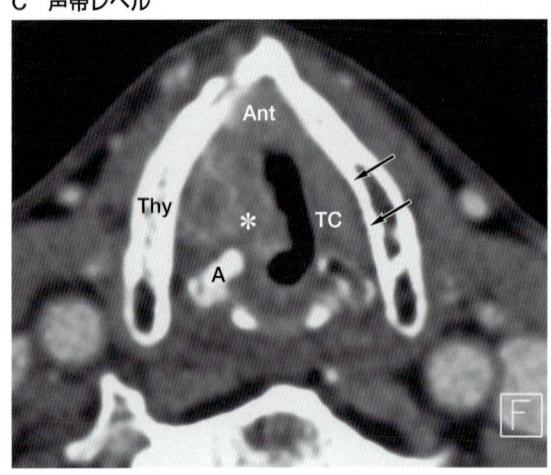

図2　右披裂喉頭蓋ヒダ癌

A：舌骨（H）と喉頭蓋（EP）との間に脂肪に満たされた前喉頭蓋間隙（PES）が形成される．声門上喉頭の気道（SG）の両外側後方に梨状窩（PS）が位置する．
Ca：総頸動脈，J：内頸静脈，AEF：披裂喉頭蓋ヒダ
B：前喉頭蓋間隙（PES）の両外側後方に連続する傍声帯間隙（→）を認め，その内部に島状軟部濃度領域として喉頭室の最深部（▶）が見られる．右披裂喉頭蓋ヒダに浸潤性腫瘍（＊）を認める．
Thy：甲状軟骨側板，FC：仮声帯
C：傍声帯間隙は狭小化し，甲状軟骨側板（対側でThyで示す）内側面に沿った薄い脂肪層（→）として認められる．腫瘍（＊）は右声帯から傍声帯間隙に進展．隣接する甲状軟骨側板と披裂軟骨（A）に硬化性変化を来している．前交連（Ant）の肥厚を認め，腫瘍の同部への進展を示す．TC：声帯

膜が境界し，内・外側甲状披裂筋を含む．同間隙は下方の輪状甲状間隙を介して喉頭外頸部軟部組織と直接連続しており，喉頭癌が喉頭外進展を来す経路として重要である．声帯レベルでは同間隙は著しく狭小化している．

● 画像解剖

前喉頭蓋間隙，傍声帯間隙ともに，主に脂肪で満たされることよりCTでは低濃度（図2），MRIのT1強調像では高信号の脂肪層として確認可能である．腫瘍はCTでは軟部濃度，MRIでは中等度の信号強度を示すことから，同間隙の脂肪層の消失が腫瘍浸潤を示唆することとなる（図3）．傍声帯間隙の脂肪の多寡に伴い，仮声帯レベルでは脂肪濃度が主体となるが，声帯レベルでは声帯筋などの軟部濃度が主体として描出される．喉頭室最深部は仮声帯レベルの傍声帯間隙前方の脂肪濃度の中に島状の軟部濃度（図2-B），あるいは空気濃度として現れる場合があり，注意を要する．

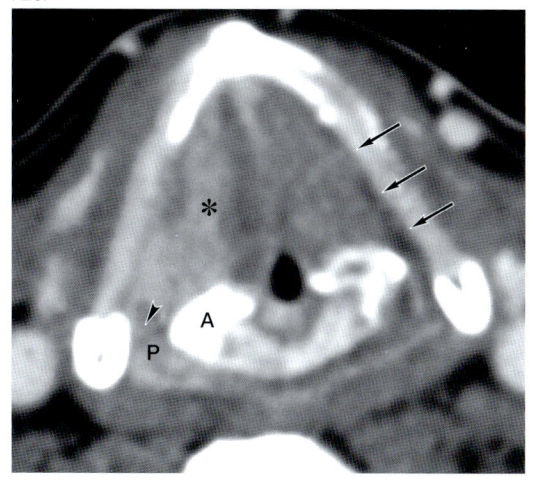

造影 CT

図3 右声帯癌
右声帯に浸潤性腫瘍（＊）を認め，傍声帯間隙の脂肪層（対側で→で示す）の消失が見られる．後方ではthyroarytenoid gap（▸）を介して梨状窩尖部（P）に浸潤を認める．隣接する右披裂軟骨（A）には硬化性変化あり．

造影 CT

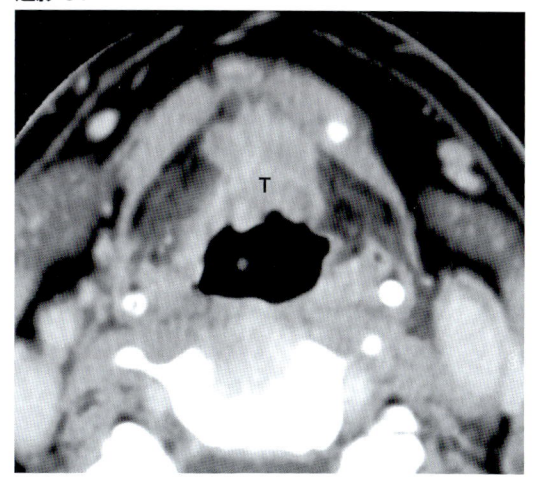

図4 舌骨下喉頭蓋由来声門上癌の前喉頭蓋間隙進展
舌骨下喉頭蓋から前方の前喉頭蓋間隙に進展する腫瘍（T）を認める．

A，B　造影 CT
A　舌骨レベル

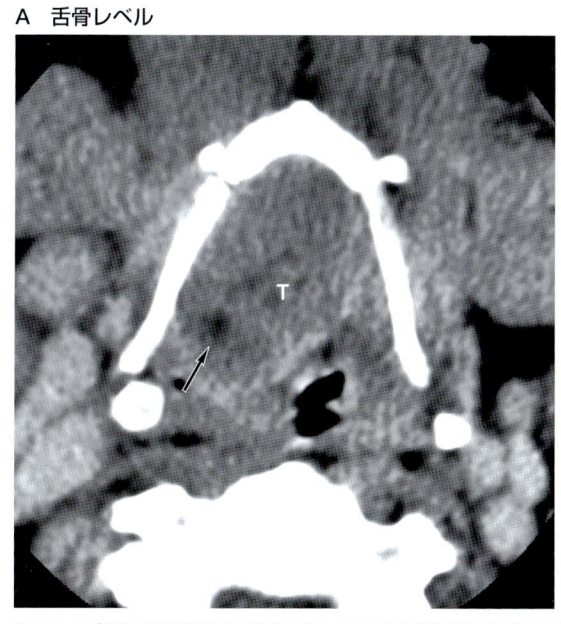

B　舌根レベル

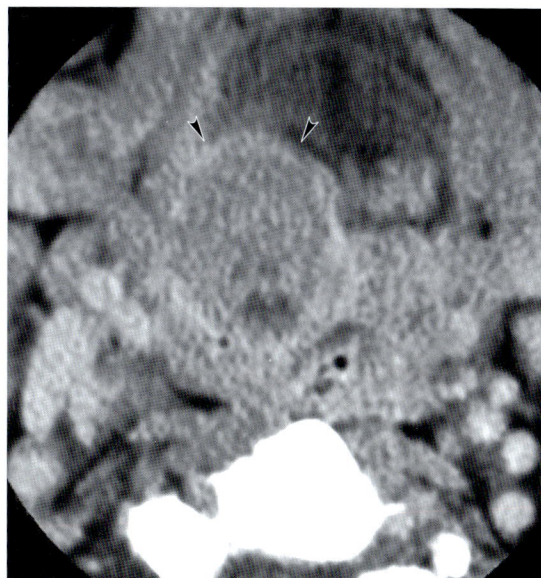

図5 舌骨下喉頭蓋由来声門上癌の前喉頭蓋間隙および舌根への進展
A：前喉頭蓋間隙の脂肪を置換するように発育する腫瘍（T）を認め，内部には壊死と思われる低濃度領域（→）を認める．
B：腫瘍は前方の舌根から舌可動部後方の一部に大きく進展（▸），舌の右側神経血管束の領域を侵している．

1．喉頭内粘膜下組織間隙

● **臨床的意義**

　喉頭の粘膜下に位置する前喉頭蓋間隙，傍声帯間隙の概念は，喉頭癌の進展の理解ならびに機能温存手術における切除範囲の適切性を図る上で重要である．舌骨下喉頭蓋喉頭面に生じる癌は，喉頭蓋軟骨の自然に見られる孔を介して，あるいはその辺縁に沿って高頻度に前喉頭蓋間隙に進展する（図4,5）．声門上癌において，前喉頭蓋間隙進展はT3に区分される．

　これらの組織間隙への腫瘍浸潤は粘膜下進展を主体とし，しばしば喉頭鏡において評価困難であり，画像診断の意義は大きい．両間隙ともに脂肪を主とした粗な結合織よりなるが，リンパ網の発達が著しい．したがって，同間隙を侵す喉頭癌の進展はリンパ節転移を伴う可能性が高く，前喉頭蓋間隙への進展例では，その88％で両側性の頸部リンパ節転移を示すとされる．また，前喉頭蓋間隙は比較的乏血性であり，組織酸素濃度が低く放射線に対する組織感受性が低いとされる．そのため，同間隙への広汎な腫瘍浸潤は時に壊死を生じるが，根治的放射線治療における局所制御率を有意に低下させる．

　仮声帯，喉頭室由来の癌の多くは浸潤性，潰瘍性で，早期より傍声帯間隙に進展，診断時には既に広汎な粘膜下進展を伴う（図6）．早期の傍声帯間隙の進展はCT，MRI上，外側輪状披裂筋の不明瞭化，甲状軟骨側板内側に沿う薄い脂肪層の消失などとして確認される．

A～C　造影CT
A　声門上レベル
B　声帯レベル
C　声門下レベル

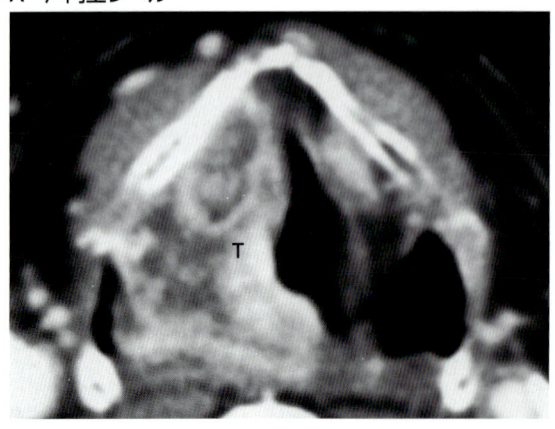

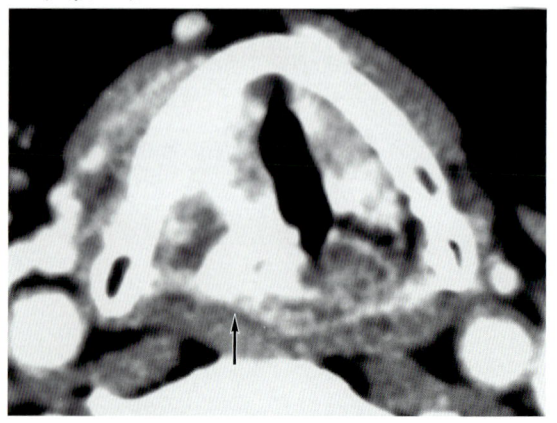

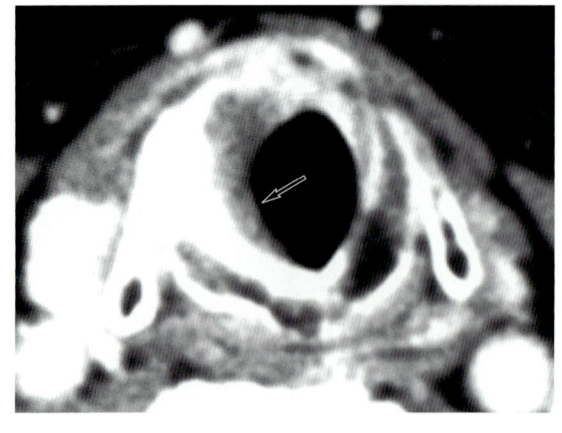

図6　外側型声門上喉頭癌の経声門進展
A：右傍声帯間隙，披裂喉頭蓋ヒダに進展する腫瘍（T）を認める．
B：右声帯の不整な肥厚，甲状披裂間隙の開大を認め，腫瘍進展に一致する．接する右披裂軟骨（→）の硬化性変化あり．
C：輪状軟骨に接する軟部濃度肥厚（→）を認め，声門下進展を示す．

2. 上喉頭神経血管束（superior laryngeal neurovascular bundle）

● 臨床解剖

　上喉頭動静脈，神経からなる上喉頭神経血管束には，これに沿ったリンパ路も含まれる．同神経血管束は甲状舌骨間膜の両外側上部の孔を通過して，喉頭内・外を出入りする（図7）．喉頭内では傍声帯間隙に連続する．上喉頭動静脈，神経の解剖を以下に概説する．

a. 上喉頭動脈（superior laryngeal artery）
　喉頭の動脈支配は声帯レベルで上部，下部に分割されるが，上部は外頸動脈より分岐した上甲状腺動脈の枝である上喉頭動脈に栄養される．

b. 上喉頭静脈（superior laryngeal vein）
　喉頭の静脈還流は上甲状腺静脈と合流し内頸静脈に注ぐ上喉頭静脈と，下甲状腺静脈あるいは気管前面の甲状腺静脈叢に合流後，左腕頭静脈に注ぐ下喉頭静脈とによる．

c. 上喉頭神経（内喉頭枝）[superior laryngeal nerve (internal laryngeal branch)]
　喉頭内因筋の神経支配は，輪状甲状筋のみ上喉頭神経の枝である外喉頭神経，その他すべてが反回神経支配である．迷走神経の枝である上喉頭神経は頸動脈三角上縁レベルで下迷走神経節より起こり，頸動脈鞘内で知覚枝である内喉頭神経と運動枝である外喉頭神経に分岐する．前者は伴走する上喉頭動脈とともに甲状舌骨間膜を後側面下方より貫通して喉頭内に入る．

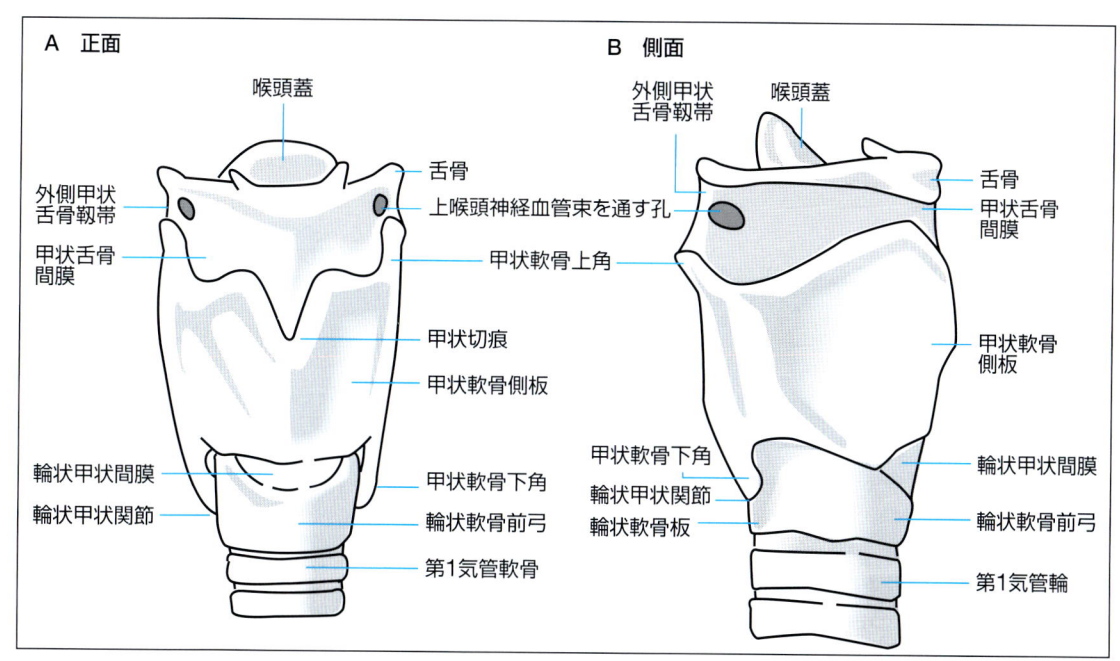

図7　喉頭骨格および間膜，靱帯シェーマ
A，B：各々，上喉頭神経血管束の通過する孔を示す．

● 臨床的意義

　下咽頭癌，梨状窩癌では，下咽頭収縮筋の付着に従って，甲状軟骨側板後縁を包み込む（wrap around）ように進展するのがしばしば確認される（図12）．そのため，梨状窩癌では比較的早期より甲状軟骨側板後縁への浸潤，頸部軟部組織に進展することが知られている．頭頸部扁平上皮癌の原発病変としては，内頸動脈周囲への直接浸潤の頻度は最も高いとされている（図13）．下咽頭収縮筋下端では，斜線維下縁と横線維（輪状咽頭筋）上縁の間に形成されるKillian間隙を介する圧出性のZenker憩室が知られている（図14）．

5. 梨状窩 (pyriform recess)

● 臨床解剖

　臨床的には，下咽頭は梨状窩，下咽頭後壁，輪状後部に分けられるのが一般的である．
　梨状窩は喉頭が下咽頭前面より入り込むことから，下咽頭の両側前方に形成される陥凹（図15）で，前・外側・内側壁に囲まれるが，後方は咽頭腔と連続する．上方は咽頭喉頭蓋ヒダと披裂喉頭蓋ヒダ自由縁，上側方は，咽頭側壁上で披裂喉頭蓋ヒダ自由縁に対応する想像上の斜めの線により境界される．梨状窩前壁は傍声帯間隙後方に接し，その内部に甲状舌骨間膜を貫通して喉頭内に入ってきた上喉頭神経喉頭内枝を含む．梨状窩外側壁の上部（膜様部）は甲状舌骨間膜，下部（軟骨部）は甲状軟骨側板内側面が外側より裏打ちする（図16）．内側壁（実際は前内側）は披裂喉頭蓋ヒダによるが，その上縁，喉頭声門上部との境界部を辺縁部とも呼ぶ．梨状窩は逆ピラミッド状を成し，その頂点である尖部（apex）は通常，喉頭の声門レベル，披裂軟骨後外側に位置するとされる（図1-C，図17，18）．これは画像解剖上も重要である．

A, B 造影CT
A 甲状舌骨間膜レベル
B 甲状軟骨側板レベル

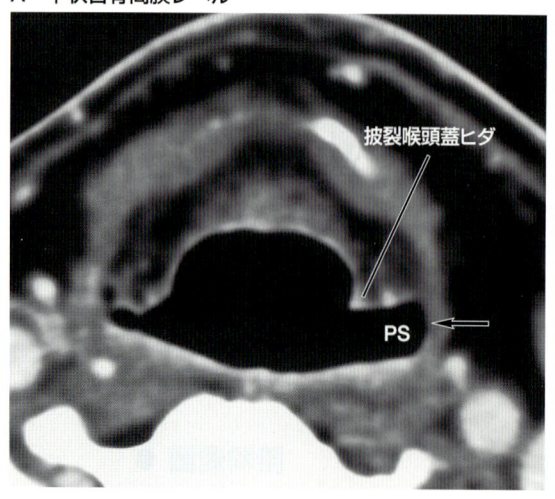

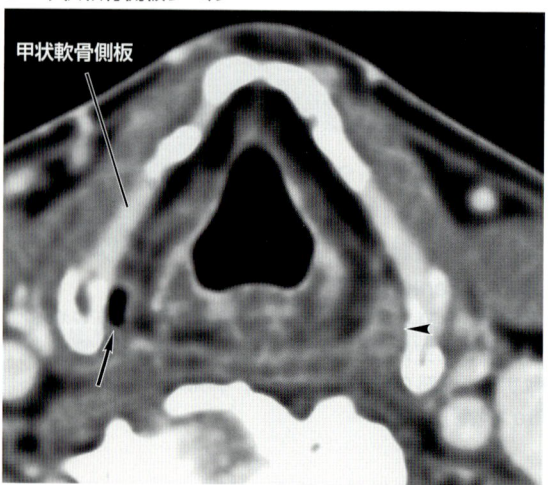

図16 早期梨状窩癌
A：梨状窩（PS）は前方は披裂喉頭蓋ヒダ，外側は甲状舌骨間膜（→）に境されている．
B：梨状窩（→）外側は甲状軟骨側板に境される．左梨状窩には増強効果を示す不整な腫瘤（▶）を認め，早期梨状窩癌に一致する．

A, B 造影 CT
A 声帯レベル

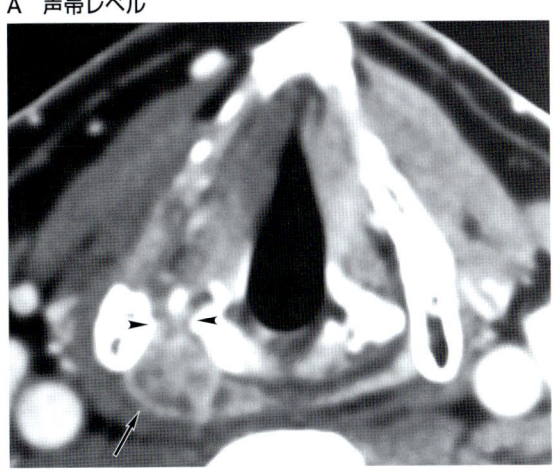

B 輪状軟骨レベル

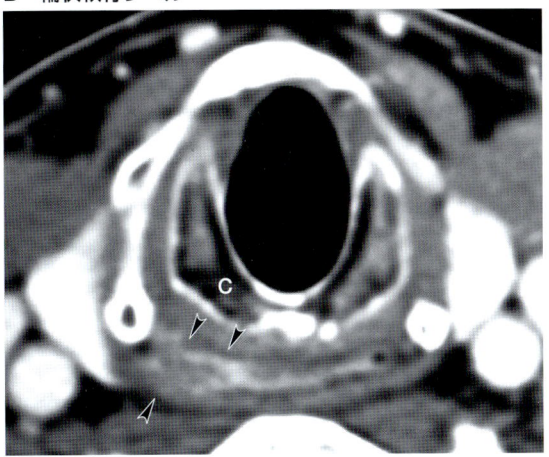

図17 梨状窩癌の梨状窩尖部および輪状後部への進展
A：右梨状窩尖部に不整な腫瘤（→）を認め，梨状窩癌に一致．甲状軟骨と披裂軟骨との間（thyroarytenoid gap：►）の開大が見られ，前方の傍声帯間隙（喉頭）への進展を示唆する．
B：梨状窩癌は下咽頭輪状後部へ進展（►）している．C：輪状軟骨

A〜C 造影 CT
A 声帯レベル

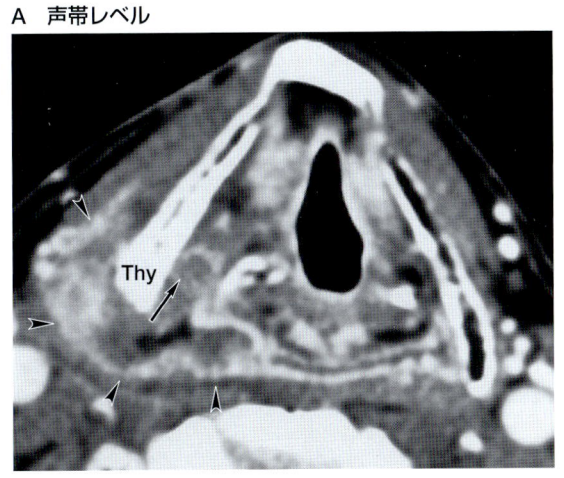

B 声帯下面から声門下部レベル

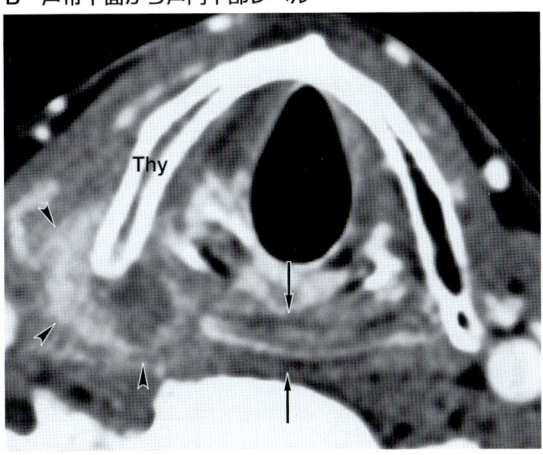

C Bよりさらに下方の声門下部レベル

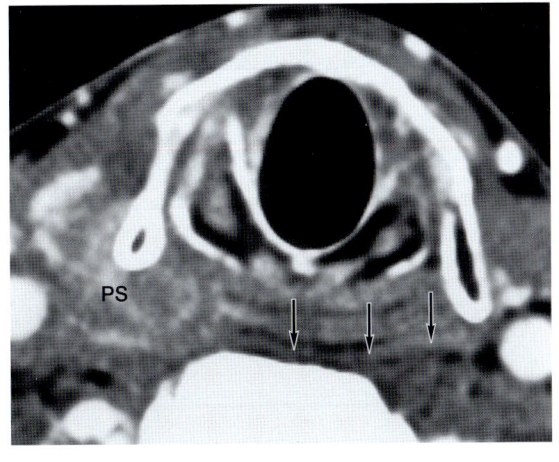

図18 進行梨状窩癌
A：右梨状窩を中心として浸潤性腫瘍（►）を認め，梨状窩癌に一致する．thyroarytenoid gap を介して前方の傍声帯間隙に向かう進展（→）が見られる．甲状軟骨側板（Thy）は硬化性変化を示し，その後縁は破壊されている．腫瘍は下咽頭収縮筋の付着に従い，甲状軟骨側板後縁を包み込むように（wrap around）頸部軟部組織内に進展している．
B：梨状窩癌の輪状後部への進展（►）を認める．正常では確認可能な輪状後部の壁内脂肪層（→）が右側では同定できない．
C：梨状窩癌（PS）は同レベル輪状後部にも進展．左側では確認可能な咽頭後間隙の脂肪層（→）が病変部では確認できず，後方の椎前筋膜を越えた腫瘍進展の可能性が示唆される．この進展は外科的切除を不可能とする．

5. 梨状窩　187

● **画像解剖**

　CT横断像において喉頭の左右外側に位置するが，外側壁は上部では甲状舌骨間膜，下部では甲状軟骨側板，内側壁は披裂喉頭蓋ヒダにより声門上喉頭と区分される．梨状窩尖部は声門レベル，すなわち披裂軟骨の声帯突起の描出される横断面において，傍声帯間隙後縁に隣接して描出される．梨状窩尖部と傍声帯間隙後縁とはthyroarytenoid gapを介して連続する（図1-C，3）．

● **臨床的意義**

　下咽頭癌の大部分が梨状窩（66～75％）より生じる[6)7)]．梨状窩癌では粘膜下進展が特徴的であり，粘膜病変の輪郭を1cm以上超える進展も稀でない．また，尖部進展の評価において，内視鏡所見とCT（図17），MRIの画像所見との相違が大きいことが知られている[8)]．

　これらの理由から，画像による正確な進展範囲の評価はきわめて重要である．梨状窩尖部への腫瘍進展は喉頭軟骨浸潤，輪状甲状関節，頸部軟部組織，気管食道溝上部，さらに下方の輪状後部への進展を伴う場合が多い（図17）．通常，梨状窩尖部への進展例の切除には喉頭全摘出術を必要とする．画像所見としても梨状窩尖部への明らかな腫瘍進展は，腫瘍高，容積とともに根治的放射線治療後において明らかな予後不良を示唆するとされている[8)]．

　Pameijer[8)]らによると，腫瘍容積が6.5mℓ以上で直径1cmを超える梨状窩尖部進展のある例では予後不良で，腫瘍容積6.5mℓ以上で尖部進展が1cm以下，あるいは腫瘍容積が6.5mℓより小さく1cmを超える尖部進展を示す病変では中等度，腫瘍容積が6.5mℓより小さく尖部進展も1cm以下の例は予後良好としている（**表**）[8)]．

表　T1/2梨状窩癌の根治的放射線治療後における治療前CT所見に基づく原発巣非治癒の危険度分類
（文献8）より転載）

放射線治療後 原発巣再発の危険度	診断基準	局所治癒率
低危険度	腫瘍容積が6.5mℓよりも小さく梨状窩尖部への進展が径1cm以下のもの	94%（n = 16）
中危険度	腫瘍容積が6.5mℓよりも小さく梨状窩尖部への進展が径1cmを超えるもの あるいは腫瘍容積が6.5mℓ以上で梨状窩尖部への進展が径1cm以下のもの	50%（n = 4）
高危険度	腫瘍容積が6.5mℓ以上で梨状窩尖部への進展が径1cmを超えるもの	0%（n = 2）

6. 輪状後部の壁内脂肪層（submucosal fat plane of the postcricoid portion）

● **臨床解剖**

　「頭頸部癌取扱い規約」では，"輪状後部"は披裂軟骨直下のレベル（実際は明瞭な上方の境界はない）から食道入口部レベルの間の下咽頭前壁を示す[9)]．食道入口レベルは通常，輪状軟骨下縁で表される（実際は輪状軟骨下縁から頭側3mm以内の範囲）．同レベルの後壁は咽頭後壁になる．同部は全体として3～4cmの長さであり，喉頭間接鏡検査では虚脱して通常，可視できない部分にほぼ相当する．前壁は輪状軟骨lamina後面を直接覆う粘膜面に一致し，しばしば"party wall"とも呼ばれる．同部側壁はその深部やや前方，甲状腺との間に反回神経を通すことが解剖学上，臨床上重要である．

● **画像解剖**

　輪状後部での咽頭壁の画像解剖に関しては，Schmalfussらによる詳細な記述がある[10]．下咽頭輪状後部と頸部食道の横断像における正常像は，前者がその後側壁をなす下咽頭収縮筋が両側に広がり甲状軟骨下角に付着することから横断面は横長で扁平なのに対して，後者はやや横長の楕円形を呈することで区別される（図19）．声門に平行な横断像において，輪状後部の前後径は10 mmを超えると異常と判断される[10]．輪状後部ではその上部レベルから下部レベルにかけて，左右径は約10 mm減じる．また，同部は前壁（平均2.5 mm）が後壁（平均3.5 mm）に比べてやや薄いのが通常である．輪状後部では壁内脂肪層と呼ばれる脂肪濃度・信号強度の薄い層が壁内に認められるが，これは同部内の頭側レベルでより明瞭であり，その描出はMRIよりもCTで優れる（図19）．

A〜D　造影CT
A　正常輪状軟骨後部上部レベル
B　正常輪状軟骨後部中部レベル
C　正常頸部食道レベル
D　輪状軟骨レベル（図17-Bと同一）

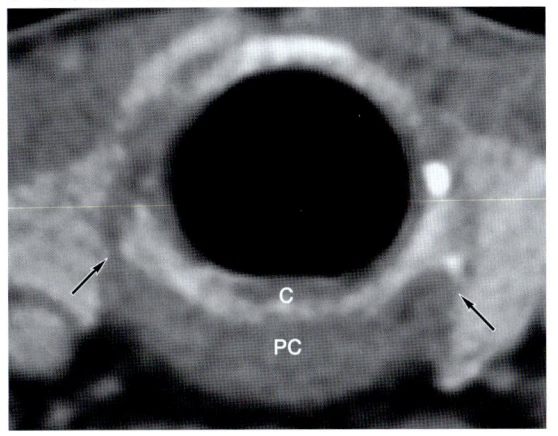

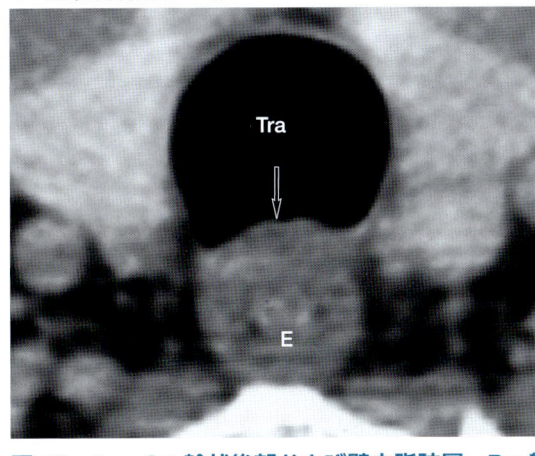

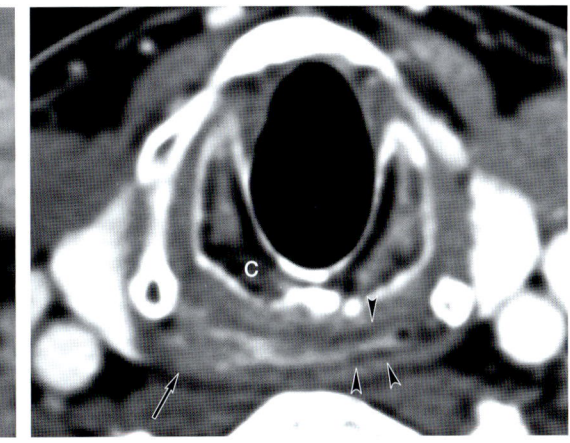

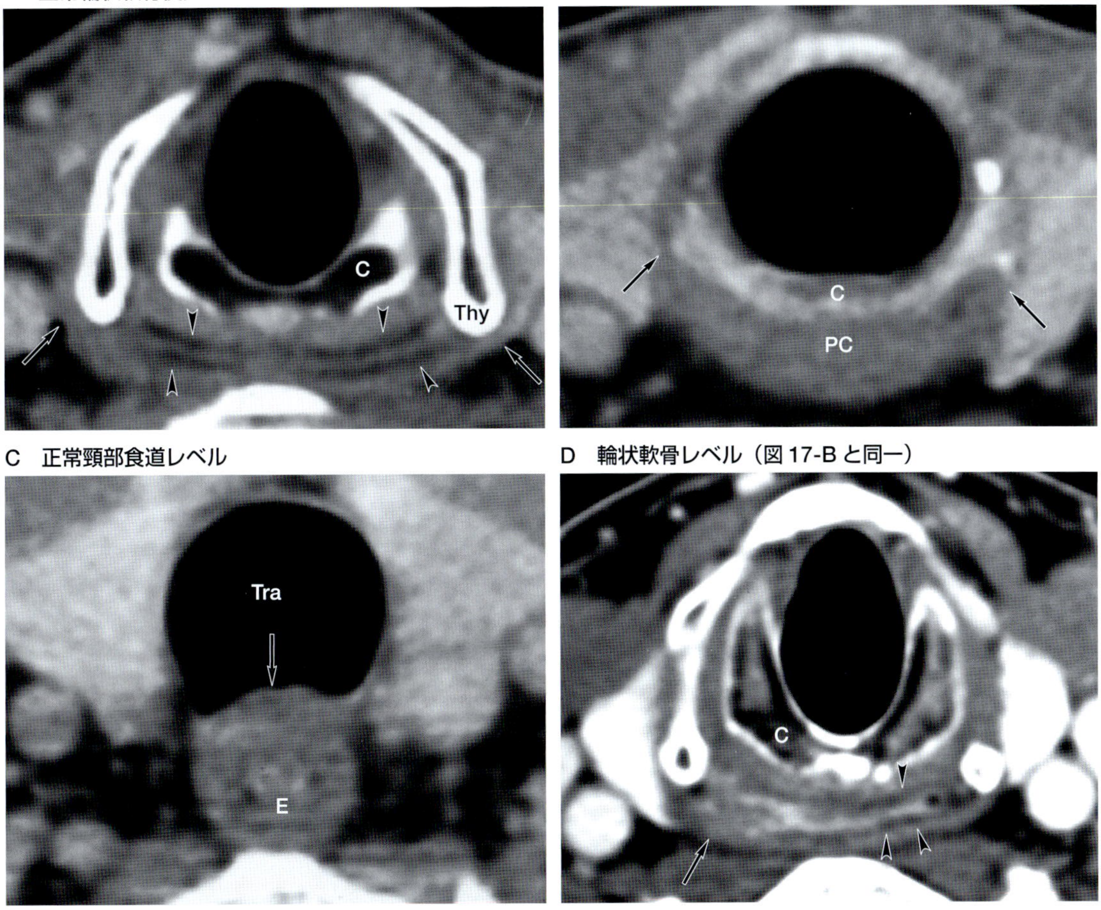

図19　A〜C：輪状後部および壁内脂肪層　D：輪状後部へ進展した梨状窩癌（図17-Bと同じ）
A：輪状後部は下咽頭収縮筋の付着に従って，甲状軟骨側板（Thy）後方から回り込むように（→）外側へ進展しており，扁平な形を呈する．内部には壁内脂肪層（▶）が明瞭に確認できる．C：輪状軟骨
B：輪状後部（PC）は外側に進展（→），輪状軟骨外側面に付着するが，Aと比較して幅が狭く，壁内脂肪層が不明瞭になっている．
C：輪状軟骨から気管（Tra）に移行したことを反映して，気道後方は気管膜様部が頸部食道（E）により圧排されることから同部は凹（→）の輪郭を呈する．頸部食道は下咽頭収縮筋のように外側への進展は見られず，全体として類円形を呈する．
D：左側では確認可能な壁内脂肪層（▶）が右側で消失し，同部に浸潤性腫瘍（→）を認める．

6．輪状後部の壁内脂肪層

● **臨床的意義**

下咽頭癌は内視鏡での顕在性病変の範囲を大きく越える粘膜下進展を伴う場合が多く，喉頭鏡での病変進展範囲の把握は困難であり，画像診断における情報が重要である．輪状後部に原発する癌（図20, 21）は比較的稀で，同部を侵す癌のほとんどが梨状窩癌（図17），頸部食道癌（図22），喉頭癌からの二次性進展である．

輪状後部の壁内脂肪層の確認は，下咽頭癌（梨状窩癌の下方進展，輪状後部原発下咽頭癌において問題となる）の同領域への早期進展の評価に，きわめて有用かつ重要である．

造影 CT

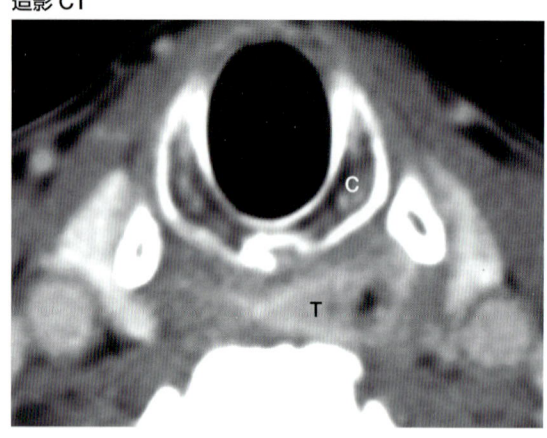

図20　輪状後部癌①
輪状後部左側に浸潤性腫瘍（T）を認め，輪状後部癌に一致する．C：輪状軟骨

A　輪状軟骨レベル，MRI，T1 強調像　　B　同レベル，造影 MRI，T1 強調像

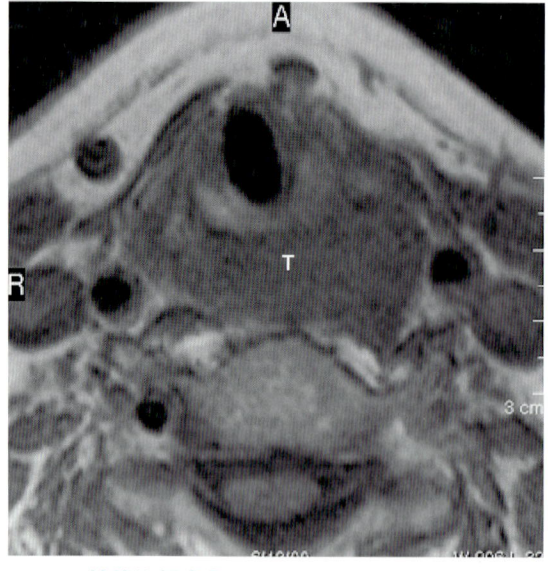

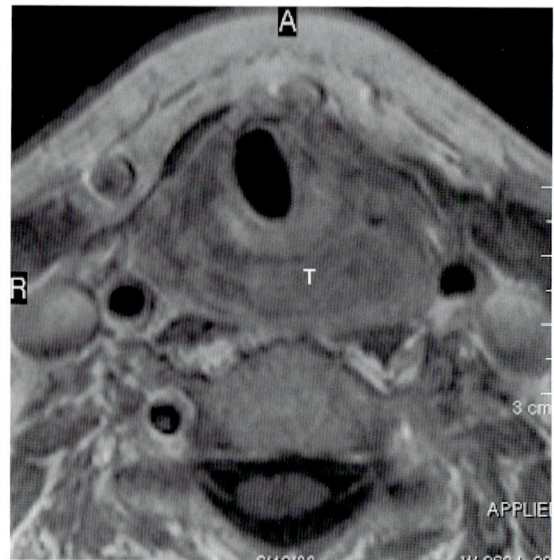

図21　輪状後部癌②
A：輪状後部に一致して腫瘍（T）を認める．
B：腫瘍（T）は不均一な増強効果を示す．

A，B 造影CT
A 頸部食道レベル
B 輪状軟骨レベル

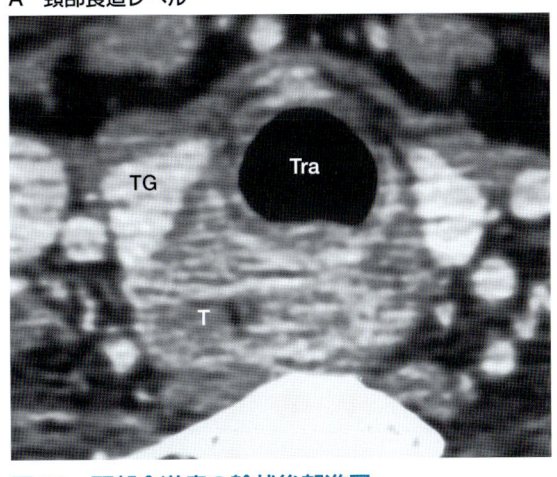

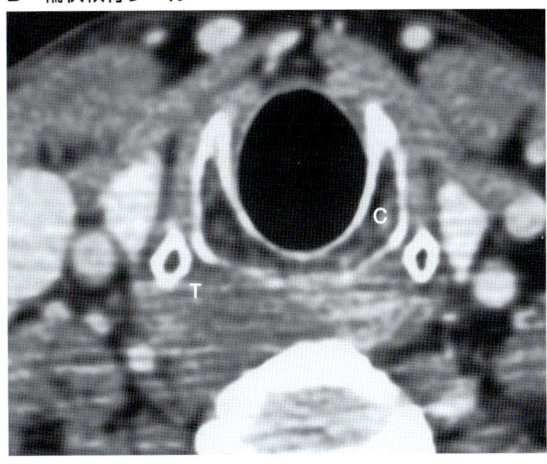

図22 頸部食道癌の輪状後部進展
A：腫瘍（T）を認める．前方では気管（Tra）と甲状腺上極（TG）との間に進展を示す．
B：腫瘍（T）は輪状後部に連続している．C：輪状軟骨

7. 反回神経の走行 (recurrent laryngeal nerve)

● 臨床解剖

　　迷走神経の枝である反回神経は2～3mmの厚さを持つ索状構造で，右が鎖骨下動脈，左が大動脈の下面を反回したのち同側の気管食道溝に沿って上行し（図23），下咽頭収縮筋の下縁深部，輪状甲状関節，甲状軟骨下角背側を通過，下喉頭神経として輪状甲状筋以外すべての喉頭内因筋を支配する．また，喉頭内因筋は横披裂筋を除くすべてが左右1対をなすが，その横披裂筋のみが反回神経の両側支配を受ける．術中，外科医は通常，胸郭入口部において反回神経を同定，頭側に向かって喉頭への進入を確認する[11]．反回神経は，気管食道溝では右側よりも左側で，より密接に気管食道溝を走行する[12]．

● 画像解剖

　　CT横断像において，時に正常反回神経を同定可能であるが（図24），通常，反回神経麻痺の症例では，反回神経の解剖学的走行に一致した異常の有無を評価するのが一般的である．画像解剖としては，左では大動脈肺動脈窓，大動脈弓周囲を含めて，両側気管食道溝，喉頭の解剖が正常に描出されているか否かを確認する．声帯麻痺では，時間が経過すると同側の喉頭室の拡大，声帯筋萎縮，披裂軟骨の偏位などが認められる（図25）．

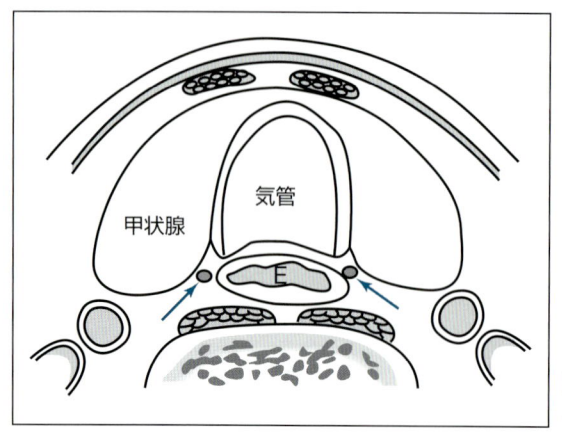

図23 気管食道溝を走行する反回神経シェーマ
→：気管食道溝を走行する左右の反回神経，E：頸部食道

A，B　造影 CT
A　胸郭入口レベル

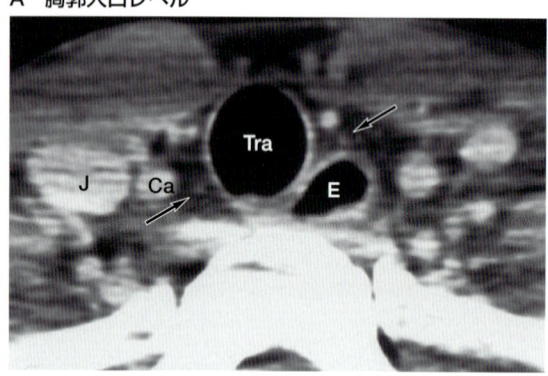

B　甲状腺レベル

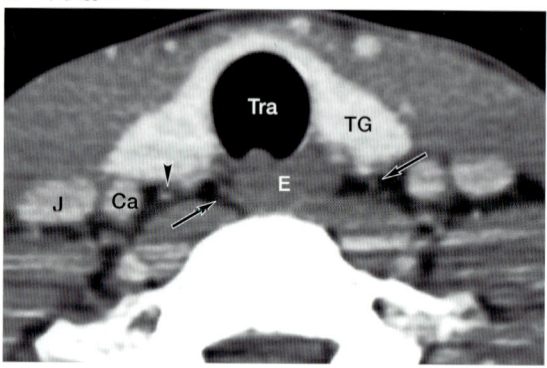

図24　正常反回神経
A，B：気管食道溝内に点状軟部濃度構造として反回神経（→）が同定される．
Ca：総頸動脈，E：食道，J：内頸静脈，Tra：気管，TG：甲状腺，▶：下甲状腺動脈

A〜C　造影CT
A　声門レベル

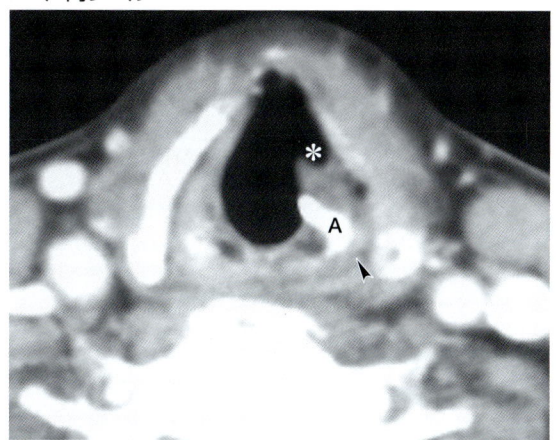

B　大動脈弓レベル

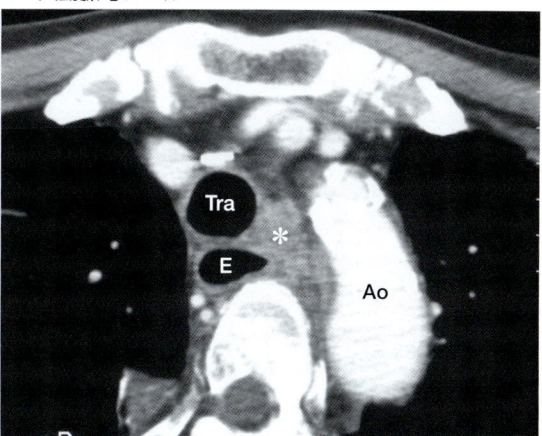

C　大動脈肺動脈窓レベル

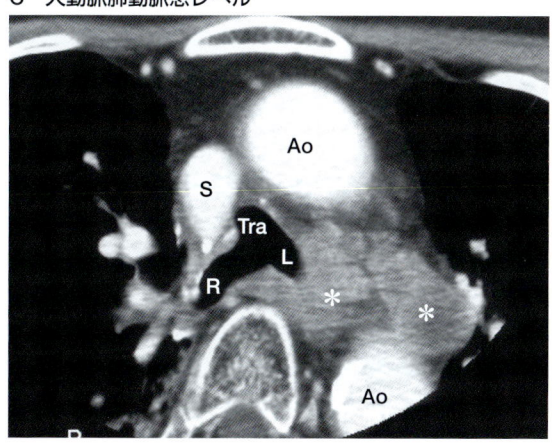

図25　肺癌の大動脈肺動脈窓リンパ節，傍気管リンパ節転移に伴う反回神経麻痺

A：左声帯筋萎縮，喉頭室（＊）の拡大，披裂軟骨（A）の偏位，左後輪状披裂筋の萎縮（►）を認め，左反回神経麻痺に一致する．
B：左気管食道溝に一致して傍気管リンパ節腫大（＊）がある．
C：大動脈弓下部リンパ節（動脈管リンパ節）腫大（＊）がある．
Ao：大動脈，E：食道，L：左主気管支，R：右主気管支，S：上大静脈，Tra：気管

● 臨床的意義

　甲状腺手術，頸部食道・下咽頭手術などにおける術後反回神経麻痺の出現率の報告には，1％以下から20〜37％と幅があるが[13)〜15)]，稀とは言いがたい．下咽頭収縮筋下縁を通過して喉頭内に進入する部位で，特に損傷が起きやすいとされる[16)]．これらの症例，あるいは特発性反回神経麻痺の画像診断は臨床上重要である．

　反回神経麻痺例では，迷走神経核から標的器官である喉頭に至る反回神経の全走行，すなわち脳幹，脳槽，頸静脈孔，頸動脈鞘，大動脈肺動脈窓（図25），大動脈弓周囲，右鎖骨下動脈周囲，両側気管食道溝（図25），喉頭における器質的異常の有無を評価する必要がある．なお，術中挿管時の声帯損傷は，大部分の麻酔科医が右利きのため，左声帯に多いとされている[17)]．

文献

1) Mancuso AA: Evaluation and staging of laryngeal and hypopharyngeal cancer by computed tomography and magnetic resonance imaging. In Silver CE (ed); Laryngeal cancer. Thieme, New York, 1991.
2) Kallmes DF, Phillips CD: The normal anterior commissure of the glottis. AJR 168: 1317-1319, 1997.
3) Yeager VL, Archer CR: Anatomical routes for cancer invasion of laryngeal cartilages. Laryngoscope 92: 449-452, 1982.
4) Harrison DF: Significance and means by which laryngeal cancer invades thyroid cartilage. Ann Otol Rhinol Laryngol 93: 293-296, 1984.
5) Kirchner JA: Invasion of the framework by laryngeal cancer. Acta Otolaryngol 97: 392-397, 1984.
6) Carpenter RJ 3rd, DeSanto LW: Cancer of the hypopharynx. Surg Clin North Am 57: 723-735, 1977.
7) Pingree TF, Davis RK, Reichman O, et al: Treatment of hypopharyngeal carcinoma: a 10-year review of 1362 cases. Laryngoscope 97: 901-904, 1987.
8) Pameijer FA, Mancuso AA, Mendenhall WM, et al: Evaluation of pretreatment computed tomography as a predictor of local control in T1/T2 pyriform sinus carcinoma treated with definitive radiotherapy. Head and Neck 20: 159-168, 1998.
9) 日本頭頸部腫瘍学会（編）；頭頸部癌取扱い規約．第5版，金原出版，2012．
10) Schmalfuss IM, Mancuso AA, Tart RP: Postcricoid region and cervical esophagus: normal appearance at CT and MR imaging. Radiology 214: 237-246, 2000.
11) Moreau S, Goullet de Rugy M, Babin E, et al: The recurrent laryngeal nerve: related vascular anatomy. Laryngoscope 108: 1351-1353, 1998.
12) Liebermann-Meffert DMI, Walbrun B, Hiebert CA, et al: Recurrent and superior laryngeal nerves: a new look with implications for esophageal surgeon. Ann Thorac Surg 67: 217-223, 1999.
13) Hiebert CA: Recurrent laryngeal nerve palsy. In Pearson FG, Deslauriers J, Ginsberg RJ, et al (eds); Thoracic surgery. Churchill Libingstone, New York, p.277-284, 1995.
14) Orringer MB, Orringer JS: Esophagectomy without thoracotomy: a dangerous operation? J Thorac Cardiovasc Surg 85: 72-80, 1983.
15) Orringer MB: Complications of esophageal surgery. In Orringer MB, Zuidema GD (eds); Shackerford's surgery of the alimentary tract. Vol. 1, The esophagus. 3rd ed, Saunders, Philadelphia, p.434-459, 1991.
16) Lahey FH, Hoover WB: Injuries to the recurrent laryngeal nerve in thyroid operations. Their management and avoidance. Ann Surg 108: 545-562, 1938.
17) Faries PL, Martella AT: Arytenoid dislocation. Otolaryngol Head Neck Surg 115: 160-162, 1996.

13 頸部軟部組織・深部組織間隙

田中宏子

頸部は頸筋膜に包まれる筒状の構造である．頸筋膜は浅頸筋膜と深頸筋膜に大別され，前者は皮下組織そのもの，後者はさらに3葉に分かれ頸部の主な構造物を包む．本稿では頸部の筋膜・間隙を取り上げ，臨床的意義とともに概説する．

はじめに

　頸部は fascia（筋膜）に包まれる構造で，頸筋膜には浅頸筋膜と3葉の深頸筋膜がある[1]．浅頸筋膜は皮下組織そのもので，その奥にある深頸筋膜により包まれる深部組織が頸部の主たる構造である．深頸筋膜内では3層の筋（浅層・中層・深層）が不完全な筒を作り，頸部のおよそ半分をこれらの筋が占めている[1]．3層の筋と3葉の深頸筋膜は対応しており，浅層筋を包む浅葉，中層筋を包む中葉，深層筋を包む深葉となる（**表1，図1**）．中葉は後方で不明瞭になっており，肩甲舌骨筋を包んで終わっているように理解されている．したがって，浅層筋と深層筋が二重の円筒状構造を示し，中層筋は前方で半円状の構造をとり，背側では浅層筋と深層筋が接する．一方で，腹側は中層筋と深層筋との間が広がり，ここを深頸筋膜中葉に包まれる内臓が占める．内臓の両側方は頭部と胸部との連絡通路として，頸動脈や内頸静脈，迷走神経が縦走し，これらを頸動脈鞘が包む．このように，深頸筋膜は筋や内臓，骨を包む凝縮した結合組織であり，内臓を包むものは鞘とも呼ばれる．

　本稿では，1. 浅頸筋膜について，2. 深頸筋膜で区画される深部組織間隙のうち他章で述べられていない傍咽頭間隙，頸動脈間隙，咽頭後間隙，椎周囲間隙について，3. 頸部の筋・骨により形作られる頸三角について記載する．

1. 浅頸筋膜 (superficial cervical fascia)

● 臨床解剖

　浅頸筋膜とは皮下組織の別名である．つまり，皮膚と深頸筋膜浅葉に挟まれる領域をいう（**図1，2**）．大部分は脂肪組織で，その他に顔面の表情筋や広頸筋，外頸静脈，顔面動静脈，顔面リンパ節，SMAS（superficial musculoaponeurotic system）などが含まれる（**表2**）．SMAS とは浅頸筋膜内の線維組織をいい，頭部の側頭筋や前頭筋の頭側から広頸筋の下方まで存在し，顔面では表情筋の働きを助ける[2]．

▶1 **頸筋膜 (cervical fascia．図1)**

　英米圏では頸筋膜を浅頸筋膜と深頸筋膜の2つに分類するが，日独圏では英米圏の浅頸筋膜を皮下脂肪組織，深頸筋膜を頸筋膜と言うのが一般的である．このため，日独圏の解剖学や耳鼻咽喉科・頭頸部外科の書物では深頸筋膜浅葉を浅頸筋膜，中葉を中頸筋膜，深葉を深頸筋膜と称する場合がある．本稿では英米圏の用語を用いる．

表 1　深部組織間隙の筋と深頸筋膜

深部組織間隙の筋		深頸筋膜
浅層筋	胸鎖乳突筋・僧帽筋	浅葉
中層筋	舌骨下筋群：胸骨舌骨筋・肩甲舌骨筋・胸骨甲状筋・甲状舌骨筋	中葉
深層筋	椎前筋：頭長筋・頸長筋 椎側筋：前 / 中 / 後斜角筋・肩甲挙筋 椎後筋：菱形筋・固有背筋	深葉

表 2　浅頸筋膜の解剖構造と主要疾患

解剖構造	疾患
脂肪	蜂窩織炎・膿瘍
広頸筋・表情筋	神経性腫瘍（神経鞘腫，神経線維腫など）
SMAS	脂肪性腫瘍（脂肪腫，脂肪肉腫）
外頸静脈	深部組織間隙病変の進展
顔面動静脈	

● **画像解剖**

　浅頸筋膜の大部分を占める皮下脂肪組織は CT で低吸収，MRI の T1・T2 強調像で高信号を呈する（図2）．SMAS は表情筋や広頸筋につながる皮下脂肪内の薄い膜状軟部組織構造として確認される（図2-A，C）．顔面リンパ節は顔面動静脈に沿って顔面の皮下組織内に存在するリンパ節で，通常は描出されない．Rouvière は解剖学的位置から下顎リンパ節，頬リンパ節，眼窩下リンパ節，頬骨リンパ節の 4 つに分類し，Tart らは頬骨後リンパ節を加え 5 つに分類している[3]．頬部皮下組織には三叉神経第 2 枝の分枝である眼窩下神経が眼窩下孔を通過して分布する．

解剖名一覧

CCA	総頸動脈	MS	咀嚼筋間隙	SMAS	superficial musculoaponeurotic system
CS	頸動脈間隙	OHM	肩甲舌骨筋		
DCF	深頸間隙	OHM-I	肩甲舌骨筋下腹	SMG	顎下腺
DCF-DL	深頸筋膜深葉	OHM-S	肩甲舌骨筋上腹	SMS	顎下間隙
DCF-ML	深頸筋膜中葉	PCS	後頸間隙	SP	茎状突起
DCF-SL	深頸筋膜浅葉	PG	耳下腺	STM	胸骨甲状筋
DGM	顎二腹筋	PL	広頸筋	Sym	交感神経
DGM-A	顎二腹筋前腹	PMS	咽頭粘膜間隙	TM	側頭筋
DGM-P	顎二腹筋後腹	PPS	傍咽頭間隙	TVP	口蓋帆張筋
DS	危険間隙	PS	耳下腺間隙	TZM	僧帽筋
ECA	外頸動脈	PVM	椎前筋	VS	臓器間隙
EJV	外頸静脈	PVS	椎周囲間隙	IX	舌咽神経
ICA	内頸動脈	RN	反回神経	X	迷走神経
IJV	内頸静脈	RPS	咽頭後間隙	XI	副神経
LP	外側翼突筋	SCF	浅頸筋膜	XII	舌下神経
MM	咬筋	SCM	胸鎖乳突筋		
MP	内側翼突筋	SHM	胸骨舌骨筋		

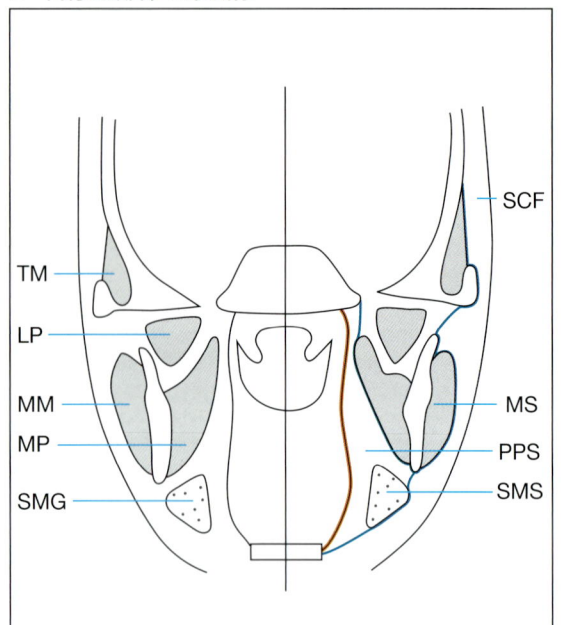

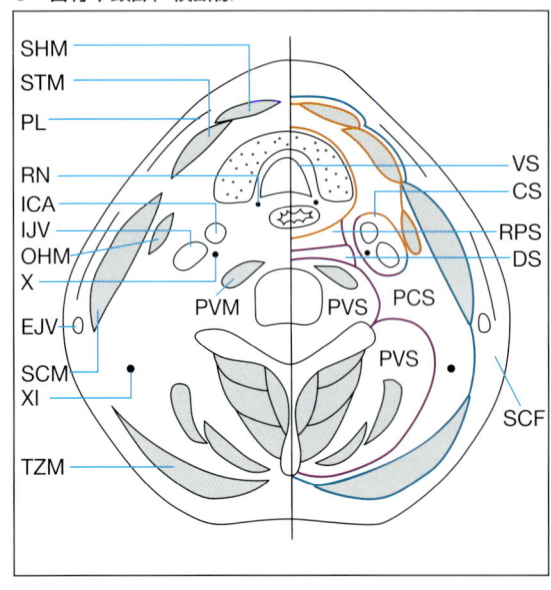

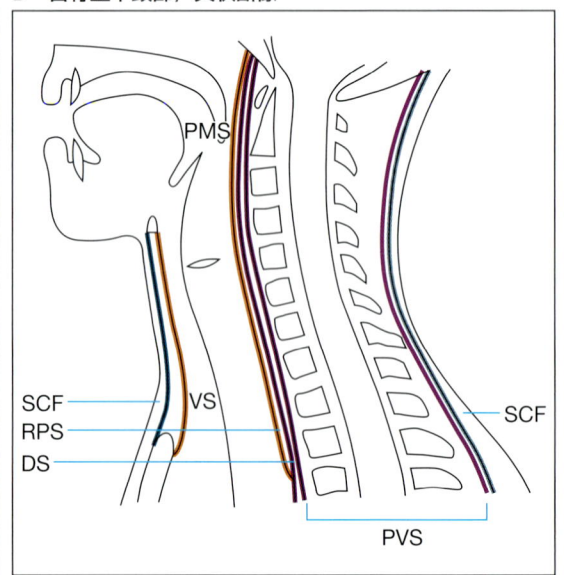

図1 頸筋膜のシェーマ（左側に間隙，右側に解剖構造を表示）

—：深頸筋膜浅葉，—：深頸筋膜中葉，—：深頸筋膜深葉
↔：茎突下顎裂，---：tensor veli palatini fascia

CS：頸動脈間隙，DS：危険間隙，EJV：外頸静脈，ICA：内頸動脈，IJV：内頸静脈，LP：外側翼突筋，MM：咬筋，MP：内側翼突筋，MS：咀嚼筋間隙，OHM：肩甲舌骨筋，PCS：後頸間隙，PG：耳下腺，PL：広頸筋，PMS：咽頭粘膜間隙，PPS：傍咽頭間隙，PS：耳下腺間隙，PVM：椎前筋，PVS：椎周囲間隙，RN：反回神経，RPS：咽頭後間隙，SCF：浅頸筋膜，SCM：胸鎖乳突筋，SHM：胸骨舌骨筋，SMAS：superficial musculoaponeurotic system，SMG：顎下腺，SMS：顎下間隙，SP：茎状突起，STM：胸骨甲状筋，TM：側頭筋，TZM：僧帽筋，VS：臓器間隙，X：迷走神経，XI：副神経

A 舌骨上頸部，MRI，T2強調像

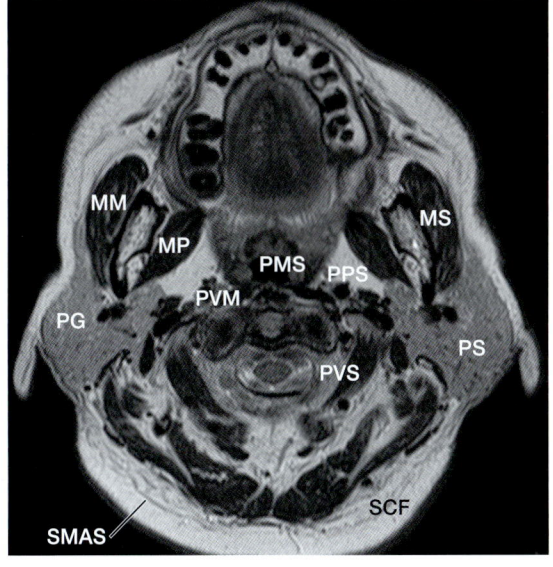

B 舌骨上頸部，MRI，T2強調冠状断像

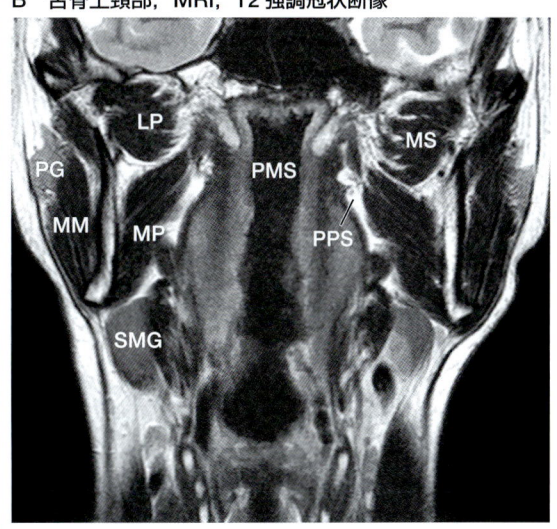

C 舌骨下頸部，造影CT

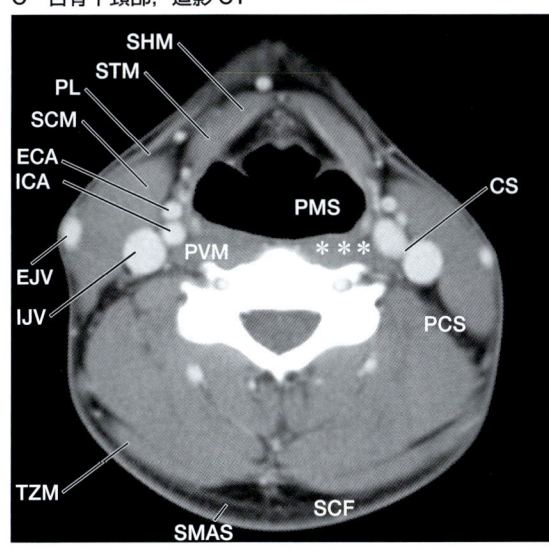

D 舌骨上下頸部，MRI，T1強調矢状断像

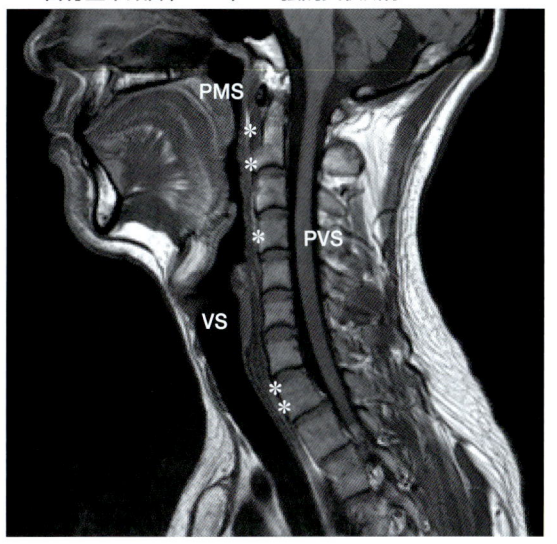

図2 頸筋膜のCT・MRI正常像

＊＊＊：咽頭後間隙，CS：頸動脈間隙，ECA：外頸動脈，EJV：外頸静脈，ICA：内頸動脈，IJV：内頸静脈，LP：外側翼突筋，MM：咬筋，MP：内側翼突筋，MS：咀嚼筋間隙，PCS：後頸間隙，PG：耳下腺，PL：広頸筋，PMS：咽頭粘膜間隙，PPS：傍咽頭間隙，PVM：椎前筋，PVS：椎周囲間隙，PS：耳下腺間隙，SCF：浅頸筋膜，SCM：胸鎖乳突筋，SHM：胸骨舌骨筋，SMAS：superficial musculoaponeurotic system，SMG：顎下腺，STM：胸骨甲状筋，TZM：僧帽筋，VS：臓器間隙

1. 浅頸筋膜　199

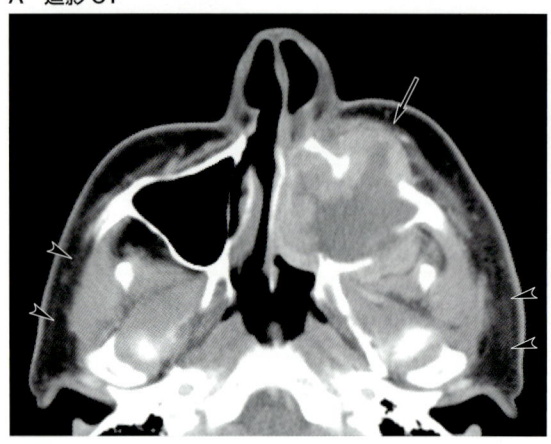

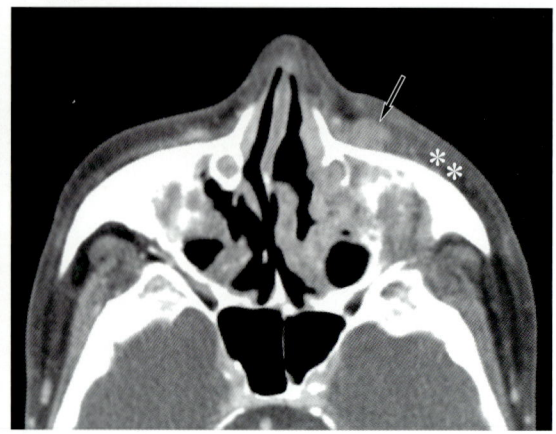

図3 浅頸筋膜　A：上顎洞癌の皮下組織浸潤　B：眼瞼脂腺癌の顔面リンパ節転移
A：左上顎洞前壁を破壊して皮下組織（浅頸筋膜）に浸潤する腫瘍（→）がある．▶：SMAS
B：左上顎洞の腹側の頬部皮下組織内に眼窩下リンパ節腫大（→）と頬部皮下脂肪の混濁（＊）もある．

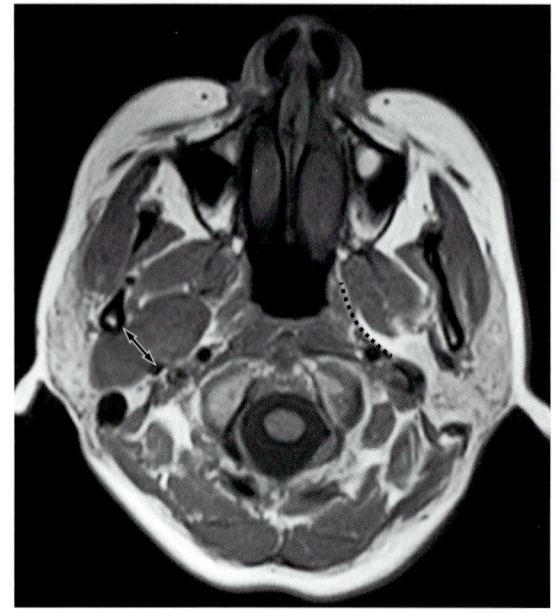

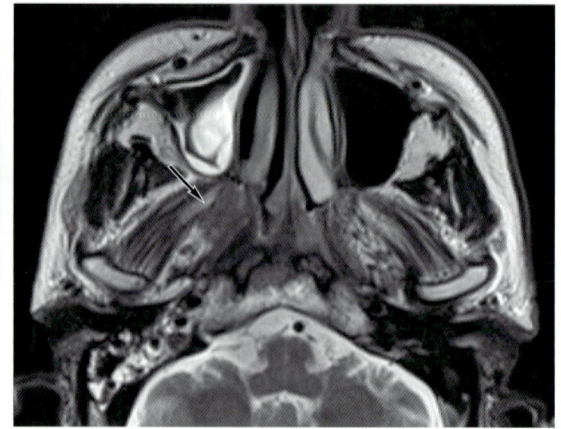

図4 傍咽頭間隙　A：耳下腺深葉腫瘍　B：上咽頭癌
A：茎突下顎裂（↔）を介してダンベル状の腫瘍がある．傍咽頭間隙の脂肪が腫瘍の前・内・後方を囲み，内外翼突筋は腹側に偏位している．……：tensor veli palatini fascia
B：右傍咽頭間隙腹側の脂肪組織を消失させる軟部組織病変がある（→）．

● **臨床的意義**

　SMASは顔面の表情と密接に関係している．形成外科領域で重要な構造で，特に皺取り形成術（rhytidectomy）において最も考慮すべき因子である[2)4)]．

　浅頸筋膜の蜂窩織炎や膿瘍は，口腔領域や唾液腺の炎症・感染から波及するものが多い．蜂窩織炎では皮下脂肪組織の腫脹や混濁，SMASの肥厚や毛羽立ちが見られ，膿瘍では増強効果を伴う壁厚の液体貯留腔が見られる．

　皮下組織浸潤は上顎洞癌でT3病期となる．上顎洞癌では前壁の破壊を伴う進展や外側壁破壊後に頬間隙を経由した進展がある（図3-A）．頬粘膜癌や歯肉癌は頬筋の浸潤を経て頬部皮下組織・皮膚へ進展する．

　顔面リンパ節は顔面構造物（眼瞼，頬部，鼻副鼻腔，口唇，鼻口唇ヒダ）や他の顔面リンパ節，側頭下窩などからリンパ流を受け顎下リンパ節に流出する（図3-B）．眼窩下神経の神経周囲進展は上顎洞癌や悪性リンパ腫によることが多い．眼窩下神経周囲進展は，翼口蓋窩を経て頭蓋内・鼻腔・口腔・側頭下窩などへの進展へと発展しうる．頭頸部癌による顔面リンパ節転移や眼窩下神経周囲進展の頻度は低いが，予後不良因子である．

2. 深頸筋膜と深部組織間隙 (deep cervical fascia, fascial space)

　深頸筋膜は浅葉・中葉・深葉の3葉からなる[▶2]．深頸筋膜の浅葉と中葉が舌骨に付着することから，舌骨上のみあるいは舌骨下のみに存在する間隙，舌骨上下に連続して存在する間隙が形成され，頸部の解剖は舌骨上頸部と舌骨下頸部に区分して論じられることが多い[5)6)]（表3，4）．咽頭粘膜間隙と臓器間隙は舌骨上と舌骨下にそれぞれ限局する間隙であるが，実際には舌骨上下で連続している．

1）傍咽頭間隙（parapharyngeal space）
● **臨床解剖**

　舌骨上頸部に存在する間隙で，頭蓋底を底辺，舌骨大角を頂点とする逆円錐状を呈する（図1，2）．茎状突起と口蓋帆張筋との間に形成される筋膜（tensor veli palatini fascia；TVPF．図4）[▶3]により2分割され，前方を前茎突区（prestyloid compartment），後方を

▶2　**深頸筋膜（deep cervical fascia．図1）**

深頸筋膜は浅葉・中葉・深葉の3葉に分類される．
a）浅葉：浅頸筋膜と深部組織間隙を分ける筋膜で，浅層筋（胸鎖乳突筋や僧帽筋）を包む．舌骨上頸部では，咀嚼筋間隙・耳下腺間隙・顎下間隙などを形成する．
b）中葉：中層筋（舌骨下筋群）を包み，気管前葉（筋膜）とも言う．中葉は中層筋の他に内臓も包む．舌骨上頸部では咽頭粘膜間隙を作り，上・中咽頭を含む．このレベルの中葉は頬咽頭葉（筋膜）とも呼ばれる．舌骨下頸部では臓器間隙を作り，気道・下咽頭・食道・甲状腺・副甲状腺・反回神経を含み，臓側葉（筋膜）とも呼ばれる．
c）深葉：深層筋（椎体周囲の筋）を包む．椎周囲間隙が主たる間隙で頸部を支える．椎周囲間隙の前方で咽頭後間隙との間に深葉の一部である翼状筋膜があり，椎周囲間隙椎前部と咽頭後間隙の間に危険間隙が作られる．

▶3　**tensor veli palatini fascia（図1-A，4-A，5-A）**

口蓋帆張筋と茎状突起の間の筋膜で，傍咽頭間隙を前茎突区と後茎突区に二分する．後茎突区は通常は頸動脈間隙の一部と考えられる．

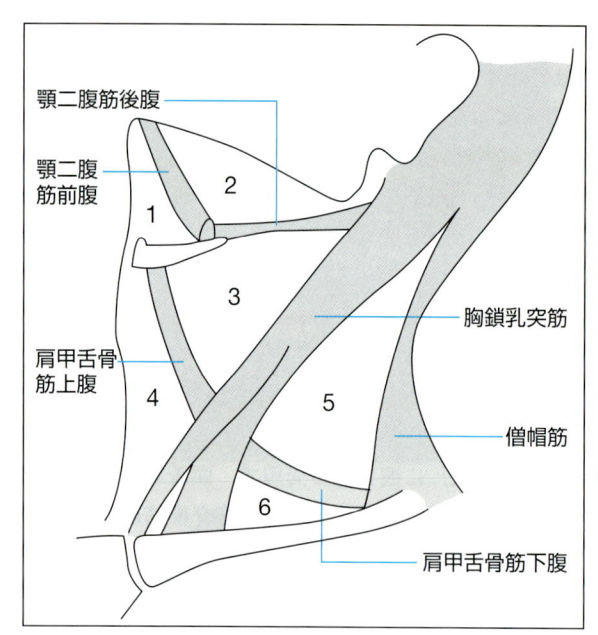

図8　頸三角：模式図
前方三角　1：オトガイ下三角，2：顎下三角，3：頸動脈三角，
　　　　　4：筋三角
後方三角　5：後頭三角，6：鎖骨下三角

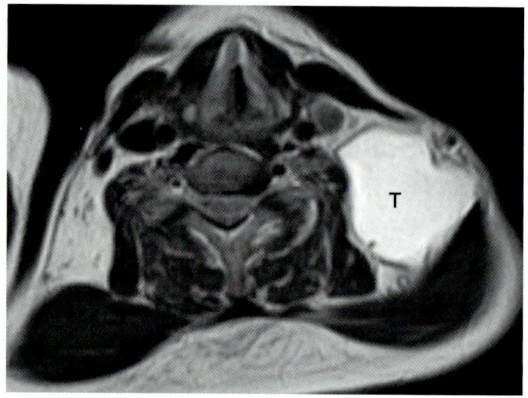

図9　後頭三角のリンパ管腫（リンパ管奇形）
左側の胸鎖乳突筋後縁と僧帽筋との間で，肩甲舌骨筋下腹の頭側の後頭三角に腫瘤（T）がある．

表5　頸三角と組織間隙

頸三角	前方三角				後方三角	
	オトガイ下	顎下	頸動脈	筋	後頭	鎖骨下
解剖構造	顔面動静脈 オトガイ下リンパ節	顎下腺 顔面動静脈 顎下リンパ節	頸動静脈 内深頸リンパ節	舌骨下筋群 気道 甲状腺 食道	副神経 副神経リンパ節	鎖骨下動脈 横頸動脈 腕神経叢
対応間隙	浅頸（オトガイ下）	顎下	頸動脈	咽頭粘膜・臓器	後頸	

トガイ下三角，顎下三角，頸動脈三角，筋三角の4つがある．後方三角は胸鎖乳突筋と僧帽筋，鎖骨に囲まれる領域で，肩甲舌骨筋下腹により後頭三角と鎖骨下三角に分けられる．

● 画像解剖
　オトガイ下三角は浅頸間隙オトガイ下部，顎下三角は顎下間隙，頸動脈三角は頸動脈間隙，筋三角は臓器間隙，後頭三角は後頸間隙に相当する（**表5**）．

● 臨床的意義
　診察上で病変の位置確認をすることで鑑別診断が可能となる（**図9**）．各頸三角に多い疾患は対応する間隙と同様である．

文献

1) 佐藤達夫：頭頸部外科に必要な局所解剖(3) 頸部の筋膜．耳喉頭頸 65: 181-188, 1993.
2) Ghassemi A, Prescher A, Riediger D, et al: Anatomy of the SMAS revisited. Aesthetic Plast Surg 27: 258-264, 2003.
3) Tart RP, Mukherji SK, Avino AJ, et al: Facial lymph nodes: normal and abnormal CT appearance. Radiology 188: 695-700, 1993.
4) Lemmon ML: Superficial fascia rhytidectomy. A restoration of the SMAS with control of the cervicomental angle. Clin Plast Surg 10: 449-478, 1983.
5) Harnsberger HR, Osborn AG: Differential diagnosis of head and neck lesions based on their space of origin. 1.The suprahyoid part of the neck. AJR 157: 147-154, 1991.
6) Smoker WR, Harnsberger HR: Differential diagnosis of head and neck lesions based on their space of origin. 2.The infrahyoid portions of the neck. AJR 157: 155-159, 1991.
7) Yumoto E, Nakamura K, Mori T, et al: Parapharyngeal vagal neurilemmoma extending to the jugular foramen. J Laryngol Otol 110: 485-489, 1996.
8) Grodinsky M, Holyoke EA: The fasciae and fascial spaces of the head, neck and adjacent regions. Am J Anat 63: 367-408, 1938.
9) 長谷川泰久：頸部郭清術のための臨床解剖．池田勝久，加我君孝，岸本誠司，他（編）；耳鼻咽喉科診療プラクティス 8 耳鼻咽喉科・頭頸部外科のための臨床解剖．文光堂，p.198-204, 2002.
10) 尾尻博也：第 8 章 頸部リンパ節転移．頭頸部の臨床画像診断学．第 2 版，南江堂，p.309-351, 2011.
11) Rouvière H: Lymphatic system of the head and neck. In Tobias MJ (trans); Anatomy of the human lymphatic system. Edwards Brothers, Ann Arbor, p.5-28, 1938.
12) Reynolds SC, Chow AW: Severe soft tissue infections of the head and neck: a primer for critical care physicians. Lung 187: 271-279, 2009.
13) Chong VF, Fan YF, Khoo JB: Retropharyngeal lymphadenopathy in nasopharyngeal carcinoma. Eur J Radiol 21: 100-105, 1995.
14) Mancusso AA, Harnsberger HR, Muraki AS, et al: Computed tomography of cervical and retropharyngeal lymph nodes: normal anatomy, variants of normal, and application in staging head and neck cancer. I. Normal anatomy. Radiology 148: 709-714, 1983.
15) Davis WL, Harnsberger HR, Smoker WR, et al: Retropharyngeal space: evaluation of normal anatomy and diseases with CT and MR Imaging. Radiology 174: 59-64, 1993.
16) Eastwood JD, Hudgins PA, Malone D: Retropharyngeal effusion in acute calcific prevertebral tendonitis; diagnosis with CT and MR imaging. AJNR 19: 1789-1792, 1998.
17) Harnsberger HR: The perivertebral space. In Harnsberger HR (ed); Handbook of head and neck imaging. 2nd ed, Mosby, St Louis, p.105-119, 1995.
18) Davis WL, Harnsberger HR: CT and MRI of the normal and diseased perivertebral space. Neuroradiology 37: 388-394, 1995.
19) Van Lom KJ, Kellerhouse LE, Pathria MN: Infection versus tumor in the spine: criteria for distinction with CT. Radiology 166: 851-855, 1988.
20) Hsu WC, Loevner LA, Karpati R, et al: Accuracy of magnetic resonance imaging in predicting absence of fixation of head and neck cancer to the prevertebral space. Head Neck 27: 95-100, 2005.

14 頸部リンパ節

角 美佐, 中村 卓

頸部リンパ節の評価，特に頭頸部癌におけるリンパ節転移診断は，頭頸部の画像診断で最も重要なもののひとつである．本稿では，リンパ節の組織解剖と頸部レベルシステムに対する画像解剖，および頸部画像診断の臨床的意義について概説する．

はじめに

　頭頸部領域には，全身のリンパ節1/3に相当する約150〜350個のリンパ節が存在する[1]．頸部リンパ節腫大の原因はさまざまで，非腫瘍性と腫瘍性とに大別されるが，その質的診断，存在診断において画像が果たす役割は大きい．特に頭頸部癌では，転移リンパ節の個数，領域，周囲組織への進展状態が，治療法の選択や予後に大きく影響するため，正確に評価することが求められる．

　本稿では，リンパ節の組織解剖とSomらが紹介した頸部リンパ節レベルシステム[2,3]に対する画像解剖，リンパ流の経路，臨床的意義について概説する．

1. 正常リンパ節組織の解剖

　リンパ節はリンパ管の走行途中に存在する末梢リンパ器官である．数本〜数十本の輸入リンパ管（afferent lymphatic）と1本〜数本の輸出リンパ管（efferent lymphatic）を有し，リンパ管を介して流れてくる外来性，時に内因性の非自己異物，すなわち抗原に対して濾過装置として働き，生体防御を担っている．

　形態は，通常扁平な楕円形（そら豆状）で，門（hilum）と呼ばれる陥凹を持つ．リンパ節の被膜（capsule）は比較的密な膠原線維と線維細胞を主体に構成され，リンパ節内部に向かって梁柱（trabecula）と呼ばれる隔壁様の結合組織を伸長する．被膜と梁柱で構成される骨組みの中に，リンパ節の実質であるリンパ髄と，リンパ液の通路となるリンパ洞を容れる（図1）．

1）リンパ髄

　リンパ髄は，リンパ球とその他の免疫担当細胞が密に集簇するリンパ性組織で，繊細な細網線維と細網細胞の網目状構造により支えられている．

　リンパ髄は最外層から皮質（cortex），傍皮質（paracortex），髄質（medulla）に分けられる．皮質にはBリンパ球領域として多数のリンパ濾胞が存在するが，このうち，抗原刺激を受けていないものを1次濾胞（primary follicle），抗原刺激を受けBリンパ球の分化増殖により胚中心（germinal center）が形成されたものを2次濾胞（secondary follicle）という．2次濾胞は，胚中心と，既存の1次濾胞が胚中心を取り囲むように分布した被殻（暗殻，mantle zone）とからなる．傍皮質はT領域とも言われ，ほとんどがTリンパ球で占められる．傍皮質のさらに深部から門部にかけての実質は髄質と呼ばれ，小リンパ球の他に形質細胞が多数分布し，抗体産生により液性免疫を担う．

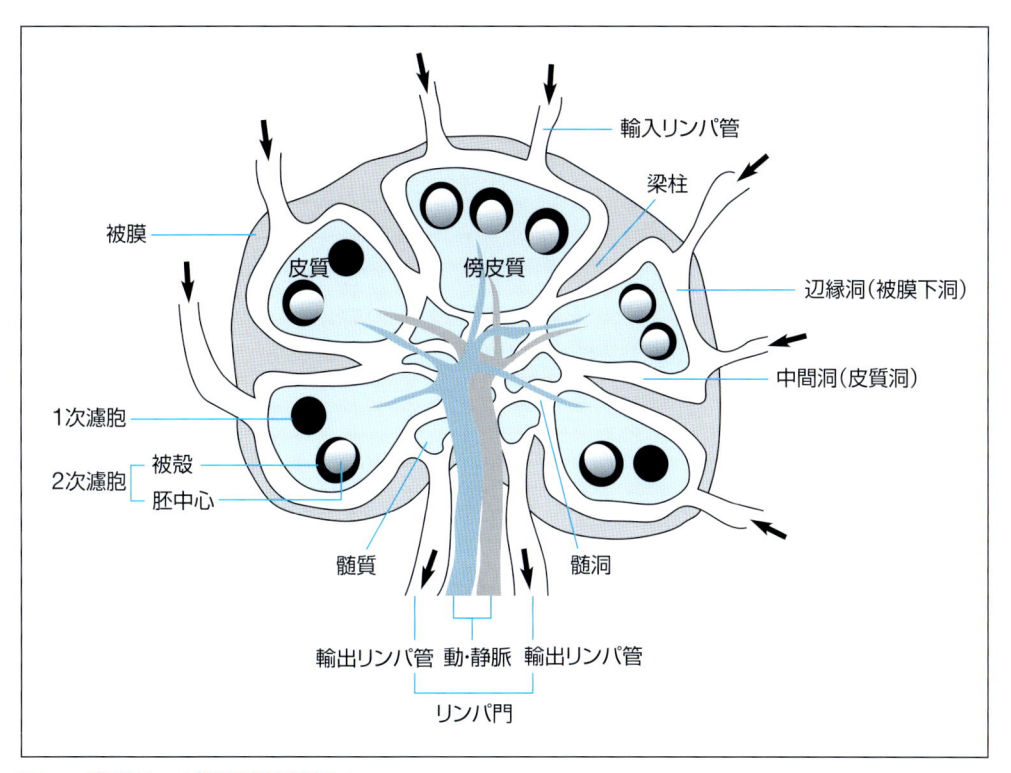

図1　正常リンパ節組織解剖のシェーマ

2）リンパ洞

　リンパ洞はリンパ節内のリンパ液の流路の総称である．洞内には小リンパ球の他に，流入してきた抗原に対して捕捉，処理を行うためのいわゆる洞組織球と呼ばれる一群の細胞が存在している．リンパ節の被膜を貫く輸入リンパ管から流入したリンパ液は，辺縁洞（被膜下洞，marginal sinus），中間洞（皮質洞，intermediate sinus），髄洞（medullary sinus）を経て，門部から輸出リンパ管へと注ぐ．癌のリンパ行性転移は辺縁洞に始まることが多い．

3）リンパ節の血管

　リンパ節の血液供給は，通常門部から進入する動脈を介して行われる．動脈は梁柱，髄質，皮質と走行，毛細血管網を形成しながら，リンパ節全体に分布する．毛細血管に続く後毛細血管静脈（postcapillary venule）は，傍皮質で特徴的な背の高い上皮を持つ高内皮静脈（high endothelial venule）となり，この部分はリンパ球のリンパ節内再循環に重要な役割を果たす．静脈血は髄質へと集められ門部から出て行く．

1．正常リンパ節組織の解剖

2. 超音波像，CT，MRI におけるリンパ節の画像解剖

1）正常リンパ節の大きさ

リンパ節の大きさの正常範囲は**表 1**[1)]に示すとおりで，存在する部位によって異なる．通常，上内深頸リンパ節（レベル II）が最も大きく，成人ではその長径が 10 ～ 15mm あることも少なくない．

小児では成人に比べ，各部位で約 5 ～ 10mm ほどずつ大きい[1)]．上内深頸リンパ節（レベル II）は長径が 20 ～ 25mm ほどであっても正常であることが多く，小児ではリンパ節の大きさだけでリンパ節診断することは困難であると言われている[1)]．

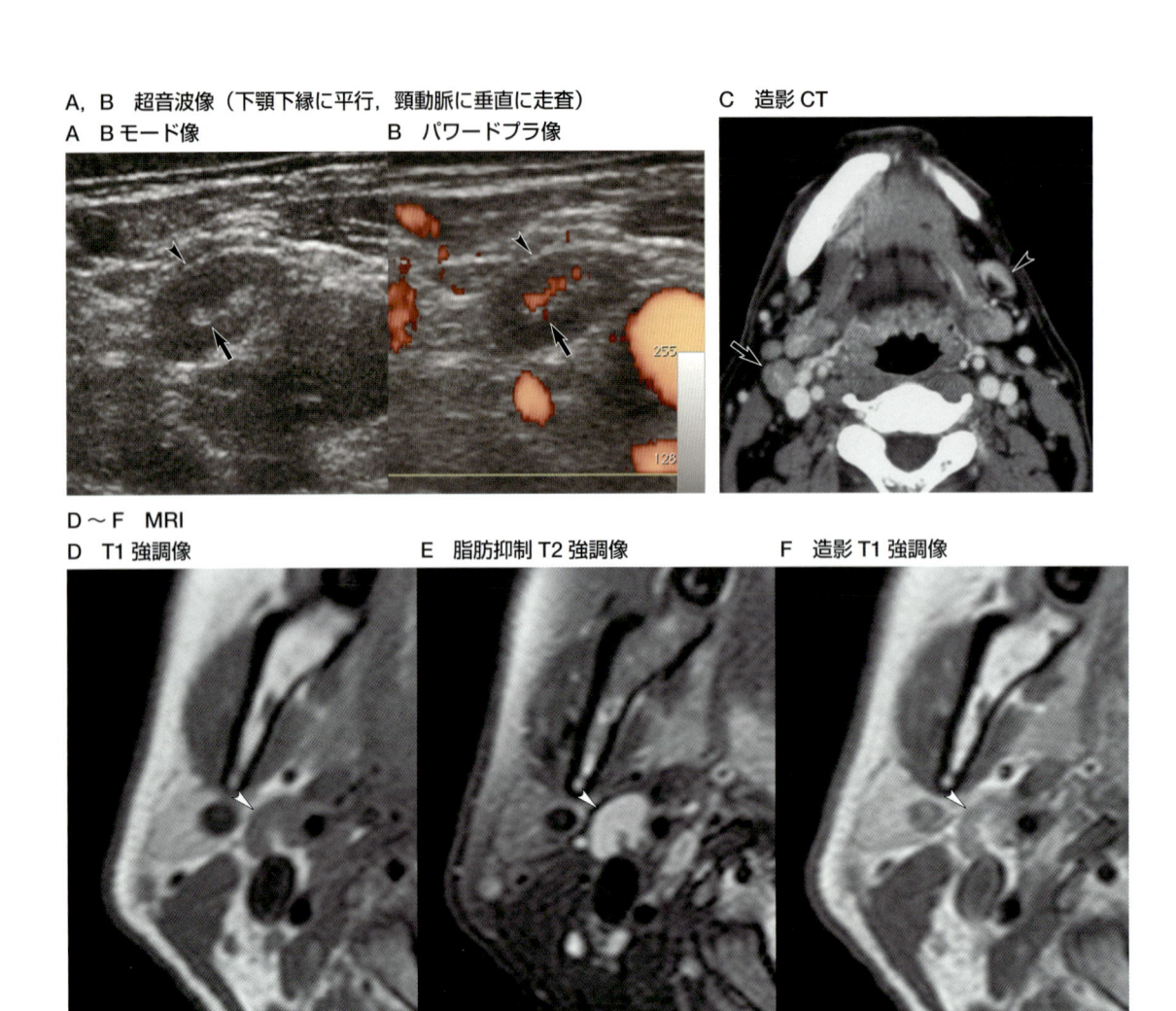

A, B 超音波像（下顎下縁に平行，頸動脈に垂直に走査）
A Bモード像　　B パワードプラ像

C 造影 CT

D ～ F MRI
D T1 強調像　　E 脂肪抑制 T2 強調像　　F 造影 T1 強調像

図 2　正常（反応性）リンパ節
A：左上内深頸リンパ節（レベル IIA．▶）中央の門部（→）が高エコー域として見られ，他はほぼ均一な低エコーである．
B：門部（→）の血流が認められる．▶：リンパ節
C：左顎下リンパ節（レベル IB．▶）は，周囲の脂肪組織と連続する門部が明瞭である．右上内深頸リンパ節（レベル IIA．→）は，中央に線状の増強域が認められ，門部の血管に一致する．
D ～ F：右上内深頸リンパ節（レベル IIA．▷）の門部は，T1 強調像（D）では高信号，脂肪抑制 T2 強調像（E）では低信号，造影 T1 強調像（F）では高信号を呈する．

表1　頭頸部リンパ節の短径（18歳以上）（文献1）より転載）

Rouvièreリンパ節分類	正常	異常
オトガイ下リンパ節	3〜5mm	≧15mm
顎下リンパ節	3〜10mm	≧15mm
上内深頸リンパ節	3〜10mm	≧15mm
中内深頸リンパ節	3〜10mm	≧10mm
下内深頸リンパ節	3〜5mm	≧10mm
副神経リンパ節	3〜5mm	≧10mm
前頸リンパ節		
前頸静脈，甲状腺前，喉頭前	－*	≧5mm
気管傍	3〜5mm	≧10mm
咽頭後リンパ節		
外側	3〜7mm	≧10mm
内側	－*	－
耳下腺リンパ節	3〜5mm	≧10mm
顔面リンパ節	5mm	－
後頭リンパ節	5mm	－
乳突部リンパ節	5mm	－
舌（舌下）リンパ節	－*	≧5mm

＊正常では認められないか同定困難

2）正常リンパ節の内部性状

a. 超音波像（図2-A，B）

　実質部分はほぼ均一な無エコーに近い低エコーで，中央に周囲の脂肪組織と連続する高エコーの門部を有する．ドプラ法を併用すると，門部の血流を検出することができる．

b. CT（図2-C）

　実質部分はほぼ均一な軟部組織濃度を呈し，門部は周囲の脂肪組織と連続する凹みとして，あるいは断面によっては，リンパ節中央の脂肪濃度域として認められる．しかし，門部の脂肪の量が少なく，凹みや脂肪濃度域がはっきりしない場合も多い．また，部分容積効果によって門部が脂肪濃度ではなく水濃度として見られることもある．その場合，転移リンパ節の壊死との鑑別が困難になる．門部の血管は，しばしば造影によって線状の増強域として認められる．

c. MRI（図2-D〜F）

　実質部分は，T1強調像で筋肉よりわずかに高信号，脂肪抑制T2強調像で高信号を呈し，造影によってほぼ均一に増強される．門部の脂肪はT1強調像で高信号，脂肪抑制T2強調像で低信号を呈する．門部の血流は，脂肪抑制T2強調像や造影T1強調像における線状の高信号域として同定できることも少なくないが，スピンエコー法では，流速によってはflow voidとして認められることもある[4]．

3）リンパ節の病的所見

炎症性のリンパ節腫大では，形態的には正常リンパ節と同様に扁平で，門部が明瞭，かつ，門部の血流増加を認めることが多い．

一方，頭頸部癌の転移性腫大では形態は類球形に近く，門部は転移巣により圧排，破壊され不明瞭である．転移は多くの場合，辺縁洞から始まるため，リンパ節の辺縁部からリンパ節実質とは異なるコントラストを持つ領域が現れ，やがてリンパ節全体を占めるようになる．扁平上皮癌の転移リンパ節組織では壊死や角化を伴うことが多く，画像上でも，これらを反映した内部性状の変化が見られる．転移の有無の診断に際しては，こうしたリンパ節内部の性状変化が，大きさや形態の変化とともに重要な診断基準になる[5]．転移の早期診断，すなわち小さな転移巣の検出においては，高いコントラスト分解能と高い空間分解能の両方が必要であるが，このことに関して，最近，マイクロスコピーコイルを使用したMRIが有用との報告がなされている[4,5]．

3. 頸部リンパ節レベルシステムに対する画像解剖

頸部リンパ節の部位・分類は，1938年にフランスの解剖学者Rouvièreによって報告された分類[6]が使われてきた．この分類は，臨床上で扱われるリンパ節解剖のほぼすべてを網羅している．しかし，現在は，Somらによって紹介された頸部リンパ節レベルシステム[2,3]が広く用いられている．このシステムは画像を基にした頸部リンパ節分類であり，リンパ節とその部位の解剖学的指標とを，CT・MRI上で直接確認しながらレベル分類するため，リンパ節の部位の再現性に優れ，臨床医，画像診断医にとって実用性が高い．ただし，レベルシステムは頸部郭清術の対象となる頸部リンパ節領域のみを系統的に扱ったもので，レベルシステムには含まれないが臨床的に重要なリンパ節群もある．

ここでは，Somらによって分類されたレベルシステムに含まれるリンパ節と，レベルシステムに含まれず解剖学的名称で呼ばれるリンパ節に分けて述べる．

● レベルシステムに含まれるリンパ節

1）レベルI（図3, 4-A, 5, 6）

顎舌骨筋より下，舌骨より上で，顎下腺後縁より前方に位置するリンパ節．以下2つを区別する．

a．レベルIA（図5）：上記範囲内で，左右の顎二腹筋前腹内側縁の間にあるリンパ節（オトガイ下リンパ節に相当）．

b．レベルIB（図6）：上記範囲内で，左右の顎二腹筋前腹内側縁より側方，後方にあるリンパ節（顎下リンパ節に相当）．

2）レベルII（図3, 4-A, 6）

頭蓋底頸静脈窩下縁と舌骨体部下縁との間で，顎下腺後縁より後方，胸鎖乳突筋後縁より前方に位置するリンパ節．ただし，頭蓋底から20mm以内のレベルでは，頸動脈鞘前方，外側，後方に位置するもののみを含み，内頸動脈内側にあるものは咽頭後リンパ節とする．これより下部では，内頸静脈の前方，後方，内側，外側に位置するすべてのリンパ節がレベルIIに含まれる．以下2つを区別する．

a．レベルIIA（図6）：上記範囲内で，内頸静脈の前方，内側，外側にあるか，内頸静脈に接して後方にあるリンパ節（上内深頸リンパ節に相当）．

b．レベルIIB（図6）：上記範囲内で，内頸静脈との間に脂肪層を挟んで後方にあるリン

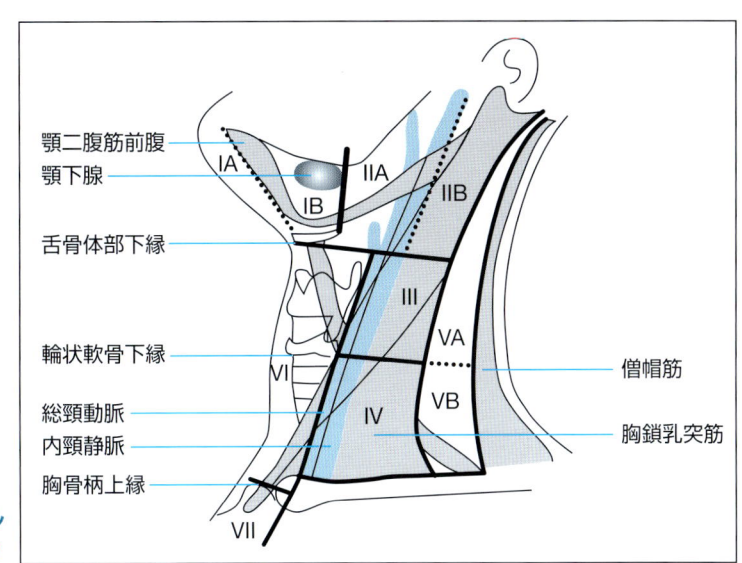

図3 頸部リンパ節レベルシステムのシェーマ

A～C MRI, T1 強調像

A 中咽頭レベル（レベル II の高さ）

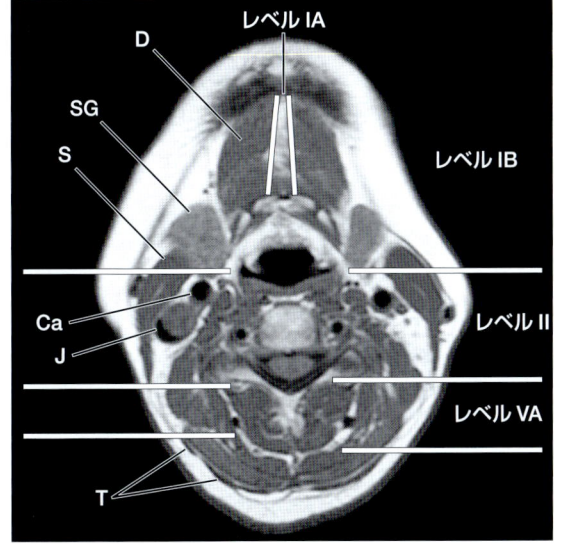

B 甲状軟骨レベル（レベル III の高さ）

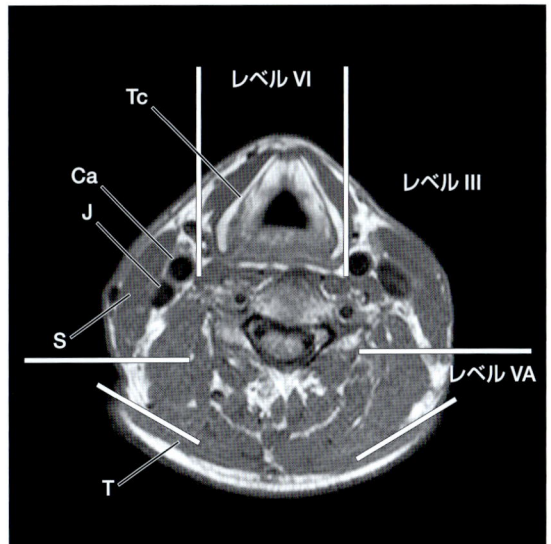

C 甲状腺レベル（レベル IV の高さ）

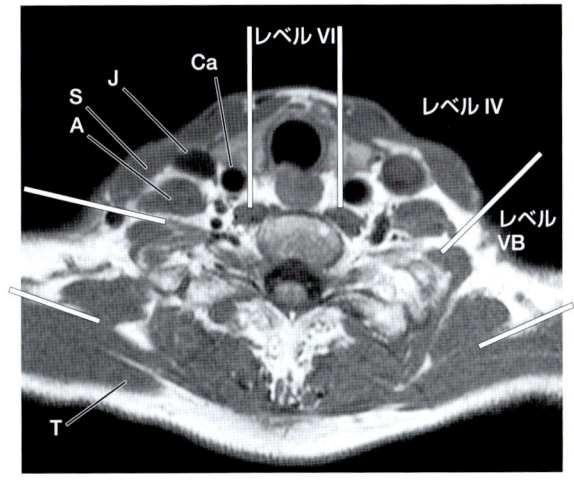

図4 頸部各横断 MRI でのレベルシステム

A：顎二腹筋前腹（D）内側縁，顎下腺（SG）後縁，胸鎖乳突筋（S）後縁，僧帽筋（T）前縁が基準となる．Ca：総頸動脈，J：内頸静脈

B：内・総頸動脈（Ca）内側縁，胸鎖乳突筋（S）後縁，僧帽筋（T）前縁が基準となる．J：内頸静脈，Tc：甲状軟骨

C：総頸動脈（Ca）内側縁，胸鎖乳突筋（S）後縁と前斜角筋（A）後外側縁とを結ぶ線，僧帽筋（T）前縁が基準となる．J：内頸静脈

造影 MRI，T1 強調像

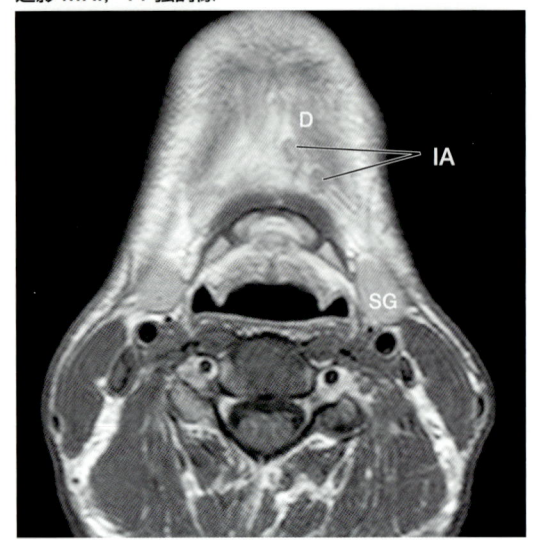

**図 5　30 歳台，男性　オトガイ下レベル
（下顎骨骨髄炎）**

左の顎二腹筋前腹（D）内側に，反応性に腫大したレベル IA リンパ節を認める．SG：顎下腺

造影 MRI，T1 強調像

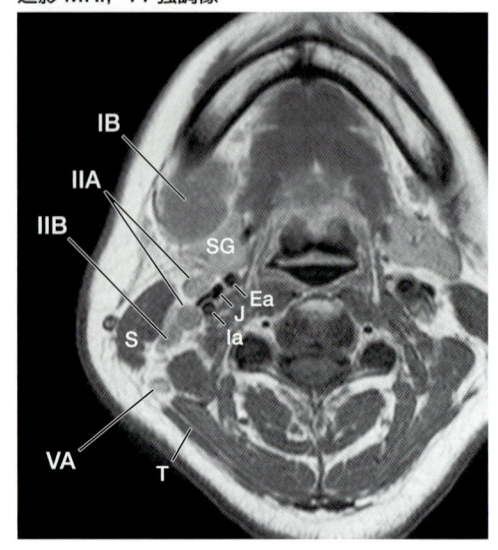

**図 6　50 歳台，女性　中咽頭レベル
（濾胞性リンパ腫）**

右顎下腺（SG）前側方に接して腫大したレベル IB リンパ節を認める．その他，レベル IIA・IIB・VA リンパ節を認める．J：内頸静脈，Ia：内頸動脈，Ea：外頸動脈，S：胸鎖乳突筋，T：僧帽筋

造影 MRI，T1 強調像

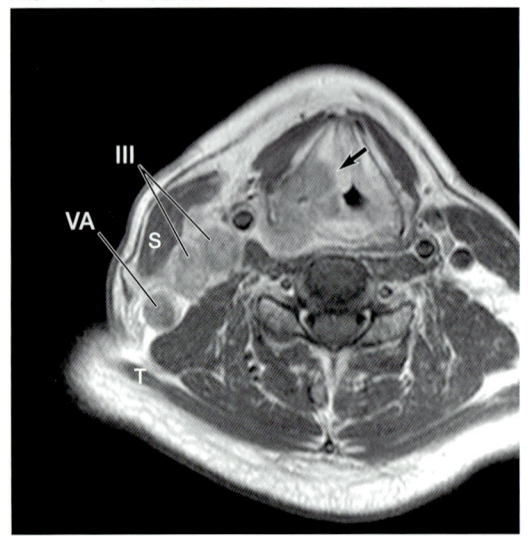

**図 7　50 歳台，男性　甲状軟骨レベル
（下咽頭扁平上皮癌）**

右の胸鎖乳突筋（S）内側および後方に，それぞれレベル III，レベル VA のリンパ節の腫大を認める．右梨状窩から傍声帯間隙へ進展する腫瘍（→）からの転移と考えられる．T：僧帽筋

造影 MRI，T1 強調像

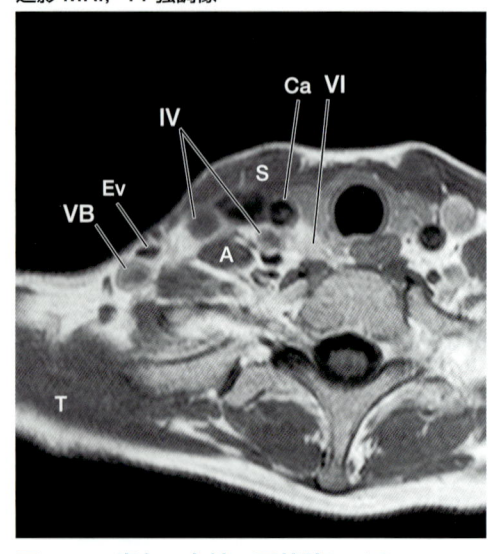

**図 8　40 歳台，女性　甲状腺レベル
（結核性リンパ節炎）**

右外頸静脈（Ev）後方に接してレベル VB リンパ節の腫大，右総頸動脈（Ca）の背側，および前斜角筋（A）と胸鎖乳突筋（S）との間にレベル IV リンパ節の腫大を認める．内部に局所欠損を認め，乾酪壊死が示唆される．その他，甲状腺右葉背側にレベル VI リンパ節の腫大も認める．T：僧帽筋

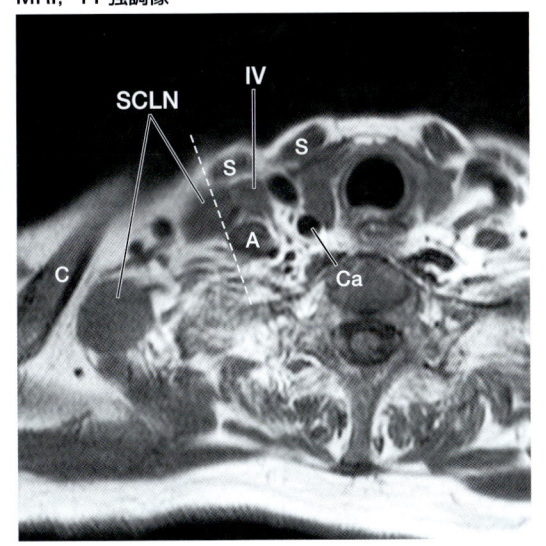

図9 80歳台，男性 鎖骨上窩リンパ節（びまん性大細胞型B細胞リンパ腫）
鎖骨（C）内側に鎖骨上窩リンパ節（SCLN）の腫大を認める．Somらは，鎖骨（C）が一部のみ描出されている軸位断像においては，胸鎖乳突筋（S）後縁と前斜角筋（A）外側縁を結んだ線（---）の内側はレベルIVリンパ節，外側は鎖骨上窩リンパ節（SCLN）と区別している[2)3)]．Ca：総頸動脈

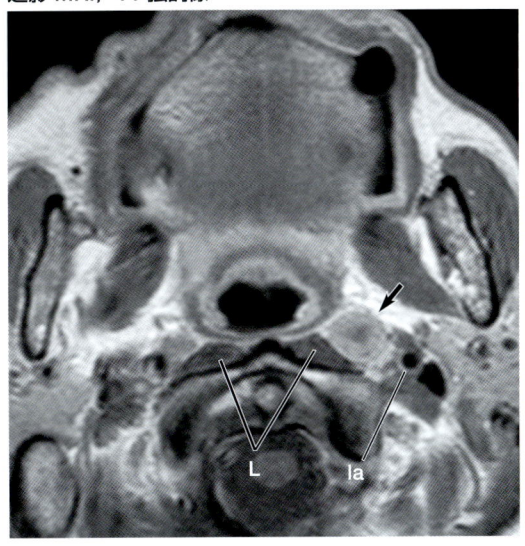

図10 60歳台，男性 外側咽頭後リンパ節（下咽頭扁平上皮癌）
左内頸動脈（Ia）と頭長・頸長筋（L）との間で，その前面に外側咽頭後リンパ節（→）の腫大を認める．内部に壊死を示唆する局所欠損を伴う．

パ節（最上部レベルの副神経リンパ節に相当）．

3) レベルIII（図3，4-B，7）
舌骨体部下縁と輪状軟骨下縁との間で，胸鎖乳突筋後縁より前方，総・内頸動脈内側縁より外側に位置するリンパ節（中内深頸リンパ節に相当）．

4) レベルIV（図3，4-C，8，9）
輪状軟骨下縁と鎖骨との間で，胸鎖乳突筋後縁と前斜角筋後外側縁を結ぶ線より前内側，総頸動脈内側縁より外側に位置するリンパ節（下内深頸リンパ節に相当）．

5) レベルV（図3，4，6〜8）
頭蓋底胸鎖乳突筋付着部後縁から鎖骨の間で，胸鎖乳突筋後縁より後方，僧帽筋前縁より前方に位置するリンパ節．以下2つを区別する．

  a．レベルVA（図6，7）：上記範囲内で，頭蓋底と輪状軟骨下縁との間，胸鎖乳突筋後縁より後方にあるリンパ節（上部レベルの副神経リンパ節に相当）．

  b．レベルVB（図8）：上記範囲内で，輪状軟骨下縁と鎖骨との間，胸鎖乳突筋後縁と前斜角筋後外側縁を結ぶ線より後外側方にあるリンパ節（下部レベルの副神経リンパ節に相当）．

6) レベルVI（図3，4，8）
舌骨体部下縁と胸骨柄上縁との間で，左右の総・内頸動脈内側縁の間に位置するリンパ節（喉頭前リンパ節，気管前リンパ節，気管傍リンパ節などの臓側リンパ節に相当）．

7) レベルVII（図3）
胸骨柄上縁と腕頭（無名）静脈との間で，左右の総頸動脈内側縁の間に位置するリンパ節（上縦隔リンパ節に相当）．

造影 MRI, T1 強調像

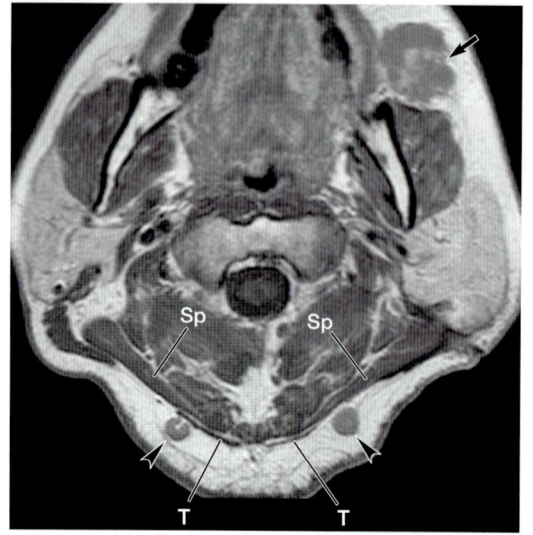

図 11　40 歳台, 男性　筋膜上（表層性）後頭リンパ節（上顎歯肉小細胞癌術後）
右僧帽筋（T）起始部前縁表層, および左頭板状筋（Sp）の上の深頸筋膜浅葉表層にリンパ節腫大（▶）を認め, 筋膜上（表層性）後頭リンパ節に一致. さらに, 左頬筋外側に頬リンパ節転移（→）を認める. 前頬リンパ節と後頬リンパ節が癒合している.

MRI, 脂肪抑制 T2 強調像

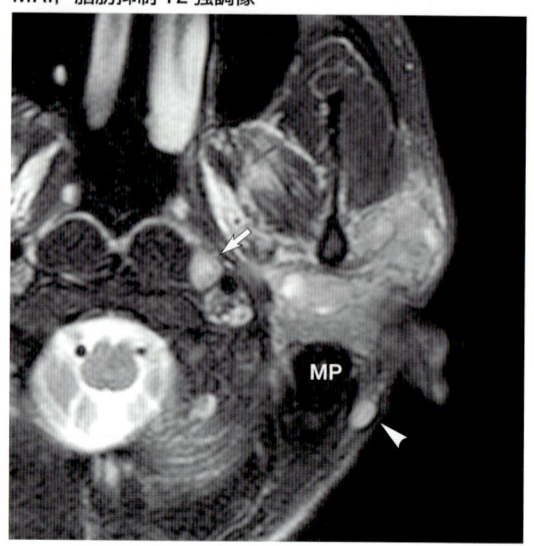

図 12　30 歳台, 男性　乳突部リンパ節（結核性リンパ節炎）
左乳様突起（MP）外側に結節（▷）を認め, 乳突部リンパ節に一致する. さらに, 左外側咽頭後リンパ節（⇨）の腫大も認める.

造影 MRI, T1 強調像

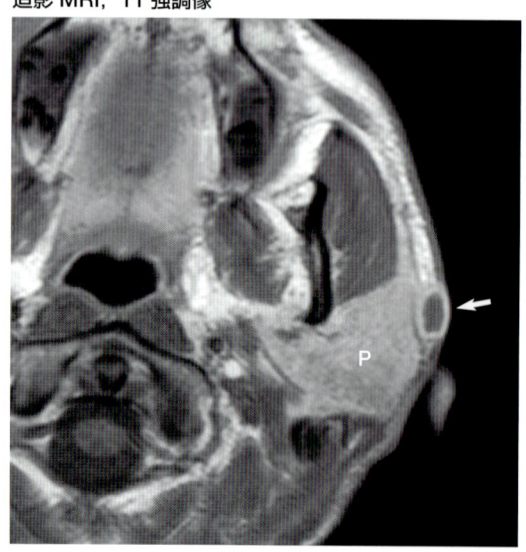

図 13　30 歳台, 男性　筋膜上（表層性）耳下腺リンパ節（結核性リンパ節炎）
左耳介前, 耳下腺（P）表層に結節（⇨）を認め, 筋膜上（表層性）耳下腺リンパ節に一致する. 内部に乾酪壊死を示唆する局所欠損を認める.

MRI, T1 強調像

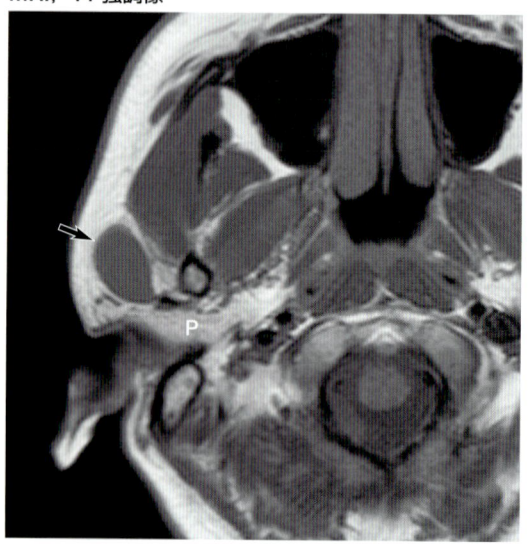

図 14　40 歳台, 女性　耳介前筋膜下リンパ節（びまん性大細胞型 B 細胞リンパ腫）
右耳珠前方, 深頸筋膜浅葉と耳下腺（P）前縁部との間に, 均一な信号強度を呈する腫大リンパ節（→）を認め, 耳介前筋膜下リンパ節に一致する.

● レベルシステムに含まれない頸部リンパ節[6)〜8)]

1) 鎖骨上窩リンパ節（supraclavicular node．図9）

　横頸血管に沿ったリンパ経路で，外側端は副神経リンパ鎖，内側端は頸静脈リンパ鎖下端と接合し，両リンパ経路を横に結び三角形の底辺を形成する．Somらは，レベルシステム分類におけるレベルVB，IV，VIとの区別について，軸位断像で鎖骨が描出されているレベルからその下で肋骨より上，かつ，総頸動脈の外側，肋骨の内側に位置するリンパ節を鎖骨上窩リンパ節と定義している[2)3)]．

2) 咽頭後リンパ節（retropharyngeal node．図10）▶1

　咽頭後方に位置し，腹側を深頸筋膜中葉，背外側を深葉で囲まれた咽頭後間隙内に位置するリンパ節．解剖学的位置関係から以下の2つに分けられる．

　　a. 外側咽頭後リンパ節（lateral retropharyngeal node．図10, 12, 16）：咽頭後間隙内で内頸動脈と頸長筋の間，前方に位置する．環椎または軸椎レベルに見られることが多い．

　　b. 内側咽頭後リンパ節（medial retropharyngeal node）：咽頭後間隙内で頸長筋の前面，咽頭後壁背側ほぼ正中に位置する．健常な成人で見られることはほとんどなく，小児でも発現頻度は少ない．

　Somらはレベルシステム分類におけるレベルIIAと区別するため，咽頭後リンパ節は頭蓋底から20mm以内で，内頸動脈より内側に位置するリンパ節（頭蓋底より20mmを超える内頸動脈内側のリンパ節はレベルIIA）と定義している[2)3)]．

3) 後頭リンパ節（occipital node．図11）

　後頭三角の上端，すなわち，外後頭隆起のすぐ外側方で，胸鎖乳突筋停止部後縁と僧帽筋起始部前縁の間に存在する．筋膜上または表層性，筋膜下，筋層下または板状筋下の3つに区分される．

　　a. 筋膜上または表層性後頭リンパ節（suprafascial/superficial occipital node．図11）：深頸筋膜浅葉表面に接して存在．

　　b. 筋膜下後頭リンパ節（subfascial occipital node）：深頸筋膜浅葉深部で板状筋の表面に接して存在．

　　c. 筋層下または板状筋下後頭リンパ節（submuscular/subsplenius occipital node）：頭板状筋下に存在．

4) 乳突部リンパ節（mastoid node．図12）

　耳介後部の乳突部で，通常，後耳介筋の下，胸鎖乳突筋付着部前縁を覆う線維性組織の表面に位置する．

5) 耳下腺リンパ節（parotid node．図13〜16）

　耳下腺部に位置するリンパ節すべてを総称し，さらに解剖学的位置関係より以下の3つに区分される[6)7)]．

　　a. 筋膜上または表層性耳下腺リンパ節（suprafascial/superficial parotid node．図13）：耳介の前，耳珠近傍，深頸筋膜浅葉より表層に位置する．時に浅側頭動静脈に接

▶1　咽頭後リンパ節（retropharyngeal node）

　咽頭後リンパ節の輸入リンパ管領域は，上〜下咽頭をはじめ，副鼻腔，中耳など，広範囲であり，他のレベルシステムに含まれない頸部リンパ節に比べて転移頻度が高い．咽頭後リンパ節転移は，現行のTNM分類では所属リンパ節転移として扱われ，治療法に影響を与える．また，その評価は画像でしか行えないため，頭頸部癌画像診断の評価の対象として非常に重要である．

造影 MRI，T1 強調像

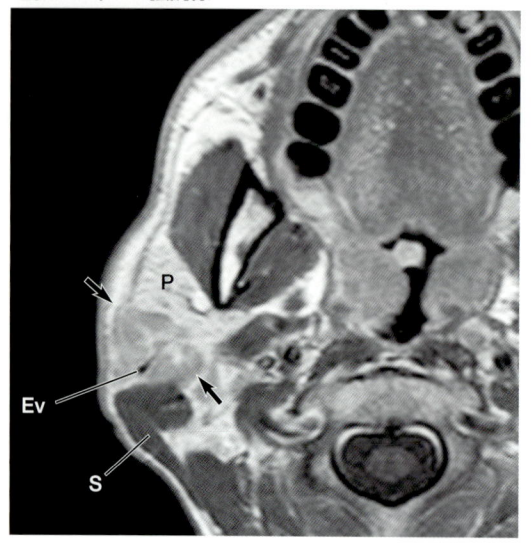

図15　30歳台，男性　耳介下耳下腺下リンパ節（木村氏病）

右耳下腺下極（P）後縁と胸鎖乳突筋（S）との間で，深頸筋膜浅葉直下に，外頸静脈（Ev）を挟んで腫大する2つのリンパ節を認める（→）．耳介下耳下腺下リンパ節に一致する．内部に拡張した血管を反映する線状の高信号域を認める．

MRI，脂肪抑制 T2 強調像

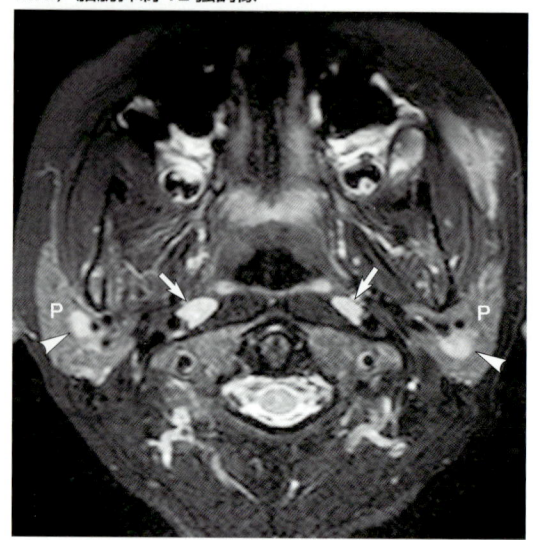

図16　10歳台後半，男性　深耳下腺内リンパ節（木村氏病）

左右耳下腺（P）内，下顎後静脈・外頸動脈近傍にリンパ節腫大（▷）を認め，深耳下腺内リンパ節に一致する．両側咽頭後リンパ節（⇨）の腫大も認める．

MRI，脂肪抑制 T2 強調像
マイクロスコピーコイル（47mm）にて撮像

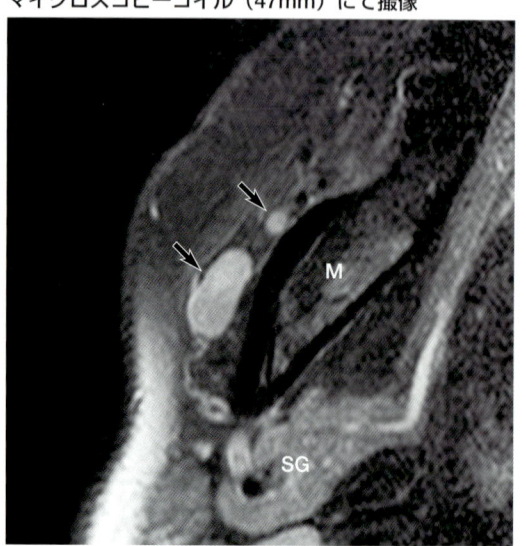

図17　50歳台，女性　下顎リンパ節（下顎リンパ節炎）

右下顎骨体部（M）外側に2つの結節（→）を認め，下顎リンパ節に一致する．SG：顎下腺

造影 MRI，脂肪抑制 T1 強調像

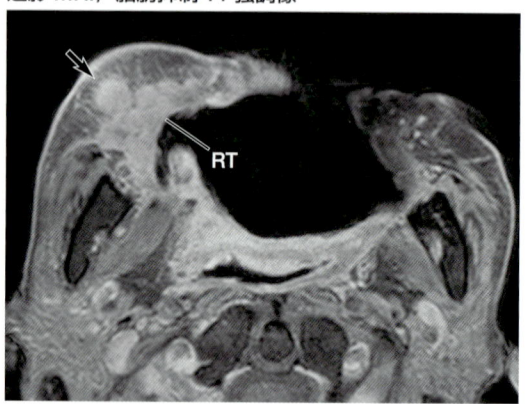

図18　80歳台，女性　前頬リンパ節（上顎扁平上皮癌術後右頬粘膜再発）

右頬粘膜から頬筋を越えて頬間隙に浸潤する再発腫瘍（RT）の外側に類円形の結節を認め，前頬リンパ節（→）の転移に一致する．辺縁がやや不鮮明で，節外進展を疑う．

するように認められるが，これらの前に位置することは稀である．
    b. 筋膜下腺外リンパ節（subfascial extraglandular node）：深頸筋膜浅葉と耳下腺被膜との間に位置するこのリンパ節群は，耳介との相対的位置から，さらに以下の2つに分けられる．
        ① 耳介前筋膜下リンパ節（subfascial preauricular node. 図14）：耳珠近傍，あるいは，耳介からやや離れた前方で深頸筋膜浅葉の直下で耳下腺被膜との間に位置する．耳下腺表層部の前縁が，耳介前方に位置する同リンパ節に，部分的あるいはその全体を覆うことがある．
        ② 耳介下耳下腺下リンパ節（inferior parotid infra-auricular node. 図15）：外頸静脈が耳下腺から出るレベルに一致して，深頸筋膜浅葉と耳下腺被膜の下方進展および胸鎖乳突筋表層の筋膜との間に位置する．
    c. 深耳下腺内リンパ節（deep intraglandular node. 図16）：耳下腺被膜内に位置する．外頸静脈，下顎後静脈に沿う領域に多く見られる．顔面神経主幹部より外側に多い．

6）顔面リンパ節（facial node. 図17～20）

顔面動静脈とその枝の走行に沿って，顔面皮下組織内のsuperficial musculo-aponeurotic system（SMAS）深部に存在するリンパ節[1]で，しばしば欠損する．Tartらは，Rouvièreが記述した下顎リンパ節，頬リンパ節，眼窩下リンパ節，頬骨リンパ節の4群に，さらに頬骨後リンパ節を加えて，5群の顔面リンパ節の画像所見について報告した[8]．以下にTartの分類に従って述べる．

   a. 眼窩下リンパ節（infraorbital node. 図19）：顔面前方を走行する顔面動静脈に沿い，犬歯窩あるいは鼻・口唇ヒダに位置するリンパ節．
   b. 頬リンパ節（buccinator node. 図11, 18）：口角から耳介基部を結ぶ線上で頬筋上または頬間隙に位置するリンパ節．顔面静脈との相対的位置からさらに2つに分けられる．画像上で前方群と後方群とを区別する際，耳下腺管（Stensen管）の頬筋貫通部を指標に用い，その前・後で区別するとよいとされている[8]．
        ① 前頬リンパ節（anterior buccinator node. 図11, 18）：顔面静脈の前方または表層にあるリンパ節．
        ② 後頬リンパ節（posterior buccinator node. 図11）：顔面静脈の後方または深層にあるリンパ節．
   c. 頬骨リンパ節（malar node）：外眼角のやや下方，頬骨隆起の表層に位置するリンパ節．上眼瞼，外眼角，側頭部から耳下腺部へと流れるリンパ管の経路上に存在する．
   d. 頬骨後リンパ節（retrozygomatic node. 図20）：側頭下窩内，頬骨弓深部，上顎洞後縁後方に位置するリンパ節．
   e. 下顎リンパ節（mandibular node. 図17）：下顎骨体部外側面の表層，咬筋前方で，顔面動脈に近接するリンパ節．顎下リンパ節と下顎リンパ節とは，前者が深頸筋膜浅葉よりも深部，後者がより表層の皮下組織内にある点で異なる．

7）舌または舌下リンパ節（lingual/sublingual node. 図21, 22）

舌のリンパ管に沿って存在するリンパ節で，舌と口腔底との境界付近に存在する．解剖学的位置関係から以下の2つに分けられる．

   a. 外側舌（舌下）リンパ節（lateral node. 図21, 22）[※2]：舌動静脈に沿って，オトガイ舌筋または舌骨舌筋の外側表面上に位置するリンパ節．
   b. 内側舌（舌下）リンパ節（medial/intralingual node）：舌正中とオトガイ舌筋内側との間に位置するリンパ節．

造影 MRI, T1 強調像

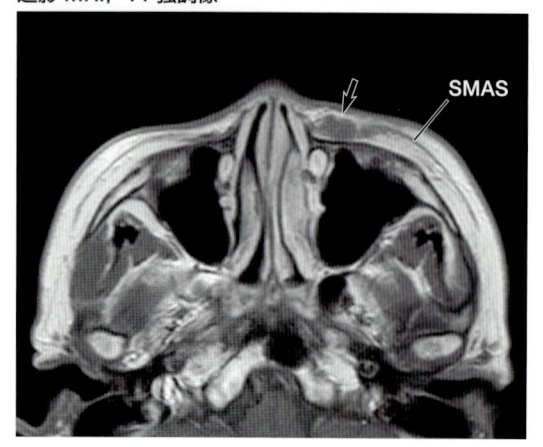

図 19　60 歳台, 女性　眼窩下リンパ節
　　　（びまん性大細胞型 B 細胞リンパ腫）

左上顎洞前面, superficial musculoaponeurotic system (SMAS) 直下に結節（➡）を認め, 眼窩下リンパ節に一致する.

造影 MRI, 脂肪抑制 T1 強調像

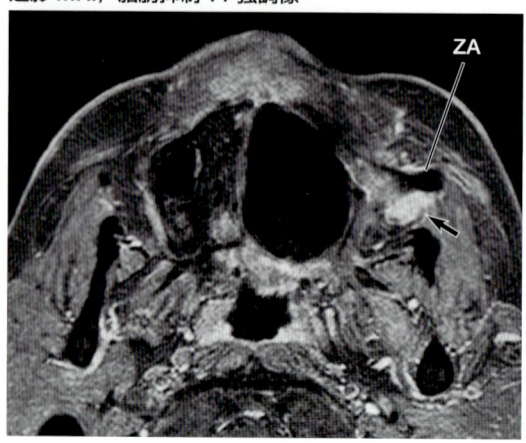

図 20　40 歳台, 男性　頬骨後リンパ節
　　　（上顎歯肉小細胞癌術後）

左頬骨弓（ZA）背側にリンパ節腫大（➡）を認め, 頬骨後リンパ節に一致する.

造影 MRI, 脂肪抑制 T1 強調像

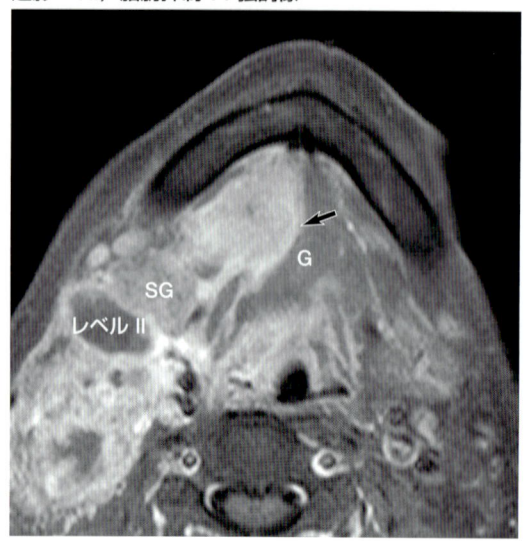

図 21　60 歳台, 女性　外側舌（舌下）リンパ節
　　　（舌扁平上皮癌）

オトガイ舌筋（G）を左側に圧排する類円形の腫瘤（➡）を認め, 外側舌（舌下）リンパ節の転移に一致する. 辺縁は不鮮明であり節外進展を疑う. レベル II 領域にも, いくつかのリンパ節が癒合したと考えられるリンパ節転移を認める. SG：顎下腺

造影 MRI, 脂肪抑制 T1 強調像

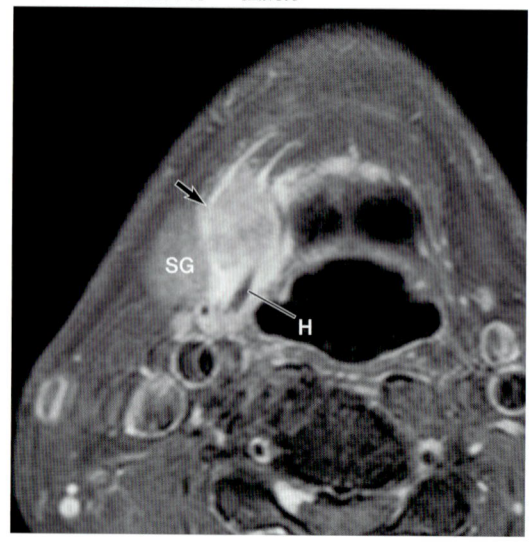

図 22　60 歳台, 男性　外側舌（舌下）リンパ節
　　　（舌扁平上皮癌術後）

右顎下腺（SG）内側, 舌骨（H）傍領域に, 辺縁不鮮明な腫瘤（➡）を認め, 節外進展を伴った外側舌（舌下）リンパ節▶2 転移に一致する.

▶2　外側舌（舌下）リンパ節（lateral node）

　舌（舌下）リンパ節転移が, 舌下間隙より後下方, 舌動脈分岐部近くの舌骨傍領域に認められることがある[9]. 舌のリンパ管には, 舌下神経や舌動脈に沿って内頸静脈リンパ鎖に向かうものがあるためで, 外側舌リンパ節転移に一致する. この部位は, 通常の頸部郭清術の範囲外であるため, 術前に的確な位置情報を提供することが重要である. 舌リンパ節転移では, 小さくても節外進展の頻度が高い[9].

造影MRI，T1強調像

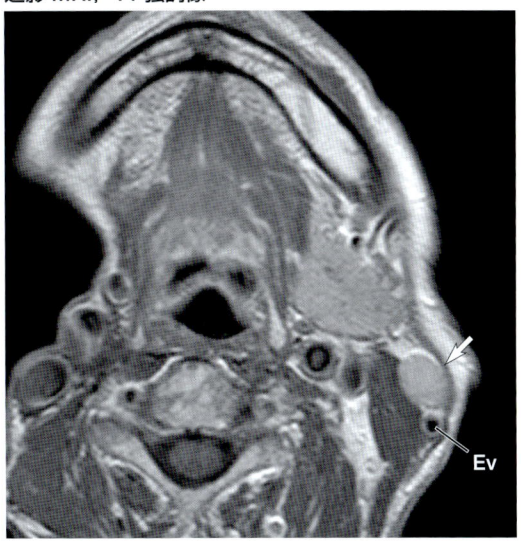

図23　70歳台，男性　外頸静脈（浅側頸）リンパ節（右耳下腺腺房細胞癌術後）
左外頸静脈（Ev）前方にリンパ節腫大（⇨）を認め，外頸静脈（浅側頸）リンパ節への転移に一致する．

8）外頸静脈または浅側頸リンパ節（external jugular / superficial lateral cervical node．図23）

外頸静脈に沿って胸鎖乳突筋表層に位置する．耳下腺下部レベルに多いが，耳下腺より離れたものがこれに分類される．

9）前頸静脈リンパ節（anterior jugular node）

舌骨下頸部前面で，左右の頸動脈鞘の間に位置するリンパ節は前頸リンパ節（anterior cervical node）と呼ばれる．このうち，喉頭前リンパ節や気管前・気管傍リンパ節などの臓側リンパ節はレベルⅥに分類されるが，前頸静脈に沿い，舌骨下筋群より表層に位置する前頸静脈リンパ節（anterior jugular node）はレベル分類に含まれない．前頸静脈リンパ節の腫大は稀である．

4. 臨床的意義

1）頭頸部領域の主なリンパ経路（表2，3）

頭頸部領域のリンパ流の経路は解剖学的にほぼ一定している．主な経路は次のとおりである．

a. 頭部のリンパ管は，後頭リンパ節や乳突部リンパ節，耳下腺リンパ節を介してレベルⅡ・Ⅴへ流入する．
b. 顔面，口腔のリンパ管は，レベルⅠを介して，あるいは直接レベルⅡへ流入する．
c. 上咽頭，鼻副鼻腔のリンパ管は，咽頭後リンパ節を介して，あるいは直接レベルⅡへ流入する．
d. 中・下咽頭のリンパ管は，レベルⅡ・Ⅲ，咽頭後壁のリンパ管は咽頭後リンパ節へ流入する．
e. 喉頭のリンパ管は，レベルⅡ・Ⅲ・Ⅵへ流入する．
f. レベルⅡへは，レベルⅠ・Ⅴ，その他，頭頸部領域のほとんどのリンパ管が流入し，その後，内頸静脈に沿ってレベルⅢ・Ⅳへと下降する．
g. レベルⅣ・Ⅴのリンパ管は鎖骨上窩リンパ節群に入った後，右側はリンパ本管，左側は胸管に合流し，内頸静脈と鎖骨下静脈との接合部（静脈角）に開口する．

表2　頸部リンパ節解剖（文献7) 8) 12) を元に作成）

頸部リンパ節分類	主な輸入リンパ管領域	主な輸出リンパ管領域	通常の数
レベルIA	下顎正中部皮膚（頤，頰部，口唇），口腔前方（下顎前歯部歯肉，口腔底前部，舌尖，頰粘膜前部），レベルIB	レベルIB・III・IV	2〜4
レベルIB	顔面皮膚（頰部，口唇，鼻部），口腔（口唇，頰粘膜，上顎唇側歯肉，下顎唇・舌側歯肉，舌前2/3，口腔底），顎下腺，舌下腺，レベルIA	レベルIIA・III	2〜7
レベルII	咽頭，喉頭，舌，上顎口蓋側歯肉，口蓋粘膜，顔面皮膚の大部分，耳管，後リンパ節，乳突部リンパ節，耳下腺リンパ節，レベルI・V	内頸静脈に沿ったリンパ経路をほぼ垂直に下降する．上端はレベルVと接合，下端は鎖骨上窩リンパ節に接合．	〜30
レベルIII	喉頭，下咽頭，甲状腺，レベルI・II		
レベルIV	喉頭，下咽頭，甲状腺，頸部食道，レベルIII		
レベルV	咽頭，頭頂・後頭部，頸部側面，項部・肩の皮膚，後頭リンパ節，乳突部リンパ節，耳下腺リンパ節，レベルII・IV	レベルIV，鎖骨上窩リンパ節	3〜20
レベルVI	前頸部，喉頭，甲状腺，副甲状腺，気管，食道	レベルIV，鎖骨上窩リンパ節，レベルVII，内頸静脈鎖骨下静脈接合部（静脈角）へ	
鎖骨上窩リンパ節	横頸領域，前胸部皮膚，レベルIV・V・VI	左側は胸管，右側はリンパ本管から静脈角へ	12
咽頭後リンパ節			
外側	上咽頭，中咽頭，下咽頭後壁，輪状後部，鼻副鼻腔，硬軟口蓋，中耳	レベルIIA	1〜3
内側		外側咽頭後リンパ節	稀
後頭リンパ節			
筋膜上（表層性）	後頭動脈の分布領域，後頭部頭皮，項部皮膚	筋層下後頭リンパ節，レベルV・II	2〜5
筋膜下			稀
筋層下（板状筋下）	後頭部項部深層，後頭リンパ節	レベルII	1〜3
乳突部リンパ節	後耳介動脈の分布領域，頭頂部，耳介後部の皮膚，側頭部下部	レベルII・V，耳介下耳下腺下リンパ節	1〜2
耳下腺リンパ節			
筋膜上（表層性）	頭頂部，前頭部の皮膚，眼瞼部	深耳下腺内リンパ節，耳介前筋膜下リンパ節	1〜2
筋膜下腺外			
耳介前筋膜下	前頭部，眼瞼部の皮膚	深耳下腺内リンパ節，耳介下耳下腺下リンパ節	1〜3
耳介下耳下腺下	他の耳下腺リンパ節，乳突部リンパ節，眼瞼部皮膚	レベルII・V	2〜5
深耳下腺内	耳介前筋膜下リンパ節，筋膜上耳下腺リンパ節，前頭部皮膚	耳介下耳下腺下リンパ節，レベルII	2〜4
顔面リンパ節			
眼窩下	眼瞼内側，内眼角，鼻，鼻口唇ヒダ	頰リンパ節，下顎リンパ節	稀
頰（前・後）	下眼瞼，鼻，頰，上唇，眼窩下リンパ節，頰骨リンパ節，頰骨後リンパ節	下顎リンパ節	1〜2

頬骨	上眼瞼，外眼角，側頭部	耳下腺リンパ節，頬リンパ節	稀
頬骨後	側頭部深部，側頭下窩	頬リンパ節	稀
下顎	下唇，頬部，眼窩下リンパ節，頬リンパ節	レベルIB	1～2
舌（舌下）リンパ節	舌，口腔底	レベルII・III	稀
外頸静脈（浅側頸）リンパ節	耳下腺リンパ節	レベルII・V	2～5
前頸静脈リンパ節	前頸部皮膚・筋肉・喉頭・甲状腺	内頸静脈リンパ鎖，横頸リンパ鎖	稀

表3　頭頸部癌原発部位からの主な輸出リンパ管領域（文献1）3）12）を元に作成）

部位		主な輸出リンパ管領域
頭皮	前頭部	耳下腺リンパ節
	側頭部	耳下腺リンパ節，乳突部リンパ節
	頭頂部・後頭部	後頭リンパ節，耳下腺リンパ節，レベルV
耳介，外耳道	前方部	耳下腺リンパ節
	後方部	乳突部リンパ節，レベルII・III
	下方部	耳下腺リンパ節，レベルII・III，外頸静脈リンパ節
顔面	眼瞼，結膜	レベルIB，耳下腺リンパ節，顔面リンパ節
	後頬部	耳下腺リンパ節，顔面リンパ節
	前頬部，鼻翼，上口唇，下口唇外側部	レベルIB，顔面リンパ節
	側頭窩，側頭下窩	顔面リンパ節，レベルII・III
	下口唇中央部，オトガイ部	レベルIA
鼻腔	鼻前部	レベルIB
	鼻腔後方2/3，副鼻腔	咽頭後リンパ節，レベルII・III・IB
口腔	上下顎歯槽部	レベルI・IIA
	硬口蓋	レベルII・III
	口腔底前部	レベルIA・IIA・III
	口腔底後部	レベルIIA・III・IB
	舌	レベルI・IIA・III
	頬粘膜	レベルIB・IIA
	臼後三角	レベルIB・IIA
咽頭	上咽頭	咽頭後リンパ節，レベルII・III・V
	口蓋扁桃	レベルII・III・IV・V，咽頭後リンパ節
	軟口蓋	咽頭後リンパ節，レベルII・III
	舌根部	レベルII・III・IV・V，咽頭後リンパ節
	前口蓋弓	レベルIB・II
	後口蓋弓	レベルII・III・IV・V，咽頭後リンパ節
	下咽頭	レベルII・III・IV・V，咽頭後リンパ節
	輪状後部	レベルII・IV・VI
喉頭	声門上	レベルII・III
	声門	上方進展でレベルII，前下方進展でレベルIV・VI
	声門下	レベルVI・IV・III
頸部食道		レベルVI・VII・IV・III
甲状腺，副甲状腺		レベルVI・III・IV・I・V・VII
唾液腺	耳下腺	レベルII・III・V，耳下腺リンパ節，外頸静脈リンパ節
	顎下腺	レベルIB
	舌下腺	レベルIA・IB
眼窩	目	耳下腺リンパ節，レベルII

表4 頭頸部癌原発部位とリンパ節転移頻度（文献3）より転載）

原発部位	リンパ節転移陽性頻度	両側リンパ節転移頻度
上咽頭	86〜90%	33%
口蓋扁桃	58〜76%	13%
舌根部	50〜83%	21%
前口蓋弓	39〜56%	9%
軟口蓋	37〜56%	25%
声門上	31〜54%	23%
下咽頭	52〜72%	9%
舌	34〜65%	12%
口腔底	30〜59%	8%

　癌原発部位からのリンパ経路を考慮することで、転移を来しやすいリンパ節領域を推定することが可能で、転移診断に際してはこれらを理解しておくことが重要である.

2）原発部位によるリンパ節転移の頻度 (表4)[3]

　リンパ節転移の頻度は、原発部位の毛細リンパ管の密度に関係する[11]. 毛細リンパ管がほとんど見られない副鼻腔や声帯の癌ではリンパ節転移は起こりにくいが、上咽頭のように毛細リンパ管が豊富でリンパ流に富む領域からはリンパ節転移が起こりやすく、上咽頭癌では診断時の転移リンパ節陽性率は86〜90%と報告されている[3]. 上咽頭癌においては、原発の腫瘍容積とリンパ節転移頻度に相関がなく[7]、原発巣より先に頸部リンパ節腫大が主訴になる場合も多い. そのほか、口蓋扁桃、舌根部、梨状窩に原発巣があるとき、診断時の転移リンパ節陽性率が高い[3)10)11]. これらはいずれもリンパ流に富む領域である.

3）対側への転移頻度 (表4)[3]

　リンパ管は正中で厳密に分かれているわけではないため、原発巣が正中近くに進展した場合や、レベルIAやレベルVIなど正中近くのリンパ節への転移があれば、容易に対側への転移が起こる. また、原発巣が片側に留まっていても、原発部位のリンパ管に対側のリンパ管との吻合があれば対側への転移が起こる. 舌や口腔底、鼻中隔、舌根部、口蓋、咽頭のリンパ管網は対側と吻合があるため対側転移が起こりやすい[12]. 両側リンパ節転移の頻度が高い原発部位は、上咽頭、舌根部、軟口蓋、声門上[3)7)11]で、対側への転移はまずレベルIIに認められることが多い[10)11].

4）飛び石転移

　レベルIやIIへの転移なしに、レベルIIIまたはIVへの転移、いわゆる飛び石転移（skip metastasis）が舌癌の16%で認められると報告されている[13]. 口腔底癌からレベルIIIへ[14]、舌根部癌でレベルIからレベルIV[15]への飛び石転移の報告もある. これらは、舌下部やオトガイ下部、顎下部のリンパ管の輸出領域が単一ではなく、レベルIIIやIVへ直接流れるものがあるためと考えられる[12]. 舌癌では対側のレベルIVへの飛び石転移も見られる[10)15].

5）原発不明癌

　原発不明癌とは、理学的検査、画像検査の両方をもってしても原発巣が明らかでない頸部

リンパ節転移例のみを示し，理学的検査単独で原発部位を指摘できない場合に用いられる潜伏癌（occult cancer）とは異なる[7]．頭頸部癌の3～5％に見られ，扁平上皮癌がその70～90％を占める[16]．原発不明癌の実際の原発部位としては，口蓋扁桃，舌根部，上咽頭，梨状窩が多い[16]．

　原発巣を特定する上で重要になるのは，転移リンパ節の分布様式とリンパ節の内部性状である．頭頸部癌の転移リンパ節の多くが内部不均一である．このような非特異的所見が見られたら，転移部位に対応する輸入リンパ管領域が原発部位の候補になる（**表2**）．

　一方，リンパ節内部に特徴的な所見が見られる場合がある．甲状腺癌の転移では，原発巣が小さくても多数のリンパ節転移が認められることが少なくないが，その際，点状の石灰化や，MRIにおいてT1・T2強調像で高信号を示す囊胞性変化（サイログロブリンの貯留や出血を反映する）を伴うことが多く，これらの存在は他の頭頸部癌転移との鑑別点となる．

　リンパ節内部が均一な場合は悪性リンパ腫の可能性を考慮する．悪性リンパ腫は，30mm以上に腫大しても壊死や節外進展を起こしにくい点で，頭頸部癌の転移リンパ節と鑑別しやすい．ただし，上咽頭癌では，転移リンパ節の内部が比較的均一で，悪性リンパ腫との鑑別が困難な場合がある．

6）リンパ経路に沿わないリンパ節転移

　リンパ節の転移巣が大きく，輸出・輸入リンパ管の癌性閉塞が強い場合や，手術あるいは放射線治療によってリンパ管の損傷，閉塞が起こると，リンパ流の輸送経路が変化し，一見無秩序に見える転移パターンをとることがある[10]．

　頸部郭清術や放射線治療によってリンパ管が障害されると，リンパ液が停滞した状態，リンパ浮腫が生じるが，その後，リンパ液を排除するためリンパ管の副行路が発達する．副行路は皮下組織やオトガイ下部によく発達するが，通常，皮下の副行路には弁がないためリンパ流の方向は一定ではない[10]．また，オトガイ下部のリンパ管は単一ではなく複数のレベルへ注ぎ，対側のリンパ管との吻合も見られる．このことが，手術後や放射線治療後に，原発部位からは予期できない広範囲のリンパ節に後発転移を来す理論的根拠となる．

　なお，頭頸部癌は，同じ頭頸部や食道，肺などに重複する危険性が高い．したがって，原発部位から考えにくい領域にリンパ節転移がある場合は，他の部位にも原発巣がある可能性を考慮する必要がある．

文献

1）Mancuso AA: Infrahyoid neck, head and neck lymphatic system, and thoracic inlet: introduction and general principles. In Mancuso AA, Hanafee WN (eds); Head and neck radiology. Lippincott Williams & Wilkins, Philadelphia, p.1189-1217, 2010.

2）Som PM, Curtin HD, Mancuso AA: Imaging-based nodal classification for evaluation of neck metastatic adenopathy. AJR 174: 837-844, 2000.

3）Som PM, Brandwein MS: Lymph nodes. In Som PM, Curtin HD (eds); Head and neck imaging. 4th ed, Mosby, St. Louis, p.1865-1934, 2003.

4）Sumi M, Van Cauteren M, Nakamura T: MR microimaging of benign and malignant nodes in the neck. AJR 186: 749-757, 2006.

5）Nakamura T, Sumi M: Nodal imaging in the neck: recent advances in US, CT and MR imaging in metastatic nodes. Eur Radiol 17: 1235-1241, 2007.

6）Rouvière H: Lymphatic system of the head and neck. In Tobias MJ (trans); Anatomy of the human lymphatic system. Edwards Brothers, Ann Arbor, p.5-28, 1938.

7）尾尻博也：8章 頸部リンパ節転移．頭頸部の臨床画像診断学．第2版，南江堂，p.309-351, 2011.

8）Tart RP, Mukherji SK, Avino AJ, et al: Facial lymph nodes: normal and ab-

normal CT appearance. Radiology 188: 695-700, 1993.
9) Ando M, Asai M, Ono T, et al: Metastases to the lingual nodes in tongue caner: a pitfall in conventional neck dissection. Auris Nasus Larynx 37: 386-389, 2010.
10) Mancuso AA, Mendenhall WM, Werning JW: Cervical metastatic disease and the "unknown" primary. *In* Mancuso AA, Hanafee WN (eds); Head and neck radiology. Lippincott Williams & Wilkins, Philadelphia, p.1294-1335, 2010.
11) Mukherji SK, Armao D, Joshi V: Clinical review. Cervical nodal metastases in squamous cell carcinoma of the head and neck: what to expect. Head Neck 23: 995-1005, 2001.
12) 上條雍彦；口腔解剖学．3 脈管学（基礎編）． アナトーム社, 付 1-36, 1991.
13) Byers RM, Weber RS, Andrews T, et al: Frequency and therapeutic implications of "skip metastases" in the neck from squamous carcinoma of the oral tongue. Head Neck 19: 14-19, 1997.
14) Dias FL, Lima RA, Kligerman J, et al: Relevance of skip metastases for squamous cell carcinoma of the oral tongue and the floor of the mouth. Otolaryngol Head Neck Surg 134: 460-465, 2006.
15) Woolgar JA: Histological distribution of cervical lymph node metastases from intraoral/oropharyngeal squamous cell carcinoma. Br J Oral Maxillofac Surg 37: 175-180, 1999.
16) Donta TS, Smoker WR: Head and neck cancer: carcinoma of unknown primary. Top Magn Reson Imaging 18: 281-292, 2007.

INDEX

ノンブルの**太字**は，症例掲載ページおよび用語解説・コラム，その項目の詳述ページを示す．

記号・数字

3D-constructive interference in steady state（CISS 法） **109**
3D-FLAIR（fluid attenuated inversion recovery） 109

アルファベット

A
abducent nerve（外転神経） 66
aberrant carotid artery（内頸動脈部分欠損に伴う側副血管） **95**
accessory parotid gland（副耳下腺） 127
adjacent spaces of paranasal sinuses（鼻腔・副鼻腔周囲） 37
afferent lymphatic（輸入リンパ管） 210
agger nasi（鼻堤） 28
agger nasi cell **45**, 46
anterior commissure（前交連） 183
anterior/posterior ethmoidal foramen（前・後篩骨孔） 29
anterior wall of oropharynx（前壁） 152
Arnold 管 **78**
asymmetric jugular bulb（頸静脈球の非対称） **83**
auditory ossicles（耳小骨） 95
auditory tube/eustachian tube（耳管） 105

B
basal lamella（中鼻甲介基板） 29
basal lamina of ethmoid sinus（基板） **31**
bony orbit（眼窩骨構造） 10
Broyle 靱帯 183
Bruch 膜（Bruch's membrane） 16, **17**
buccal fat pad（頰脂肪体） **167**
buccinator muscle（頰筋） 167, **168**, **169**
buccinator node（頰リンパ節） 221
buccinator space（頰間隙） **167**

C
cadaver **123**
Caldwell-Luc 術 25
canal for subarcuate artery（弓下窩動脈管） 117
carotid space（頸動脈間隙） 196, 203
cervical fascia（頸筋膜） **196**
cochlear aqueduct（蝸牛水管） 109, 115
cochlear cleft **116**, 117
concha bullosa **43**
cribriform plate（篩骨篩板） 29
crista galli（鶏冠） 29

D
danger space（危険間隙） 205
deep cervical fascia（深頸筋膜） 196, **201**
Dorello 管 66, **67**

E
Eagle 症候群 **150**, **151**
efferent lymphatic（輸出リンパ管） 210
elastic cone（弾性円錐） **176**
elongated styloid process（茎状突起過長症） **150**, **151**
endolymphatic duct（内リンパ管） 113
endoscopic sinus surgery；ESS（内視鏡下鼻内手術） **22**
ethmoid bone（篩骨） 74
ethmoid bulla（篩骨胞） 28, 33, **45**, 46
ethmoid sinus（篩骨洞） 28
ethmoid variants（篩骨洞変異） 45
external oblique line（外斜線） **169**
extracranial facial nerve（頭蓋外顔面神経） 120
extraocular muscle（外眼筋） 11
extrinsic muscle of the tongue（外舌筋） 158
eyeball（眼球） 16

F
facial lymph nodes, facial node（顔面リンパ節） **167**, 197, 221
facial nerve（顔面神経） 102
fascial space（深部組織間隙） 196, 201
fissula ante fenestram（前庭窓前小裂） **101**
foramen singulare（単孔） 115
frontal bone（前頭骨） 74
frontal bulla **52**
frontal recess（前頭陥凹） 26
frontal sinus（前頭洞） 26, **27**
── drainage pathway；FSDP（── の排泄経路） 26, **28**

索引 229

frontal variants（前頭洞変異）⋯⋯⋯⋯⋯⋯ 52
functional endoscopic sinus surgery；FESS
　（機能的内視鏡下鼻内手術）⋯⋯⋯⋯⋯ 40

G
Gasser 神経節 ⋯⋯⋯⋯⋯⋯⋯⋯⋯⋯⋯⋯⋯ 64
glomus tumor（グロムス腫瘍）⋯⋯⋯⋯⋯ 95
greater palatine foramen（大口蓋孔）37, 172, **173**

H
Haller cell ⋯⋯⋯⋯⋯⋯⋯⋯⋯⋯⋯⋯⋯⋯ 46
Hasner's valve（ハスナー弁）⋯⋯⋯⋯⋯ 36
horizontal gaze palsy with progressive scoliosis；
　HGPPS（水平注視麻痺・進行側彎）症候群
　⋯⋯⋯⋯⋯⋯⋯⋯⋯⋯⋯⋯⋯⋯⋯⋯⋯ **67**

I
IgG4 関連硬化性疾患 ⋯⋯⋯⋯⋯⋯⋯⋯⋯ 66
　── Mikulicz 病 ⋯⋯⋯⋯⋯⋯⋯⋯⋯⋯ 65
incisive canal（切歯管）⋯⋯⋯⋯⋯⋯ 170, **171**
inferior pharyngeal constrictor muscle
　（下咽頭収縮筋）⋯⋯⋯⋯⋯⋯⋯⋯⋯⋯ 184
infraorbital foramen（眼窩下孔）⋯⋯⋯⋯ 37
infraorbital node（眼窩下リンパ節）⋯⋯ 221
internal laryngeal branch（内喉頭枝）⋯⋯ 181
internal oblique line（内斜線）⋯⋯⋯⋯⋯ **169**
intratympanic soft tissue（鼓室内軟部組織）⋯ 95
intrinsic muscle of the tongue（内舌筋）⋯ 158

K
Kallmann 症候群（olfactogenital dysplasia）
　⋯⋯⋯⋯⋯⋯⋯⋯⋯⋯⋯⋯⋯ 47, **48**, 55, **56**
Killian 間隙 ⋯⋯⋯⋯⋯⋯⋯⋯⋯⋯⋯⋯⋯ 186

L
lamina papyracea（紙様板）⋯⋯⋯⋯ 10, 25, 28
laryngeal submucosal space（喉頭内粘膜下組織間隙）
　⋯⋯⋯⋯⋯⋯⋯⋯⋯⋯⋯⋯⋯⋯⋯⋯⋯ 176
lateral node［外側舌（舌下）リンパ節］⋯ 221, **222**
lateral retropharyngeal node（外側咽頭後リンパ節）
　⋯⋯⋯⋯⋯⋯⋯⋯⋯⋯⋯⋯⋯⋯⋯⋯⋯ 219
lateral wall of oropharynx（側壁）⋯⋯⋯ 144
Lenhossek 細胞 ⋯⋯⋯⋯⋯⋯⋯⋯⋯⋯⋯ 68
lesser palatine foramen（小口蓋孔）⋯ 172, **173**
Liliequist 膜 ⋯⋯⋯⋯⋯⋯⋯⋯⋯⋯⋯⋯⋯ 60
　── 鞍部（sellar segment）⋯⋯⋯⋯⋯ 61
lingual neurovascular bundle（舌神経血管束）⋯ **163**
lingual nerve（舌神経）⋯⋯⋯⋯⋯⋯⋯⋯ 164
lingual/sublingual node［舌（舌下）リンパ節］
　⋯⋯⋯⋯⋯⋯⋯⋯⋯⋯⋯⋯⋯⋯⋯ **165**, 221

M
malar node（頬骨リンパ節）⋯⋯⋯⋯⋯⋯ 221
mandibular nerve（三叉神経第 3 枝の耳介側頭枝）
　⋯⋯⋯⋯⋯⋯⋯⋯⋯⋯⋯⋯⋯⋯⋯⋯⋯ 128
mandibular node（下顎リンパ節）⋯⋯⋯ 221
mastoid node（乳突部リンパ節）⋯⋯⋯⋯ 219
maxillary sinus（上顎洞）⋯⋯⋯⋯⋯ 23, **24**
maxillary sinus fontanelle［上顎洞内側壁膜様部
　（鼻泉門）］⋯⋯⋯⋯⋯⋯⋯⋯⋯⋯⋯⋯ 25
maxillary variants（上顎洞変異）⋯⋯⋯⋯ 51
Meckel 腔のシェーマ ⋯⋯⋯⋯⋯⋯⋯⋯⋯ **77**
medial/intralingual node［内側舌（舌下）リンパ節］
　⋯⋯⋯⋯⋯⋯⋯⋯⋯⋯⋯⋯⋯⋯⋯⋯⋯ 221
medial retropharyngeal node（内側咽頭後リンパ
　節）⋯⋯⋯⋯⋯⋯⋯⋯⋯⋯⋯⋯⋯⋯⋯ 219
middle turbinate variants（中鼻甲介変異）⋯ 42
modiolus（蝸牛軸）⋯⋯⋯⋯⋯⋯⋯ 109, 115
Morgagni 洞（sinus of Morgagni）
　⋯⋯⋯⋯⋯⋯⋯⋯⋯⋯ **132**, 136, **138**, 203
MR cisternography ⋯⋯⋯⋯⋯⋯⋯⋯⋯⋯ **109**
MR sialography ⋯⋯⋯⋯⋯⋯⋯⋯⋯⋯⋯ **123**
MSCT における MPR を用いた耳小骨連鎖の観察 ⋯ 98
mylohyoid muscle（顎舌骨筋）⋯⋯⋯ 146, 165

N
nasal cavity（鼻腔）⋯⋯⋯⋯⋯⋯⋯⋯⋯ 35
nasal septal variants（鼻中隔変異）⋯⋯⋯ 41
nasofrontal duct（鼻前頭管）⋯⋯⋯⋯ 26, 33
nasolacrimal duct（鼻涙管）⋯⋯⋯⋯⋯⋯ 35
nasopalatine canal（鼻口蓋管）⋯⋯⋯⋯ 170

O
occipital bone（後頭骨）⋯⋯⋯⋯⋯⋯⋯⋯ 81
occipital node（後頭リンパ節）⋯⋯⋯⋯ 219
occult cancer（潜伏癌）⋯⋯⋯⋯⋯⋯⋯⋯ 226
oculomotor nerve（動眼神経）⋯⋯⋯⋯⋯ 61
olfactory nerves（嗅神経）⋯⋯⋯⋯⋯⋯ 55
Onodi cell ⋯⋯⋯⋯⋯⋯⋯⋯⋯⋯⋯⋯⋯⋯ 46
optic nerve（視神経）⋯⋯⋯⋯⋯⋯⋯ 13, 56
orbit（眼窩）⋯⋯⋯⋯⋯⋯⋯⋯⋯⋯⋯⋯⋯ 10
orifice of the eustachian tube（耳管咽頭口）⋯ 135
ostiomeatal unit；OMU（洞口鼻道系）⋯ 32, **33**, 40
otosclerosis（耳硬化症）⋯⋯⋯⋯⋯⋯⋯⋯ **102**
oval window（卵円窓）⋯⋯⋯⋯⋯⋯ 109, 117

P
palatine muscles（口蓋筋）⋯⋯⋯⋯⋯⋯ **149**
paraglottic space（傍声帯間隙）⋯⋯⋯⋯ 176

parapharyngeal space（傍咽頭間隙）
　……………………………… 144, **196**, 201
parotid fascia（耳下腺被膜）…………… 127
parotid lymph node（耳下腺内リンパ節）……… 128
parotid node（耳下腺リンパ節）………… 219
perineural spread（神経周囲浸潤）………… **65**, 66
perineural tumor spread；PNS（腫瘍の神経周囲
　進展）……………………………………… 80
perivertebral space（椎周囲間隙）……… 196, 207
PET の有用性 ……………………………… 141
pharyngeal constrictor muscle（咽頭収縮筋）… 155
pharyngeal mucosal space（咽頭粘膜間隙）…… 144
pharyngobasilar fascia（咽頭頭底筋膜）
　………………………… 130, **132**, **136**, 139, 144
pleomorphic adenoma（多形腺腫）
　………………………… **121**, **123**, **124**, **125**, **126**
posterior ethmoidal foramen（後篩骨孔）…… 29
posterior wall of oropharynx（後壁）………… 155
poststyloid compartment（後茎突区）……… 202
prestyloid compartment（前茎突区）………… 201
prevertebral space（椎前間隙）……………… 207
Prussak（プルサック）腔 ………………… **91**
pterygomandibular fold（翼突下顎ヒダ）…… 155
pterygomandibular raphe（翼突下顎縫線）…… 155
pterygomandibular space（翼突下顎間隙）
　……………………………………………… **170**
pterygopalatine fossa（翼口蓋窩）
　……………………………… 14, **36**, 37, **76**, **78**
pyriform recess（梨状窩）………………… 186

Q
quadrangular membrane（方形膜）……………**176**

R
recurrent laryngeal nerve（反回神経の走行）…… 191
Reissner 膜 ………………………………… 109
relationship between skull base（頭蓋底）
　…………………………… 70, **72**, **82**, 84, **85**
retromandibular vein（下顎後静脈）………… 122
retromolar triangle (trigone)（臼後三角）
　…………………………………… **169**, 170
retropharyngeal node（咽頭後リンパ節）
　………………………………………… 205, **219**
retropharyngeal space（咽頭後間隙）
　……………………………… 144, 196, 205
Rosenmüller 窩（fossa of Rosenmüller）
　……………………………………… **130**, 131, 139

rostral recess ……………………………… **50**

S
sac（囊）……………………………………… 113
scutum（鼓膜被蓋）………………………… **91**
septo-optic dysplasia（中隔視神経異形成）…… 57
skip metastasis（飛び石転移）……………… 226
SMAS（superficial musculoaponeurotic system）
　……………………………………………… 196
space of Boyer ……………………………… 176
space of suprahyoid neck（舌骨上頸部）……… 84
sphenoethmoidal recess；SER（蝶篩陷凹）… **34**, 35
sphenoid bone（蝶形骨）…………………… 75
sphenoid sinus（蝶形骨洞）………… 33, **34**, 35
　ostium of the──（──口）………………… 35
sphenoid variants（蝶形骨洞変異）………… 48
sphenopalatine foramen（蝶口蓋孔）………… 35, 37
stapedial artery（アブミ骨動脈）…………… **97**
Stensen's duct（耳下腺管）…………………… 122
stylomandibular tunnel（茎突下顎裂，茎突下顎
　トンネル）……………………… 202, **203**
sublingual space（舌下間隙）……………… **160**
submandibular space（顎下間隙）…………… **165**
submucosal fat plane of the postcricoid portion
　（輪状後部の壁内脂肪層）……………… 188
superficial cervical fascia（浅頸筋膜）……… 196
superior laryngeal artery（上喉頭動脈）……… 181
superior laryngeal nerve（上喉頭神経）……… 181
superior laryngeal neurovascular bundle
　（上喉頭神経血管束）…………………… 181
superior laryngeal vein（上喉頭静脈）……… 181
superior ophthalmic vein（上眼静脈）………… 15
superior wall of oropharynx（上壁）………… 153
supraclavicular node（鎖骨上窩リンパ節）…… 219

T
temporal bone（側頭骨）…………………… 81
Tenon 腔（Tenon's space）………………… **17**
Tenon 囊 …………………………………… 16
tensor veli palatini fascia ……………………**201**
torus tubarius（耳管隆起）………………… 135
tram-track sign ……………………………… 57
trigeminal nerve（三叉神経）……………… 64, **78**
trochlear nerve（滑車神経）………………… **62**, 63
tympanic cavity（鼓室）…………………… 91
tympanosclerosis（鼓室硬化症）…………… **99**

U
uncinate variants（鈎状突起変異）・・・・・・・・ 44

V
Vesalius 孔・・・・・・・・・・・・・・・・・・・・・・・・・・・・・・ **78**
vestibular aqueduct（前庭水管）・・・・・・・・ 109, 113

W
Waldeyer 輪（Waldeyer's ring）・・・・・・・・・・ **144**
Warthin 腫瘍・・・・・・・・・・・・・・・・・・・・・・・・・・・ **121**

Z
Zenker 憩室・・・・・・・・・・・・・・・・・・・・・・・・・・・ **185**

かな

あ
悪性黒色腫・・・・・・・・・・・・・・・・・・・・・・・・・ 18, **19**
悪性リンパ腫・・・・・・・・・・・・・・・ **79**, **140**, 141
アブミ骨動脈（stapedial artery）・・・・・・・・・ **97**

い
異所性内頚動脈・・・・・・・・・・・・・・・・・・・・・・・・**156**
咽頭後間隙（retropharyngeal space）
　・・・・・・・・・・・・・・・・・・・・・・・・・ 144, 196, 205
咽頭後リンパ節（retropharyngeal node）
　・・・・・・・・・・・・・・・・・・・・・・・・・・・・・・ 205, **219**
　――群・・・・・・・・・・・・・・・・・・・・・・・ 138, 139
咽頭収縮筋（pharyngeal constrictor muscle）・・・155
咽頭側方筋群・・・・・・・・・・・・・・・・・・・・・・・・・・ 203
咽頭頭底筋膜（pharyngobasilar fascia）
　・・・・・・・・・・・・・・・・ 130, **132**, **136**, 139, 144
咽頭粘膜間隙（pharyngeal mucosal space）
　・・・・・・・・・・・・・・・・・・・・・・・・・・・・・・・・・・・・ 144
咽頭扁桃・・・・・・・・・・・・・・・・・・・・・・・・・・・・・・ 146

う
ウイルスによる脳神経炎・・・・・・・・・・・・・・・ **62**
右側舌癌・・・・・・・・・・・・・・・・・・・・・・・・・・・・・ **162**
右眼窩内側吹き抜け骨折・・・・・・・・・・・・・・・ **10**
右三叉神経痛・・・・・・・・・・・・・・・・・・・・・・・・・ **62**
右視神経鞘髄膜腫・・・・・・・・・・・・・・・・・・・・・ **14**
右小耳症および外耳道狭窄・・・・・・・・・・・・・ **99**
右上内深頚リンパ節転移を伴った右側壁扁平上皮癌
　・・・・・・・・・・・・・・・・・・・・・・・・・・・・・・・・・・・ **148**
右側頭骨の正常像・・・・・・・・・・・・・・・ **89**, **90**

お
横舌筋・・・・・・・・・・・・・・・・・・・・・・・・・・・・・・・・ 146
オトガイ下リンパ節・・・・・・・・・・・・・・・・・・・ 214
オトガイ舌筋・・・・・・・・・・・・・・・・・・・・・・・・・ 146
オトガイ舌骨筋・・・・・・・・・・・・・・・・・・・・・・・ 146

か
外眼筋（extraocular muscle）・・・・・・・・・・・・・ 11
外眼筋炎（特発性眼窩炎症）・・・・・・・・・ **12**, **13**
外頚動脈・・・・・・・・・・・・・・・・・・・・・・・・・・・・・・ 146
外斜線（external oblique line）・・・・・・・・・・ **169**
外舌筋（extrinsic muscle of the tongue）・・・・・・・ 158
外側咽頭後リンパ節（lateral retropharyngeal node）・・・・・・・・・・・・・・・・・・・・・・・・・・・・・・ 219
外側舌（舌下）リンパ節（lateral node）・・・ 221, **222**
外側翼突筋・・・・・・・・・・・・・・・・・・・・・・・・・・・・ 146
外転神経（abducent nerve）・・・・・・・・・・・・・・ 66
外転神経麻痺・・・・・・・・・・・・・・・・・・・・・・・・・・ 66
海綿静脈洞・・・・・・・・・・・・・・・・・・・・ 15, 35, **60**
下咽頭・喉頭領域・・・・・・・・・・・・・・・・・・・・・・ 176
下咽頭収縮筋（inferior pharyngeal constrictor muscle）・・・・・・・・・・・・・・・・・・・・・・・・・・・・・ 184
下顎管・・・・・・・・・・・・・・・・・・・・・・・・・・・・・・・・・ 64
下顎後静脈（retromandibular vein）・・・・・・・ 122
下顎骨・・・・・・・・・・・・・・・・・・・・・・・・・・・・・・・・ 146
下顎骨下顎枝・・・・・・・・・・・・・・・・・・・・・・・・・・ 146
下顎骨骨皮質・・・・・・・・・・・・・・・・・・・・・・・・・・ 146
下顎神経・・・・・・・・・・・・・・・・・・・・・・・・・・・・・・・ 64
下顎リンパ節（mandibular node）・・・・・・・・ 221
下眼窩裂・・・・・・・・・・・・・・・・・・・・・・・ 10, 25, 37
蝸牛軸（modiolus）・・・・・・・・・・・・・・ 109, 115
蝸牛神経・・・・・・・・・・・・・・・・・・・・・・・・・・・・・・・ 68
蝸牛水管（cochlear aqueduct）・・・・・ 109, 115
　――の増強効果・・・・・・・・・・・・・・・・・・・・ **114**
顎下間隙（submandibular space）・・・・・・・・ **165**
顎舌骨筋（mylohyoid muscle）・・・・・・ 146, 165
滑車神経（trochlear nerve）・・・・・・・・・・ **62**, 63
滑車神経交叉・・・・・・・・・・・・・・・・・・・・・・・・・・・ 63
滑車の石灰化・・・・・・・・・・・・・・・・・・・・・・・・・・ **13**
下内深頚リンパ節・・・・・・・・・・・・・・・・・・・・・・ 217
下鼻甲介・・・・・・・・・・・・・・・・・・・・・・・・・・・・・・・ 25
下鼻道・・・・・・・・・・・・・・・・・・・・・・・・・・・・・ 25, 35
眼窩（orbit）・・・・・・・・・・・・・・・・・・・・・・・・・・・ 10
　――の解剖学的構造・・・・・・・・・・・・・・・ **8**, **9**
眼窩下管・・・・・・・・・・・・・・・・・・・・・・・・・・・・・・・ 64
眼窩下陥凹・・・・・・・・・・・・・・・・・・・・・・・・・・・・・ 25
眼窩下孔（infraorbital foramen）・・・・・・・・・・ 37
眼窩下神経・・・・・・・・・・・・・・・・・・・・・・・・・・・・・ 37
眼窩下リンパ節（infraorbital node）・・・・・・・ 221
眼窩骨構造（bony orbit）・・・・・・・・・・・・・・・・ 10
眼球（eyeball）・・・・・・・・・・・・・・・・・・・・・・・・・ 16

眼球後部強膜炎 18
眼神経 64
顔面骨 23
顔面静脈 146
顔面神経 (facial nerve) 102
　　―― branching 103
　　―― 陥凹 91, 92
　　―― 鞘腫 104
　　―― の走行 103
　　―― 裂開 103
顔面神経丘 66
顔面深部間隙 85
顔面リンパ節 (facial lymph nodes, facial node) 167, 197, 221

き
気管食道溝 192
気管前葉（筋膜） 201
気管前リンパ節 217
気管傍リンパ節 217
危険間隙 (danger space) 205
機能的内視鏡下鼻内手術 (functional endoscopic sinus surgery；FESS) 40
基板 (basal lamina of ethmoid sinus) 31
　　第1 ―― 32
　　第2 ―― 32
　　第3 ―― 32
　　第4 ―― 32
　　第5 ―― 32
　　――（矢状断）のシェーマ 31
木村病 126
弓下窩動脈管 (canal for subarcuate artery) 117
嗅球 55
　　―― と視神経周囲くも膜下腔 56
臼後三角［retromolar triangle (trigone)］ 169, 170
球後性視神経炎 57
嗅索 55
嗅神経 (olfactory nerves) 55
頬咽頭筋膜 202
頬咽頭葉（筋膜） 201
頬間隙 (buccinator space) 167
頬筋 (buccinator muscle) 167, 168, 169
頬骨陥凹 23
頬骨突起 25
頬骨リンパ節 (malar node) 221

頬脂肪体 (buccal fat pad) 167
強膜 16
　　―― の石灰化 19
強膜周囲炎 18
頬リンパ節 (buccinator node) 221

く
くも膜下腔 55
グロムス腫瘍 (glomus tumor) 95

け
鶏冠 (crista galli) 29
　　―― の含気 52
頸筋膜 (cervical fascia) 196
頸三角 196, 207
茎状突起過長症 (elongated styloid process) 150, 151
頸静脈球の非対称 (asymmetric jugular bulb) 83
頸静脈球裂開 95
頸静脈孔 81
頸長筋 205
頸動脈 203
頸動脈間隙 (carotid space) 196, 203
茎突下顎トンネル (stylomandibular tunnel) 202, 203
茎突下顎裂 202, 203
頸部軟部組織 196
頸部リンパ節 210
　　―― レベルシステム 210
　　―― に対する画像解剖 214
原発部位によるリンパ節転移の頻度 226
原発不明癌 226
捲板 35

こ
口蓋咽頭弓 146
口蓋咽頭筋 146
口蓋陥凹 23
口蓋弓 144
口蓋筋 (palatine muscles) 149
口蓋舌弓 146
口蓋突起 23
口蓋扁桃 144, 146
交感神経 203
口腔 158
口腔底 158
口峡のシェーマ 145
後茎突区 (poststyloid compartment) 202

後鼓室の解剖 92
後篩骨孔 (posterior ethmoidal foramen) 29
後篩骨洞 33
後篩骨蜂巣(洞) 25
甲状喉頭蓋靱帯 176
甲状舌骨間膜 176
甲状腺眼症 12, 13
鉤状突起 25, 28, 33
　　── 前方部分の付着の変異 27
　　── の含気 44
　　── 変異 (uncinate variants) 44
甲状軟骨 176
喉頭 176
後頭蓋窩の重要構造 82
喉頭蓋谷 144
喉頭蓋軟骨 176
後頭骨 (occipital bone) 81
喉頭前リンパ節 217
喉頭内粘膜下組織間隙 (laryngeal submucosal space) 176
後頭リンパ節 (occipital node) 219
後部副鼻腔群 23
後壁 (posterior wall of oropharynx) 155
後壁扁平上皮癌 155
後方三角 208
鼓室 (tympanic cavity) 91
鼓室硬化症 (tympanosclerosis) 99
鼓室天蓋 92
鼓室洞 91, 92
　　深い── 94
鼓室内グロムス腫瘍 94
鼓室内軟部組織 (intratympanic soft tissue) 95
鼓膜被蓋 (scutum) 91

さ

左海綿静脈洞
　　── の冠状断シェーマ 77
左眼窩底吹き抜け骨折 10
左顔面神経麻痺 104
左弓下窩動脈管
　　── のMRIでの増強効果 116
左鼓室硬化症 100
鎖骨上窩リンパ節 (supraclavicular node) 219
左耳 110

左耳小骨奇形 100
左視神経炎 13
左上顎神経鞘腫 65
左側ガマ腫 164
左側口蓋部痛 174
左側硬口蓋腫瘍 174
左内頸動脈海綿静脈洞瘻 16
左メニエール病による内リンパ水腫 118
撮像断による画像の違い 91
三叉神経 (trigeminal nerve) 64, 78
　　── 鞘腫 66
　　── 第3枝の耳介側頭枝 (mandibular nerve) 128
三叉神経節 64
三叉神経痛 64

し

耳下腺 120
　　── 内神経鞘腫 122
　　── 内リンパ節 (parotid lymph node) 128
　　── 嚢胞 124
　　── 被膜 (parotid fascia) 127
　　── リンパ節 (parotid node) 219
耳下腺管 (Stensen's duct) 122
耳管 (auditory tube/eustachian tube) 105
　　── の走行 105
耳管咽頭口 (orifice of the eustachian tube) 135
耳管隆起 (torus tubarius) 135
耳硬化症 (otosclerosis) 102
　　窓型── 101
篩骨 (ethmoid bone) 74
篩骨窩 28
篩骨篩板 (cribriform plate) 29
篩骨洞 (ethmoid sinus) 28
　　── 上方レベル 30
　　── 変異 (ethmoid variants) 45
　　── レベル 30
篩骨胞 (ethmoid bulla) 28, 33, **45**, 46
篩骨蜂巣(迷路) 28
篩骨漏斗 33
耳小骨 (auditory ossicles) 95
　　── 脱臼 97
耳小骨連鎖
　　── のシェーマ 96
視神経 (optic nerve) 13, 56
視神経炎 14

視神経管 10, **50**
視神経周囲炎 **18**
視神経周囲くも膜下腔 **56**
視神経髄膜腫 **57**
視神経隆起 35
歯槽陥凹 23
歯槽突起 23
篩板の左右非対称性 **47**
腫瘍の神経周囲進展（perineural tumor spread；PNS） **80**
上咽頭 130, **133**
　　——の悪性リンパ腫 **141**
上咽頭癌 **15**, 130, 139, **140**
　　——椎前筋浸潤 **134**
　　——頭蓋底浸潤，神経周囲性進展 **136**
　　——頭蓋底・鼻腔進展 **134**
上・下咽頭収縮筋 144
上顎骨体 24
上顎神経 64
上顎切歯歯根嚢胞 **172**
上顎洞（maxillary sinus） 23, **24**
　　——の硬口蓋への進展 **51**
　　——の上方レベル 30
上顎洞自然口 33
　　——近傍 26
上顎洞低形成 **51**
上顎洞内側壁膜様部（鼻泉門）（maxillary sinus fontanelle） 25
上顎洞副口 **51**
上顎洞変異（maxillary variants） 51
上顎洞裂孔 25
上眼窩裂 10, **61**, 64
上眼静脈（superior ophthalmic vein） 15
小口蓋孔（lesser palatine foramen） 172, **173**
上喉頭静脈（superior laryngeal vein） 181
上喉頭神経（superior laryngeal nerve） 181
上喉頭神経血管束（superior laryngeal neurovascular bundle） 181
上喉頭動脈（superior laryngeal artery） 181
上縦隔リンパ節 217
小唾液腺 144
上内深頸リンパ節 214
紙様板（lamina papyracea） 10, 25, 28
　　——の欠損 **11**, 47, **48**

上鼻道 35
上壁（superior wall of oropharynx） 153
深頸筋膜（deep cervical fascia） 196, **201**
　　——深葉 202
　　——浅葉 202
　　——中層 144
　　——中葉 202
神経周囲浸潤（perineural spread） **65**, 66
神経周囲性進展 138
神経リンパ腫症 **65**
真珠腫 92, 99
　　——塊のない弛緩部型真珠腫 **93**
　　緊張部型—— **93**
　　弛緩部型—— **93**, **94**
　　錐体尖部—— **106**
　　先天性—— **97**
滲出性中耳炎で発症した顔面神経鞘腫 **104**
進展経路 139
深部組織間隙（fascial space） 196, 201

す

錐体斜台部軟骨肉腫 **67**
錐体尖
　　——の液体貯留 **106**
　　——の含気化 **105**
錐体隆起 91
垂直板 28
水平注視麻痺・進行側彎（horizontal gaze palsy with progressive scoliosis；HGPPS）症候群 **67**
髄膜腫 14, **80**

せ

正円孔 37, 64
正常横断解剖のシェーマ **131**
正常解剖 130
正常副耳下腺 **126**
正常リンパ節組織の解剖 210
正常リンパ節の大きさ 212
正常リンパ節の内部性状 213
声帯癌 **179**
舌咽神経 203
石灰化頸長筋腱炎 207
舌下間隙（sublingual space） **160**
舌下神経 203
舌下神経鞘腫 **83**
舌甲状腺 **153**

接合リンパ節 203
舌骨喉頭蓋靱帯 176
舌骨上頸部 (space of suprahyoid neck) 84
舌根部扁平上皮癌 **152**
切歯管 (incisive canal) 170, **171**
　　―― 嚢胞 **171**
舌神経 (lingual nerve) 164
舌神経血管束 (lingual neurovascular bundle) **163**
舌扁桃溝 144, 146
舌 (舌下) リンパ節 **165**, 221
前下小脳動脈 69
浅頸筋膜 (superficial cervical fascia) 196
前茎突区 (prestyloid compartment) 201
前喉頭蓋間隙 176
前交連 (anterior commissure) 183
前・後篩骨孔 (anterior/posterior ethmoidal foramen) 29
前篩骨孔 29
前篩骨洞 30
前床突起への蝶形骨洞の進展 48
前蝶形骨 35
前庭神経 68
前庭水管 (vestibular aqueduct) 109, 113
前庭窓前小裂 (fissula ante fenestram) **101**
前頭蓋窩 76
前頭陥凹 (frontal recess) 26
前頭骨 (frontal bone) 74
前頭洞 (frontal sinus) 26, **27**
　　―― の排泄経路 (―― drainage pathway : FSDP) 26, **28**
　　―― 変異 (frontal variants) 52
前頭突起 23
潜伏癌 (occult cancer) 226
前部副鼻腔群 23
前壁 (anterior wall of oropharynx) 152
前方三角 207

そ

臓側葉 (筋膜) 201
臓側リンパ節 217
側頭骨 (temporal bone) 81
　　―― 鼓室および顔面神経 88
　　―― 内耳, 内耳道 108
側壁 (lateral wall of oropharynx) 144

た

大口蓋管 36
大口蓋孔 (greater palatine foramen) 37, 172, **173**
唾液腺管癌 **126**
多形腺腫 (pleomorphic adenoma) **121**, **123**, **124**, **125**, **126**
多形腺腫内癌 **125**
脱神経性萎縮 84
単孔 (foramen singulare) 115
弾性円錐 (elastic cone) **176**

ち

中咽頭 144
　　―― 舌根レベル断面の正常像 **148**
　　―― 断面の正常解剖シェーマ **145**
　　―― 断面の MRI 正常像 **147**
中咽頭癌
　　―― の T 分類 **149**
　　―― の進展範囲の診断 **150**
中隔視神経異形成 (septo-optic dysplasia) 57
中間神経 **68**
中頭蓋窩 **76**
中内深頸リンパ節 217
中鼻甲介 33
　　―― 基板 (basal lamella) 29
　　―― 逆曲 **43**
　　―― 第 3 基板 29
　　―― 変異 (middle turbinate variants) 42
中鼻道 35
蝶形骨 (sphenoid bone) 75
　　―― 大翼への進展 **49**
　　―― 翼状突起 37
蝶形骨洞 (sphenoid sinus) **33**, **34**, 35
　　―― 口 (ostium of the ――) 35
　　―― 変異 (sphenoid variants) 48
蝶口蓋孔 (sphenopalatine foramen) 35, 37
蝶篩陥凹 (sphenoethmoidal recess : SER) **34**, 35

つ

椎周囲間隙 (perivertebral space) 196, 207
椎前間隙 (prevertebral space) 207
対側への転移頻度 226

と

頭蓋外顔面神経 (extracranial facial nerve) 120

頭蓋底（relationship between skull base）
　　　　　　　　　　　　70, **72**, **82**, 84, **85**
　　——のMRI正常像　　　　　　　　　　**73**
　　——の孔　　　　　　　　　　　　　　74
　　——の構成　　　　　　　　　　　　　71
　　——（尾側面）　　　　　　　　　　　85
頭蓋内圧亢進　　　　　　　　　　　　　　57
動眼神経（oculomotor nerve）　　　　　　61
　　——麻痺　　　　　　　　　　　　　　62
頭頸部領域の主なリンパ経路　　　　　　　223
瞳孔回避　　　　　　　　　　　　　　　　63
洞口鼻道系（ostiomeatal unit；OMU）
　　　　　　　　　　　　　　　32, 33, **40**
頭長筋　　　　　　　　　　　　　　　　　205
動脈瘤による動眼神経麻痺　　　　　　　　**62**
特発性眼窩炎症（外眼筋炎）　　　　　**12**, **13**
飛び石転移（skip metastasis）　　　　　　226
ドルーゼン　　　　　　　　　　　　　　　**19**

な

内頸静脈　　　　　　　　　　　　　50, 203
内頸動脈　　　　　　　　　　　　　　　　**50**
　　——海綿静脈洞瘻　　　　　　　　　　16
　　——部分欠損症　　　　　　　　　　　**94**
　　——部分欠損に伴う側副血管（aberrant carotid artery）　　　　　　　　　　　　　**95**
　　——隆起　　　　　　　　　　　25, 35
内喉頭枝（internal laryngeal branch）　　181
内視鏡下鼻内手術（endoscopic sinus surgery；ESS）
　　　　　　　　　　　　　　　　　　　　22
内耳道内の顔面神経　　　　　　　　　　　**68**
内斜線（internal oblique line）　　　　　**169**
内深頸リンパ節　　　　　　　　　　　　　203
内舌筋（intrinsic muscle of the tongue）　158
　　——・外舌筋の横断像　　　　　　　**159**
　　——・外舌筋の冠状断像　　　　　　**160**
　　——・外舌筋の矢状断像　　　　　　**161**
内側咽頭後リンパ節（medial retropharyngeal node）
　　　　　　　　　　　　　　　　　　　219
内側舌（舌下）リンパ節（medial/intralingual node）
　　　　　　　　　　　　　　　　　　　221
内リンパ管（endolymphatic duct）　　　 113
内リンパ管，囊拡張症　　　　　　　　　　113
　　——若年性進行性感音性難聴　　　　**113**
内リンパ水腫　　　　　　　　　　　　　　117

軟口蓋　　　　　　　　　　　　　　　　　144
　　——扁平上皮癌　　　　　　　　　　**154**

に

乳癌の左蝶形骨骨転移　　　　　　　　　　**11**
乳突部リンパ節（mastoid node）　　　　　219

の

囊（sac）　　　　　　　　　　　　　　　113
囊拡張症　　　　　　　　　　　　　　　**113**
脳神経　　　　　　　　　　　　　　　　　54
脳神経炎
　　ウイルスによる——　　　　　　　　**62**

は

ハスナー弁（Hasner's valve）　　　　　　　36
反回神経の走行（recurrent laryngeal nerve）　　191
半月裂孔　　　　　　　　　　　　　　　　33

ひ

皮下気腫　　　　　　　　　　　　　　　**156**
鼻腔（nasal cavity）　　　　　　　　　　　35
鼻腔・副鼻腔
　　——の正常解剖　　　　　　　　　　　22
　　——の正常変異　　　　　　　　　　　40
鼻腔・副鼻腔周囲（adjacent spaces of paranasal sinuses）　　　　　　　　　　　　　　37
肥厚性硬膜炎　　　　　　　　　　　　　　**59**
鼻口蓋管（nasopalatine canal）　　　　　170
鼻前頭管（nasofrontal duct）　　　　　26, 33
鼻中隔
　　——の含気　　　　　　　　　　　　**42**
鼻中隔棘　　　　　　　　　　　　　　　**42**
鼻中隔変異（nasal septal variants）　　　　41
鼻中隔彎曲　　　　　　　　　　　　　　　41
鼻堤（agger nasi）　　　　　　　　　　　28
標本写真（交差法によるステレオ視像）　　**71**
鼻涙管（nasolacrimal duct）　　　　　　　35

ふ

副耳下腺（accessory parotid gland）　　　127
副神経　　　　　　　　　　　　　　　　　203
副神経リンパ節　　　　　　　　　　　　　217
ブドウ膜　　　　　　　　　　　　　　　　16
プルサック（Prussak）腔　　　　　　　　**91**

へ

片側顔面痙攣　　　　　　　　　　　　　　69
片側巨脳症　　　　　　　　　　　　　　　55
扁桃窩　　　　　　　　　　　　　　　　　144
扁桃結石　　　　　　　　　　　　　　　**151**

扁桃周囲膿瘍⋯⋯⋯⋯⋯⋯⋯⋯⋯⋯⋯⋯ **150**
扁桃肥大⋯⋯⋯⋯⋯⋯⋯⋯⋯⋯⋯⋯⋯⋯ **150**

ほ

傍咽頭間隙（parapharyngeal space）
⋯⋯⋯⋯⋯⋯⋯⋯⋯⋯⋯ 144, 196, 201
方形膜（quadrangular membrane）⋯⋯ **176**
傍声帯間隙（paraglottic space）⋯⋯⋯ 176

み

耳掻きによる耳小骨脱臼と外リンパ瘻⋯⋯⋯ **101**
脈絡膜骨腫⋯⋯⋯⋯⋯⋯⋯⋯⋯⋯⋯⋯⋯ 19

め

迷走神経⋯⋯⋯⋯⋯⋯⋯⋯⋯⋯⋯⋯⋯ 203

も

網膜剥離⋯⋯⋯⋯⋯⋯⋯⋯⋯⋯⋯⋯⋯⋯ 17
門⋯⋯⋯⋯⋯⋯⋯⋯⋯⋯⋯⋯⋯⋯⋯⋯ 210

ゆ

有郭乳頭⋯⋯⋯⋯⋯⋯⋯⋯⋯⋯⋯⋯⋯ 144
輸出リンパ管（efferent lymphatic）⋯⋯⋯ 210
輸入リンパ管（afferent lymphatic）⋯⋯⋯ 210

よ

翼口蓋窩（pterygopalatine fossa）
⋯⋯⋯⋯⋯⋯⋯⋯⋯ 14, **36**, 37, **76**, **78**
翼口蓋神経節⋯⋯⋯⋯⋯⋯⋯⋯⋯⋯⋯⋯ 37

翼状筋膜⋯⋯⋯⋯⋯⋯⋯⋯⋯⋯⋯⋯⋯ 202
翼突下顎間隙（pterygomandibular space）⋯⋯**170**
翼突下顎ヒダ（pterygomandibular fold）⋯⋯⋯ 155
翼突下顎縫線（pterygomandibular raphe）⋯⋯ 155
翼突管⋯⋯⋯⋯⋯⋯⋯⋯⋯⋯⋯⋯ 35, **79**

ら

卵円孔⋯⋯⋯⋯⋯⋯⋯⋯⋯⋯⋯⋯⋯⋯ 64
卵円窓（oval window）⋯⋯⋯⋯⋯ 109, 117

り

梨状窩（pyriform recess）⋯⋯⋯⋯⋯⋯ 186
梨状窩癌⋯⋯⋯⋯⋯⋯⋯⋯⋯⋯⋯⋯⋯ **185**
輪状後部の壁内脂肪層（submucosal fat plane of
　　the postcricoid portion）⋯⋯⋯⋯⋯ 188
リンパ経路に沿わないリンパ節転移⋯⋯⋯⋯ 227
リンパ髄⋯⋯⋯⋯⋯⋯⋯⋯⋯⋯⋯⋯⋯ 210
リンパ節⋯⋯⋯⋯⋯⋯⋯⋯⋯⋯ 146, 210
　超音波像，CT, MRI における ── の画像解剖
　　⋯⋯⋯⋯⋯⋯⋯⋯⋯⋯⋯⋯⋯⋯ 212
　　── の血管⋯⋯⋯⋯⋯⋯⋯⋯⋯⋯ 211
　　── の病的所見⋯⋯⋯⋯⋯⋯⋯⋯ 214
リンパ洞⋯⋯⋯⋯⋯⋯⋯⋯⋯⋯⋯ 210, 211

る

類皮嚢胞⋯⋯⋯⋯⋯⋯⋯⋯⋯⋯⋯⋯⋯ **166**

頭頸部画像診断に必要不可欠な臨床・画像解剖

2015年4月25日 第1版第1刷発行

編　著	尾尻博也

発行人	影山博之
編集人	中村友子
（企画編集）	塚本淳子，栗田由香里
発行所	株式会社 学研メディカル秀潤社
	〒141-8414 東京都品川区西五反田 2-11-8
発売元	株式会社 学研マーケティング
	〒141-8415 東京都品川区西五反田 2-11-8
印刷・製本	図書印刷 株式会社

この本に関する各種お問い合わせ
【電話の場合】●編集内容については Tel. 03-6431-1211（編集部）
　　　　　　　●在庫，不良品（落丁・乱丁）については Tel. 03-6431-1234（営業部）
【文書の場合】〒141-8418　東京都品川区西五反田 2-11-8
　　　　　　　学研お客様センター『頭頸部画像診断に必要不可欠な臨床・画像解剖』係

©2015 by Hiroya Ojiri　Printed in Japan.
●ショメイ：トウケイブガゾウシンダンニヒツヨウフカケツナリンショウ・ガゾウカイボウ

本書を代行業者等の第三者に依頼してスキャンやデジタル化することは，たとえ個人や家庭内の利用であっても，著作権法上，認められておりません．
学研メディカル秀潤社の書籍・雑誌についての新刊情報・詳細情報は，下記をご覧ください．
　　http://gakken-mesh.jp/

本書に記載されている内容は，出版時の最新情報に基づくとともに，臨床例をもとに正確かつ普遍化すべく，著者，編者，監修者，編集委員ならびに出版社それぞれが最善の努力をしております．しかし，本書の記載内容によりトラブルや損害，不測の事故等が生じた場合，著者，編者，監修者，編集委員ならびに出版社は，その責を負いかねます．
また，本書に記載されている医薬品や機器等の使用にあたっては，常に最新の各々の添付文書や取り扱い説明書を参照のうえ，適応や使用方法等をご確認ください．

JCOPY 〈（社）出版者著作権管理機構委託出版物〉
本書の無断複写は著作権法上での例外を除き禁じられています．複写される場合は，そのつど事前に，（社）出版者著作権管理機構（電話 03-3513-6969，FAX 03-3513-6979，e-mail :info@jcopy.or.jp）の許諾を得てください．

表紙・本文デザイン	GRID
編集協力	石井こず枝，佐藤哲夫，堀内信彦，清水真希子
DTP/ 図版作成	（有）ブルーインク，（株）日本グラフィックス